现代学徒制医药卫生健康职业教育系列教材

●芜湖医药卫生学校组织编写●

中医食养与药膳调理

（供中医学、中药学、针灸推拿、健康管理、中医养生保健、医学营养等专业用）

主　编◎樊新荣　荆志伟

全国百佳图书出版单位
中国中医药出版社
·北　京·

图书在版编目（CIP）数据

中医食养与药膳调理 / 樊新荣，荆志伟主编. —北京：中国中医药出版社，2021.12（2026.1 重印）

现代学徒制医药卫生健康职业教育系列教材

ISBN 978-7-5132-6316-0

Ⅰ.①中… Ⅱ.①樊… ②荆… Ⅲ.①食物养生—职业教育—教材 Ⅳ.①R247.1

中国版本图书馆 CIP 数据核字（2020）第 130552 号

中国中医药出版社出版

北京经济技术开发区科创十三街 31 号院二区 8 号楼

邮政编码 100176

传真 010-64405721

唐山市润丰印务有限公司印刷

各地新华书店经销

开本 787×1092 1/16 印张 16 字数 324 千字

2021 年 12 月第 1 版 2026 年 1 月第 2 次印刷

书号 ISBN 978-7-5132-6316-0

定价 59.00 元

网址 www.cptcm.com

服 务 热 线 010-64405510

购 书 热 线 010-89535836

维 权 打 假 010-64405753

微信服务号 zgzyycbs

微商城网址 https://kdt.im/LIdUGr

官 方 微 博 http://e.weibo.com/cptcm

天猫旗舰店网址 https://zgzyycbs.tmall.com

如有印装质量问题请与本社出版部联系（010-64405510）

专家指导委员会

编纂委员会

总主编
樊新荣（中国中医科学院）

编　委（按姓氏笔画排序）
井夫杰（山东中医药大学）
付　勇（江西中医药大学）
张　弛（成都中医药大学）
陈小永（河南中医药大学）
岳广欣（中国中医科学院）
荆志伟（中国中医科学院）
袁立霞（南方医科大学）
夏丽娜（成都中医药大学）
徐　征（南京中医药大学）
黄　青（北京中医药大学）
彭　锦（中国中医科学院）

学术秘书
侯　颖（中国中医药出版社有限公司）

现代学徒制医药卫生健康职业教育系列教材

《中医食养与药膳调理》

编 委 会

主　编

樊新荣（中国中医科学院）

荆志伟（中国中医科学院）

副主编

焦明耀（中国药膳研究会）

唐华伟（河南中医药大学）

张清怡（北京中医药大学）

范铁兵（中国中医科学院）

杨巧菊（河南中医药大学）

编　委（以姓氏笔画为序）

丁汉荣（凤翔区中医医院）

王永丽（北京中医药大学第三附属医院）

吉萌萌（中国中医科学院）

苏　博（中国中医科学院西苑医院）

李晓玲（陕西中医药大学）

吴少云（芜湖医药卫生学校）

周　莎（中国中医科学院）

樊孟洋（郑州市中医院）

陈序

实践是检验真理的唯一标准。从目前情况看，在今后相当长的时期内，院校教育仍将是中医药学人才培养的主要形式。抓好院校教育，提高院校教育的质量和水平，关键在于理清不同教育层次的目标和职能，做到定位准确，分清职能。对于院校教育中的中等职业教育，其人才培养单位犹如“一个工厂”，其“产品”即毕业生。产品的价值最终是在销售和使用中体现的，能够顺畅实施销售的前提是供销对路，高品质的产品亦是关键，任何违背市场需求的产品或残次产品都难以在市场上寻得自己的位置。随着我国经济和社会的迅速发展，人民生活水平的普遍提高，对健康服务的需求也不断增长，社会需要更多的实用技术型健康服务人员，而融合现代职业教育与传统师承教育于一体的现代学徒制恰好是培养此类人才的特色之路。

中医学发展史上，师承教育是其得以延续和发展的主要形式，在几千年绛帐传薪的过程中，形成了独具特色的人才培养模式。“师带徒”的培养形式造就了一代又一代中医药人才，中医学两千多年的累累硕果几乎全是靠这种教育方式传承下来的，即使是在院校教育普及的今天，这种方式仍有着不可替代的积极意义。师承教育是中医学特色得以保持的一大优势，是一种“个体化教育”。中医的许多个人经验和体会难以写入著作或教材而广为传播，有些甚至只可意会不可言传。对于中医学的这种直觉顿悟式思维和经验的学习与把握，不是只凭听几次课、抄几回处方就能解决的，而需要师徒朝夕相处，长期地潜移默化，集思维、经验、做人、做事于一体才能学得到。这种全方位的学习既有利于保存许多卓有成就师傅的个人经验，又有利于学生的成长。在这一学习过程中，老一辈中医学家们对中医学的热爱与执着，以及中医的神奇疗效和实践操作都可以坚定学习者的信心与决心，十分有利于继承发扬中医学精华。这种继承与发扬是主动的、发自内心的，经历这样一个过程，这批人才能够真正学有所成，成为坚定地走中医药之路的中坚力量。例如，自 1990 年开展全国老中医药专家学术经验继承工作以来，在国家中医药管理局的组织和指导下，各批继承人通过三年跟师学习，在理论基础、实践能力、创新意识和医德医风上均有显著提高，有的甚至已经成为新一代名中医，有效地加速了中医药人才的培养，推动了中医药学术的研究、继承与发展。

“师带徒”的培养方式是培养和塑造优秀中医药临床实践人才的重要途径，应当渗透到整个中医药教学过程中。职业教育的低年级时期，应当加强综合知识学习，增强文化底蕴，熟读乃至背诵中医学经典著作及西医学基础知识，为日后的跟师实践打下坚实的基础。高年级时期，安排跟师学习，专注做好健康服务实践。师傅在实践教学中可根据每个学生的特点和知识水平因人制宜，制定不同的跟师计划。特别强调一点，这种融合院校教育和师承教育方式为一体的教学方式，需要新的考核方式与之相匹配，除考核适当的理论知识外，也要加大对实践环节的考核。

众所周知，目前我国已基本建立了多形式、多层次、多专业的医药院校教育体系。至此，医药教育形成了院校教育、师承教育和继续教育三种模式并存的局面，而院校教育和师承教育是医药学初级教育的主要形式。列宁说："自然界的统一性显示在关于各种现象领域的微分方程式的'惊人的类似'中。""正是由于自然界的这种统一性，使得不同性质的现象可以类比，进行数学模拟和建立数学模型才有可能。"显然，现代学徒制医药卫生健康职业教育也不例外。至此，加强将医药卫生健康理论与实践操作有机结合，让学生能够在学到理论的同时将已有知识正确、合理地运用到企业岗位、服务单位中，达到"学以致用、知行合一"的目的，提高学生的创新精神和实践能力，培养高素质技术技能型人才的社会需求实为必要与迫切！通过此，像恩格斯说："一切差异都在中间阶段融合。""当我们深思熟虑地考察自然或人类历史或我们自己的精神活动的时候，首先呈现在我们眼前的，是一幅由种种联系和相互作用无穷尽地交织起来的画面，其中没有任何东西是不动的和不变的，而是一切都在运动、变化、产生和消失。""恰好辩证法对今天的自然科学来说，是最主要的思维形式，因为只有它才能为自然界中所发生的发展过程，为自然界中的普遍联系，为从一个研究领域到另一个研究领域的过渡提供类比，并从而提供说明方法。"进而使理论与实践牢牢融为一体，建立一种有别于现代院校与传统师承的现代学徒制医药卫生健康职业教育体系结构。

诚然，不可否认的是，现代学徒制医药卫生健康职业教育仍有诸多的理论、方法或技术细节问题，有待于长期深入研究与探讨。特别指出的是，面对人们对健康的新需求，在现代学徒制医药卫生健康职业教育开展过程中，中西医当统筹兼顾，中医不能厚古薄今，西医也不能厚今薄古，要相互渗透，相互借鉴，取其所长，补己之短。本系列教材编委会正是立足"传承精华，守正创新"，从理念到技术，从理论到实践，从预防保健到治疗方法，从学术到产业等不同角度进行设计，结合现代学徒制相关要求进行了创新，编写了本系列教材。即将付梓，邀我为序，谨志数语，共为勉励。

中国科学院院士、国医大师　陈可冀

2021 年 5 月

张序

随着经济社会的进步、中医药的发展，人们对健康的需求日益迫切，越来越多的有识之士立足于“传承精华，守正创新”，积极投身于中医药事业，以期更好地发挥中医药的优势与特色。

目前，我国提倡“开展校企联合招生、联合培养的现代学徒制试点”，开展中职现代学徒制试点工作具有重大意义。建设现代学徒制系列创新教材是开展教育改革、创新教育模式的基础。现代学徒制试点的开展及系列创新教材的应用，将会进一步深化中职教育创新改革，进一步深化产教融合、校企合作，进一步完善校企合作育人机制，培养一批“学以致用，知行合一”的创新性技术技能型人才，以期更好地发挥中医药的优势，满足人们对健康的巨大需求。

事业要发展，关键在人才。现代学徒制医药卫生健康职业教育系列教材牢牢把握国家开展现代学徒制试点的有关要求，能够体现中职教育特点，预期能够实现教材的科学性、规范性、可读性、普及性，以更好地促进我国健康服务业的发展。立足国情，中医药具有悠久的历史，在历代先贤的努力下不断发展，在防病治病方面具有独特优势，为中华民族的繁衍昌盛作出了巨大贡献，同时孕育了丰富的中医药文化，是中华民族的宝贵财富，因其特有的疗效，逐渐走上了世界舞台，成为中国对外交流的重要名片。作为后学，应积极继承与发扬中医药，兼容新知，努力满足人们日益增长的健康需求。当然，医药卫生健康职业人才的培养不能脱离我国的国情和中医药的特色，更离不开党和政府对中医药政策上的支持。中医药要发展，特色需保留；中医药要前进，教育须先行。遵循教育的基本规律，不急躁冒进，操之过急。中医药人才培养还应兼顾中医药本身的特点，立足传统与经典，鼓励改革与创新，全面权衡，全方位、多层次、多角度地探索最佳的中医药人才培养模式，加强被培养者与实践和社会的联系，以开阔视野，培养其专业素养和社会服务能力。

现代学徒制教育是国家基于经济社会发展的需要而开展的中职教育改革，现代学徒制医药卫生健康职业教育系列教材是其重要组成部分，同时也是传承与创新中医药的重要举措。本系列教材的建设融合了众多专家、学者的智慧，实现了现代学徒制教育模式与中医药传统教育的有机结合，是针对特定的学生层次而编撰的创新性教材，是在传统中职教育、中医药学徒教育基础上的传承与创新，具体编撰内容不求大而全，体现了知识与技能并重、传承与创新并举，同时做好了中医药中职教育与高职教育的有效衔接，有助于发挥现代学徒制教育与中医药教育的协同优势，能够使学生学以致用，为培养更高层次的技能型人才奠定基础。

“创新是一个民族的灵魂，是一个国家兴旺发达的不竭动力”。茫茫宇宙，浑然一体，你中有我，我中有你，斗则俱损，和则两利，故人类与自然应和，人类本身应和，每个人的身心也应和，学科之间更应和，唯此才是顺应自然法则之正道。在中华文化的浩瀚巨流中，那亘古不绝、一脉相承的精魂就是“和”，它上应天理，下合人俗，贯穿于万事万物。“和”是和平、和解、和睦、和谐、和美、和合、和祥、统一之意，这种“和”的思想，在传统中华文化中，无论哲学、医学、文学、农学、商学、社会学、伦理学，还是各种艺术，都以“和”为一贯之主流，最高之境界。“和”，不仅是数学上 1+1=2 之和，而且是生物、哲学上 1+1=3 之和，即《素问·上古天真论》曰男女“阴阳和，故能有子”。《管子·内业》曰：“和乃生，不和不生。”亦即老子曰：“一生二，二生三，三生万物，万物负阴而抱阳，冲气以为和。”这个“和”是生生之和，创新之和，发展之和。近代李大钊先生在《东西文明根本之异点》有言：“东方文明为与自然和解与同类和解之文明。”根于“和”之事物，应是开放的、运动的、兼容的、发展的，而不是封闭的、静止的、排外的、保守的。中医理论之基础——《黄帝内经》在《素问·上古天真论》言：“阴阳和，故能有子。”《素问·六微旨大论》言：“夫物之生从于化，物之极由乎变，变化之相薄，成败之所由也，成败倚伏生乎动，动而不已则变作矣。”正是“和”“动”之体现，也正说明我们中医药真正的先贤、大家是怎样的。中医药学是一门实践经验科学，其基本理论来源于实践，它回答实践提出的问题，有效地指导着实践，并接受实践结果的检验。实践－理论－实践的循环往复，形成了较为完整的理论体系。《黄帝内经·灵枢》和《黄帝内经·素问》，其各种理论都是从丰富的临床实践经验中升华而来的；藏象学说，也是历代医家通过长期的生活观察、反复的医疗实践和解剖实验而形成的，其他如诊断、证候、治则、方药功效的确立也是同样产生的，所以说中医药学绵绵不断、薪火相传，始终是以实践作为基础的。

现代学徒制医药卫生健康职业教育系列教材将医药卫生健康理论与实践操作有机结合，让学生能够在学到理论的同时将已有知识正确、合理地运用到实践岗位中，使“学中干、干中学”不断良性互动，更有利于工匠精神的传承，更利于满足高素质技术技能型人才的社会需求。

国医大师　张学文

2021 年 5 月

前言

现代学徒制是教育部提出的一项旨在深化产教融合、校企合作，健全德技并修、工学结合的育人机制，创新技术技能人才的培养模式。结合人力资源社会保障部、财政部《关于全面推行企业新型学徒制的意见》（人社部发〔2018〕66号）和《教育部办公厅关于全面推进现代学徒制工作的通知》（教职成厅函〔2019〕12号）文件精神，为推动职业院校、本科高校与企业共同实施全流程协同育人，全面推进现代学徒制试点工作，深入推进职业教育集团化办学，我们开始探索现代学徒制职业教育的模式。

现代学徒制有利于促进行业、企业参与职业教育人才培养全过程，实现专业设置与产业需求相对接，课程内容与职业标准对接，教学过程与生产过程对接，毕业证书与职业资格证书对接，职业教育与终身学习对接，提高人才培养质量和针对性。建立现代学徒制是职业教育主动服务当前经济社会发展要求，推动职业教育体系和劳动就业体系互动发展，打通和拓宽技术技能人才培养和成长通道，推进现代职业教育体系建设的战略选择；是全面实施素质教育，把提高职业技能和培养职业素养高度融合，培养学生社会责任感、创新精神、实践能力的重要举措。

现代学徒制医药卫生健康职业教育系列教材建设工作是医药类职业学校的一项基本建设工作。教材是体现教学内容和教学方法的依据，也是教学活动的依据，如何将医药卫生健康理论与实践操作有机结合，让学生能够在学到理论的同时将已有知识正确、合理地运用到工作岗位中，达到“学以致用，知行合一”的目的，提高学生的创新精神和实践能力，培养高素质技术技能型人才，满足社会需求，使得编写现代学徒制医药卫生健康职业教育系列教材刻不容缓。由此，一直勇于坚持对现代学徒制试点工作探索的芜湖医药卫生学校，为回应社会需求，加快现代职业教育人才培养模式创新，在中国中医药出版社的大力支持下，组建现代学徒制医药卫生健康职业教育系列教材编写委员会，研究制定《现代学徒制医药卫生健康职业教育系列教材编写方案》，定位本系列教材适用于现代学徒制：中医养生保健、中医康复技术、中医护理、中药、康复技术、护理、医学影像技术、医学检验技术、药剂、营养与保健等专业教学使用。编委会专家来自中国中医科学院、陕西中医药大学、湖南中医药大学、河南中医药大学、安徽中医药高等专科学校、芜湖医药卫生学校等多所院校，充分利用院校资源优势，根据国家职业教育教学需求及现代学徒制专业人才培养方案，打造现代学徒制医药卫生健康职业教育系列教材精品。本套教材特点如下。

1. 科学性

教材编写以国家课程标准为指针，以现代教学思想为指导，以强化技能建设为支撑，邀请专家学者进行审校，同时根据具体教学情况及专业发展需求适时调整，保证课程及教材的科学性、实时性。

2. 实用性

教材编写将严格坚持实用性原则，做到教材内容的实用性，教学方法的实用性，教学资源的实用性。

3. 可行性

在确立教材编写目标时，充分考虑教师队伍的整体实力、科研水平，根据现有条件最大限度地挖掘、充分利用校企双方及其合作单位课程资源，努力使课程及教材开发、实施、推广均具有较强的可行性。

4. 开放性

在教材本身实施中，教师将进一步灵活地创造性地使用教材并不断反思出现的各种问题，对教材随时予以补充、调整，以完善教材。

现代学徒制医药卫生健康职业教育系列教材适用于全国已开展现代学徒制试点专业的医药卫生学校的师生及其他计划开展的院校。第一批包括基础类课程:《中医基本理论》《中医方药学》《中医综合素养》《中医康复保健导论》《西医诊疗基础》; 应用类课程:《艾灸调理》《中医食养与药膳调理》《小儿推拿学》《贴敷疗法》《中医美容》，在第一批编写基本完成的基础上，编委会会陆续启动第二批教材的编写，内容主要涉及应用方面。

本系列教材体系的构建和各本教材的组织编写工作得到了中国科学院院士、国医大师陈可冀，国医大师张学文的悉心指导，在此表示衷心的感谢！由于现代学徒制医药卫生健康职业教育系列教材涉及面较广，是一项全新的、复杂的系统工程，有相当一部分课程设计是探索和创新，加之我们的知识水平与编写时间所限，难免存在不足之处，恳请各教学单位、教学人员及实践单位在使用中多提宝贵意见，发现问题，及时提出，以便再版时修订提高，使本系列教材质量不断提高，使之科学性更强、实践性更佳、教学效果更好，真正地促进现代学徒制医药卫生健康职业教育的持续健康发展。

《现代学徒制医药卫生健康职业教育系列教材》

总主编　樊新荣

2021 年 5 月

编写说明

中医食养与药膳调理是在中医药学理论指导下，研究中医食养与药膳起源、发展、理论与应用的古老而又新兴的实用学科。食养源于日常生活中摄取的基本物质，药膳源于“药食同源”的物质，食养与药膳二者有机融合，实现了常用食物与具有养生保健功效的中药食材相结合。通过烹饪制作技术加工的产物，既有中药预防疾病、养生保健的作用，又有中国菜肴色、香、味、形的特点。中医食养与药膳调理近年来在养生保健和提高人们生活质量方面日益受到关注，倡导膳食养生，推行药膳保健，对促进人民健康、建设健康中国具有重要意义。

适逢健康中国战略、中医药健康服务业大发展之际，中医食养与药膳也进入了新的发展阶段。基于现代学徒制试点工作相关要求，结合国务院关于中医药发展的相关规划，以全面提高现代学徒制学生的中医食养与药膳知识和能力，为促进人民健康、建设健康中国发挥积极作用，结合中医药行业人才培养的实际需求，携手全国食养与药膳领域的专家，并吸纳中医、中药、烹饪、标准等各界专家的意见，组织编撰了本教材，每章前有掌握、熟悉、了解不同层次的学习目标，每节前有案例导入，每章后有目标测试，内容简洁生动，易于教学与互动。

本教材在内容编写上，不求大不求全，目的是使学生掌握中医食养与药膳的基本理论、基本知识和基本技能，熟悉基本食养与药膳物质，以及常见食养与药膳方的组成、制作方法、功效、适用人群等；在药食同源食材的选用上，选用国家卫生管理部门规定的药食同源物质目录和新资源食品的品种；在药膳制作上，着力体现“色香味形效、药味不露头”的特点；在药膳标准上，收入2015年中国药膳研究会发布的《常用特色药膳技术指南》（第一批）的部分食养药膳品种；在教学要点上，更加体现初级学员的知识层次和学用结合，以期达到科学性、规范性、可读性、普及性的融合，更好地服务我国健康服务业发展。

本教材共分为十章，其中第一章概论由荆志伟编写；第二章基本理论由王永丽、杨巧菊编写；第三章制作方法由焦明耀、王永丽编写；第四章常用食材由吉萌萌、张清怡编写；第五章药食同源类原料由吉萌萌、樊新荣编写；第六章五脏食养由范铁兵、苏博编写；第七章四季食养由樊孟洋、杨巧菊编写；第八章体质食养由周莎、唐华伟编写；第九章常见亚健康状态食养由樊新荣、李晓玲编写；第十章常见病症食养由李晓玲、丁汉荣编写。本教材在编写过程中，得到了中国药膳研究会和中国中医药出版社的大力支持和帮助，在此一并表示感谢！

本教材是根据国家对现代学徒制的相关要求编撰的，无经验可以借鉴，尚在积极探索中，由于编者水平有限，时间仓促，不妥之处，恳请广大师生、同道批评指正，以期再版加以修正、提升。

《中医食养与药膳调理》编委会

2021 年 5 月

目录

第一章
概　论

【学习目标】

1. 掌握　药膳食疗食养学科发展的六个阶段。
2. 熟悉　奠基时期的主要理论和观点。
3. 了解　各阶段的代表作。

我国是一个饮食文化大国，是中医药文化的发源地。中医在长期实践中积累了丰富的饮食经验，并形成了独特的饮食养生理论，成为一门相对成熟的学科。进入21世纪以来，食疗、药膳不仅在国内日益受人重视，并且风靡许多亚裔文化的国家和地区。饮食养生是我国传统养生文化中流传最为广泛、最为切实可行的独特的养生方式。药膳食疗是中国特有的具有养生保健、防病治病、延年益寿功能的膳食类别。药膳食疗食养学即是研究药膳基本理论、材料、制作方法而形成一门学科。

药膳食疗不仅具有悠久的历史，在中华民族文化背景下不断发展渐进而成，而且是一门独特的、既古老而又新兴的临床实用学科。根据史料记载结合学术资料整理，药膳食疗食养学科的源流经历了以下六个阶段。

一、蒙昧时期（远古时期）

《孟子》云："食、色，性也。"此指人类的本能，而"民以食为天"则说明了人类为了生存、繁衍后代，就必须"填饱肚子"的首要性。原始人的食物完全依赖于大自然赐予。吃的食物种类很多，不可避免的因误食不合适的食物而引起不良反应。《韩非子·五蠹》说过："上古之世……民食果蓏蚌蛤，腥臊恶臭，民多疾病。"说明了远古先民确实曾受到有害饮食所致疾病的折磨和困扰。

经过长期的生活实践，人们逐渐认识到哪些食物有益，可以进食，哪些食物有害而不宜食用。《淮南子·修务训》说：神农“尝百草之滋味，水泉之甘苦，令民知所避就，当此之时，一日而遇七十毒。”生动地说明了先民在寻找食物过程中，避开那些有毒的，摄取无毒食物的情况。后来，原始人利用自然野火到人工制造火（燧人氏钻木取火），从此远古人开始食用熟食，使人获得更丰富的营养，使食品更符合卫生要求，提高了人体素质，增强了抗病能力，对于人类保健具有积极的保健意义，火在人类进化过程中意义更为重大。

以上人们对食物的选择和加工以及保证身体健康的一些措施，都是生活中不自觉的行为，尚没有食疗药膳的概念，所以称为蒙昧时期。尽管处于蒙昧状态，却是艰难而漫长的一步，是人类发展史上重要的一步。

二、萌芽时期（夏朝至春秋时期）

中医学素有“医食同源”“药食同源”之说，这一时期，药与食是分离的，神农尝百草中的“避”“就”，其中的“避”就是避其毒，这一类就是药；其中的“就”是可食之品，所谓“药食同源”，应理解为源于同一发现过程，并不是食即是药，药即是食。

人们在食物烹调中逐渐发现适当的饮食对身体健康、疾病治疗有促进作用，此时已出现多种烹调方法，如商代伊尹常常制作汤液，他的烹调技术高明，担任汤王的厨师。《吕氏春秋·本味》篇载有：“阳朴之姜，招摇之桂。”我们常吃的生姜和肉桂都是辛温之品，有抵御风寒的作用，又是烹调中常用的调味品，以此烹调成汤液，既是食品，又可是汤药，说明商代已有朴素的饮食疗法，这已经具有食疗药膳的雏形。

从甲骨文记载看，有禾、麦、黍、稷、稻等多种粮食作物，并有“其酒”的字样，说明这个时期已能大量酿酒。在商汤之前新石器时代龙山文化遗址中，已发现有陶制的酒器。酒作为饮料，具有明显的医疗作用。由于它是有机溶剂，能溶解出更多的有效成份，所以做成药酒，后来又发展成麻醉剂。在食疗烹调中也经常用酒。

周代的人们对饮食已经相当讲究，尤其在统治阶级中已经建立与饮食有关的制度与官职。《周礼·天官》所载的四个医种，食医居于疾医、疮医、兽医之首。食医的职责是“掌和王之六食、六欲、六膳、百馐、百酱、八珍之齐”，可见当时已经明确了饮食与健康的密切关系。春秋末期圣人孔子对饮食卫生提出具体要求，如《论语·乡党》中写到“食不厌精，脍不厌细。食饐而餲，鱼馁而肉败，不食；色恶，不食”等提法，都是从保健的目的出发的。通过讲究饮食，以防止疾病的发生，保健食疗的目的是明确而自觉的心理和行为。说明食疗药膳的早期发展，已经进入到萌芽阶段。

“药膳”一词之提出，估计是在东汉时期，在《后汉书·列女传》中有：“及前妻长子兴遇疾困笃，母恻隐自然，亲调药膳，恩情笃密。”家庭药膳的记载，可谓药膳一词之肇端。

三、奠基时期（战国时期至汉代）

经过长期实践所积累的经验，古人对食疗药膳的知识逐渐丰富，并逐渐形成理论。到了战国时期，终于有了有关食疗的理论，标志着食疗的飞跃发展，具体体现在《黄帝内经》的有关章节中。书中提出了系统的食疗学理论，对我国的食养、食疗和药膳的实践产生了深远的影响。

饮食营养受到重视，中医经典著作《灵枢·五味》首先提出饮食与人体健康密切相关，比如《灵枢·营卫生会》说："人受气于谷，谷入于胃，以传于肺，五脏六腑皆以受气。"说明饮食营养进入人体后，供养人体的五脏六腑，如果得病的话，要借助这些营养食物抵御疾病。

使用药物治疗疾病，要适可而止，使用药物不可过分，以免身体受损。当用饮食方法调理使之痊愈。正如《素问·脏气法时论》所说："五谷为养，五畜为益，五果为助，五菜为充，气味合而服之，以补益精气。"就是要求将多种动、植物食物互相配合，综合运用，取长补短，从而充分发挥饮食营养对人体的积极作用，最终达到治愈的目的。

食物也被中医学赋予性味的属性，《内经》指出食物也有四性、五味。四性即寒、热、温、凉；五味是酸、苦、甘、辛、咸。根据不同性质的疾病，选用不同性质的食物，有针对性地进行调养治疗。在五味中，"辛甘发散为阳，酸苦涌泄为阴，咸涌泄为阴，淡渗泄为阳"。食物也分为阴阳两大类，按治病的要求，选择不同味道的食物。把食物作为药物对待，中药的性味理论对于食疗药膳有着重要的指导作用。

五味对五脏各有所偏，在五行学说的积极引导下，先民发现食物与药物一样，对人体内脏各有所偏。《素问·至真要大论》说："夫五味入胃，各归所喜，故酸先入肝，苦先入心，甘先入脾，辛先入肺，咸先入肾。"这是中医的理论，说明不同性味的食物对应不同的脏器，中医的五脏是个功能概念，在解释怎么发病、选方用药治病时，用不同性味的食物或中药可以针对不同的脏腑疾病。

《黄帝内经》中阐述了多种病证的食物禁忌，如《灵枢·五味论》指出"五味入于口也，各有所走，各有所病，酸走筋，多食之令人癃；咸走血，多食之令人渴；辛走气，多食之令人洞心；苦走骨，多食之令人变呕；甘走肉，多食之令人悗心"。尽管这些说法含有机械套用五行生克学说之嫌，但原则上指出任何食物都有气味的偏盛，如过食偏嗜都不利于身体健康的哲理，这确是一条应该遵循的食疗原则。正如张仲景所说"所食之味，有与病相宜，有与身为害，若得宜则益体，害则成疾"，他对食物疗法在治疗过程中的重要作用，已经说得相当明确了。

这一时期有关食疗药膳专著面世，如《神农黄帝食禁》《黄帝杂饮食忌》《食方》《食经》《太官食经》《太官食法》等，可见这一时期的食疗与药膳已得到相当重视，可惜这些专著都已佚失。

汉代以前的食疗，是理论奠基期，对于食疗药膳学的发展，具有重要影响与指导作用。

四、形成时期（晋至唐朝）

魏晋以来，食疗在一些医药著作中有充分反映。东晋著名医家葛洪著有《肘后备急方》，载有很多食疗方剂，比如生梨汁治嗽，蜜水送炙鳖甲散催乳，小豆与白鸡炖汁、青雄鸭煮汁治疗水肿病，小豆汁治疗腹水，用豆豉与酒治疗脚气病等。他还进一步指出“欲预防不必待时，便也酒煮豉服之”，这就是把食物饮食调养应用到预防疾病方面。

南北朝时期，陶弘景著有《本草经集注》，是我国药物学发展史上的第二个里程碑，记载大量的药用食物，诸如蟹、鱼、猪、麦、枣、豆、海藻、昆布、苦瓜、葱、姜等日常食物及较罕用的食物达百余种，并较深入地提出食物的禁忌和食品卫生问题。

唐代药王孙思邈所著的《备急千金要方》标志着食疗学已经是一门独立学问，成为独立的学科。书中除集中叙述五脏喜恶宜忌，食物气味、归经以外，还着重论述食疗在医药中的地位，指出其重要性。他提出：“不知食宜者，不足以存生也……是故食能排邪而安脏腑，悦神爽志，以资血气。若能用食平疴，释情遣疾者，可谓良工。”孙思邈提出能否正确应用食疗药膳治病作为衡量医者技术水平的重要标准之一，并强调：“夫为医者，当须先洞晓病源，知其所犯，以食治之。食疗不愈，然后命药。”他把食疗药膳作为治病疗疾的首选对策，可见他对食疗的重视，把食疗学提到相当高的地位。他还列述了可供药用食物共 161 种，其中果实类 29 种，菜蔬类 50 种，谷米类 27 种，鸟兽类 40 种，详述每种食物的性味、毒性、治疗作用、归经、宜忌、服法等。

唐代出现了我国现存最早的一部以食疗命名的药物学专著《食疗本草》，作者孟诜。该书早佚，但其内容被后代有关著作所引用。书中药用食物 227 种（包括动物、植物和矿物），对于药的性味、产地、鉴别、调制都做了叙述，如孙思邈的羊肉黄芪汤，是治疗虚弱的食疗要方，这些药膳已成为我国民间常用食疗方剂，在实际生活中普遍应用。唐代另一重要著作《外台秘要》中也有许多食疗药膳方剂。书中关于食物禁忌叙述尤其详细，对大多数病症下的治疗都列出明确的禁忌，包括忌食生冷、油腻、荤腥、酒等，这些都是通过长期实践所取得的宝贵经验。除上述外，隋唐时还有一些食疗专著，既有理论，又有实践的食疗药膳专著，终于使食疗药膳成为一门独立的学科，并为食疗药膳的全面发展打下更坚实的基础。

五、全面发展时期（宋至清朝）

北宋王朝几位统治者，对医学的发展颇为重视，采取了一些积极的措施，如成立整理医著的“校正医书局”以及药学机构“太平惠民和剂局”等。北宋官修的几部大型方书中，食疗学作为一门独立专科，得到了足够的重视，如《太平圣惠方》及《圣济总录》两部书中，都专设“食治门”，即食疗学的专篇，载方160首，大约用来治疗28种病证，包括中风、骨蒸痨病，三消、霍乱、耳聋、五淋、脾胃虚弱、痢疾等。在药膳方剂，以粥品最多（如豉粥、杏仁粥、黑豆粥、鲤鱼粥、薏苡仁粥等），成为食治门中的主流。此外还有羹、饼、茶等剂型。《圣济总录》中有酒、饼、面、饮、散等不同形式，且制作方法也较详细。

元代的饮膳太医忽思慧著的《饮膳正要》，是我国最早的一部营养学专著，它超越了药膳食疗的旧概念，从营养的观点出发，强调正常人加强饮食卫生，营养调摄以预防疾病。他在书中强调：“夫安乐之道，在乎保养……故善养性者，先饥而食，食勿令饱，先渴而饮，饮勿令过，食欲数而少，不欲顿而多。”他还专门列了一章“聚珍异馔”，作为正常人调摄、强身健体的滋补食品。他在中医药发展史上首先从养生预防的观点出发，提出食物营养的要求，介绍了多种日常饮食的制作，包括汤类16种、粉类6种、面类8种、羹类4种、粥类4种。至于食疗药谱，治疗各门类疾病的方剂也很多，如桃仁粥，桃仁三两去皮尖和入煮粥，治疗咳嗽胸满喘急；黑牛髓煎，用黑牛髓半斤，生地黄汁半斤，白沙蜜半斤共熬为膏，治疗肾弱、骨败、瘦弱等，都是典型的药膳；其他如香圆煎、枸杞子茶、荔枝膏等都是简便易行的食疗方剂。末卷还把203种食品按米谷、兽、禽、鱼、果、菜和料物7类，介绍其性味及疗效。

《饮膳正要》是中医食疗药膳学发展史上的一个里程碑，它不仅标志着中国食疗药膳的成熟和高度发展水平，同时它还有两个突出的特点，一是主要反映北方地区的饮食习惯，比较符合北方居民的需要；二是民族特色十分突出，为了当时统治阶级蒙古贵族的需要，书中收入很多民族食物，如果品中的八檐仁、必思答；料物有马思签吉、哈昔泥、回回青等，它基本上反映了当时我国食疗药膳总的水平。此外，还有吴瑞的《日用本草》，娄居中的《食治通说》，郑樵的《食鉴》等，都从不同侧面论述了食疗与药膳，并提高到相当的高度来对待。

明清时期是中医食疗药膳进入更加全面发展的阶段，几乎所有的本草著作都注意到中药与食疗学的密切关系，如明代伟大的医药学家李时珍的《本草纲目》，书中除数以百计的可供药用食物外，还有相当多的食疗药膳方，其中卷三、四“百病主治药”中，对一百几十种病症的治疗，提供了数百个药膳食疗方，诸如用酒煮食乌鸡治风虚；用茴香、赤小豆、豆制品等十多种食物和猪脂为丸治疗劳倦；各种米粥治脾胃症等都是典型药膳。

明代还有一些特殊的本草著作，如朱橚的《救荒本草》，书中所载虽大多非日常的蔬菜水果，但可供荒年救饥拯灾之用，有很高的实用价值。这些都表明食疗营养学发展到了一个崭新阶段。

对食疗药膳的制作，也有新的发展，如徐春甫《古今医统》90卷中，载有各类饮食如茶、酒、醋、酱油、酱、菜蔬、肉、鲜果、酪酥、蜜饯等的制作法，多符合营养学的要求。

明清时期对待诸多疾病及年老者的食疗药膳尤为重视。其中较有名的高濂的《遵生八笺》，记载了适合老年人的饮食极为详尽，如粥类38种，汤类共32种。清代曹慈山的《老老恒言》尤其注意老年应用药膳防病养生，对老年人食粥论述最详，提出“粥能益人，老年尤宜”，书中提出上品粥36种，如莲米粥、芡实粥、杏仁粥、胡桃粥、枸杞叶粥等；中品粥27种，如茯苓粥、赤小豆粥、大枣粥、龙眼粥；下品粥37种，如地黄粥、羊肝粥等，都是后世常用于老年滋补、健脾益肾及一般虚弱的常用药粥品。

明代时期食疗药膳著作达30种以上，其中有的是重点论述本草的，如沈李龙的《食物本草会纂》、卢和的《食物本草》、宁原的《食鉴本草》、李时珍的《本草纲目》等；还有从饮食调理、药膳制作的观点出发撰成的食谱营养学专著，其中较为著名的如贾铭的《饮食须知》、宋公玉的《饮食书》、袁枚的《随园食单》、王孟英的《随息居饮食谱》等，有的至今在临证中仍有较大的实用价值，是中医宝贵遗产中的珍品。

这个阶段的中医专家十分提倡素食。《内经》中载有：“膏粱之变，足生大疔。”人们早已注意到偏嗜偏食，尤其是高脂的危害，过食油腻已经引起医家们的注意，因而明清时期强调素食的著作相应增多，如卢和的《食物本草》记载了各种素食养生药膳。

六、大健康多元发展阶段（近现代）

近现代药膳一直在民间广为使用，药食同源物质应用更为规范，膳型更为丰富，方便食品的引入，大大拓展了药膳的使用范围和应用场景。传统食养学和现代营养学出现了结合的趋势。中华人民共和国成立以来，尤其是改革开放以来，经济社会发展的步伐带动了人民对饮食健康的需求。《中华人民共和国药典》《中药大辞典》《中药志》等书籍，均收载众多的食用植物药和动物药。2002年和2004年，卫生部先后两次发布了食药两用中药名单，近十年来政府鼓励研究药食同源物质，促进药食同源中药材在药膳食疗中的应用。现在药膳制作选用食材、药材做到有法可依，一批社团组织相继成立，促进药膳的学术活动、药膳学科在北京中医药大学等高校成为专门设立的学科门类，各大城市均设有御膳、寿膳、保健膳、药膳之类的餐厅馆。顺应现代快节奏生活需要的药膳食品工业化生产成为食品工业的朝阳产业，以中医特色食品、中药保健食品为代表的预包装药膳食品，遍布全国。许多有特色的药膳品种被行业学会作为行业标准向全社会发布，推动了药膳食养产品的规范应用和产业管理。药膳食养产品在国际上逐渐兴起，营养学和传统食养相结合，开发出各种特殊医学用途的功能食品、保健食品、营养食品。

综上所述，我国药膳食养食疗学内容丰富，源远流长。传统食材和药食同源中药材有机结合，体现中医药原创饮食养生理论和实践特色，服务于人类健康饮食，随着人类对饮食健康的关注和越来越旺盛的需求，药膳食养食疗这门学科正在服务于渴望大健康的全世界人民。

【练习题】

一、单选题

1.《周礼·天官》所载的四个医种，居于首位的是（　）。

A. 食医　B. 疾医　C. 疮医　D. 兽医

2.《素问·至真要大论》说："夫五味入胃，各归所喜，故酸先入（　）。"

A. 肝　B. 心　C. 脾　D. 肺

3. 关于多种病证的食物禁忌，《灵枢·五味论》指出"五味入于口也，各有所走，各有所病，酸走筋，多食之（　）"。

A. 令人癃　B. 令人渴　C. 令人洞心　D. 令人愧心

4. 标志着食疗学成为独立的学科的著作是（　）。

A.《本草经集注》　B.《备急千金要方》　C.《黄帝内经》　D.《伤寒杂病论》

二、多选题

《饮膳正要》是我国最早的一部营养学专著，下列哪些做法符合书中营养调摄以预防疾病的观点。他在书中强调："夫安乐之道，在乎保养……故善养性者，（　）。"

A. 先饥而食，食勿令饱　B. 先渴而饮，饮勿令过

C. 食欲数而少，不欲顿而多　D. 用食平疴，释情遣疾

三、简答题

1. 简述药膳食疗食养学科发展的六个阶段。

2. 基于《黄帝内经》条文，简述如何根据食物四性、五味，有针对性地进行调养治疗。

3. 结合自身实际，简述药膳食疗的应用。

第二章

基本理论

【学习目标】

1. 掌握　食养、食疗与药膳的应用原则。
2. 熟悉　药膳的中医基础理论。
3. 了解　食养、食疗与药膳的宜忌。

食养、食疗、药膳是中华民族历经数千年不断探索、积累而形成的，是中国特有的具有养生保健、防病治病、延年益寿的功能膳食类别，是祖国宝贵文化遗产中的一颗璀璨的明珠。

食养是将食物运用于健康人群以达到养生的目的，食疗是以膳食作为治疗疾病的手段，而药膳是在中医学、烹饪学和营养学理论指导下，严格按照药膳配处方，将中药与某些具有药用价值的食物相配伍，采用我国独特的饮食烹调技术和现代科学方法制作而成的具有一定色、香、味、形、效，达到养生保健、防治疾病、延年益寿目的的美味食品。药膳与食养、食疗存在不同，单纯研究和应用食物进行保健强身、防治疾病，称为食养、食疗；药膳则是在此基础上根据中医理论将中药和食物配合使用，并加以运用而形成的具有特殊作用的食品。

第一节　中医理论与药膳

食养、食疗、药膳都是以中医药学的基本理论为指导，依据药物和食物的性能进行选择，调配、组合成食养、食疗、药膳处方，运用药物和食物之间的性能来矫正人体脏腑功能的偏颇，使之恢复正常，或增强机体免疫功能和抵抗力。掌握基础的中医理论对于理解药膳作用的机理、合理选择药膳都是十分重要的。

一、中医药学的整体观

首先中医学认为人体是一个有机的整体，人体的各部分各组织在结构上不可分割，每一个脏腑的功能都受到其他脏腑状态的影响。其次中医认为周围的环境和人也是一个整体，外在的自然环境、社会环境都会影响人体的健康状况。人体自身的完整性与自然界和社会环境的协调性和统一性，称为“整体观念”。这一观念贯穿在中医的生理、病理、诊断、治疗以及养生之中。

饮食是人与自然接触最密切的因素之一，中医食养药膳学亦将整体观念融合到自身的理论体系中，认识到膳食活动既可以影响人自身的生长发育状况和身体状态，又可以协调人与周围环境的关系。《素问·六元正纪大论》根据四时气候的变化指出“用热远热”“用温远温”“用凉远凉”“用寒远寒”的原则，是说气候寒凉季节应避免食用寒凉的饮食，温热的季节避免食用温热的饮食，如冬季用食用羊肉汤，夏季饮用茉莉花茶。《周礼》中的“食医”主张饮食调味应“春多酸、夏多苦、秋多辛、冬多咸，调以滑甘”。

为了维持人体自身的统一协调，增强机体对外界环境的适应能力，在食养、食疗和制作药膳时需要考虑到各脏腑之间的相互联系及周围环境的影响，进行合理配伍与制作，使食物和药物中的营养物质经消化吸收，化生为人体的气血津液，为人体各脏腑组织器官正常功能活动提供物质基础。

二、辨证论治与辨证施膳

辨证论治是中医认识疾病和治疗疾病的基本原则。辨证是治疗的前提和依据，论治是治疗疾病的手段和方法。

辨证施膳是辨证论治在食养、食疗和药膳中的具体应用，当疾病的证候诊断明确之后，确立治则与治法，再选择相宜的药物和食物，给予针对性的治疗，如感冒一病有恶寒发热流涕的表现，若恶寒重、流清涕辨为风寒感冒，可用葱姜水助患者发汗，若发热重、咽痛辨为风热感冒时却不可用之；又如高血压、肺结核、尿路感染患者，经辨证均为阴虚火旺，病异而证同，治疗都以滋阴降火为原则，可用雪羹汤、冰糖清炖银耳、梨浆粥等治之。

三、阴阳五行学说对药膳的指导作用

（一）以调整阴阳为根本的食养、食疗、药膳观

阴阳五行学说，是我国古代哲学理论，它对中国食养、食疗、药膳理论体系的形成和发展，具有重要的影响。中医认为，人体内部充满着阴阳的对立、依存关系，人体的每一脏腑可再分阴阳，人体的一切组织结构是相互对立、依存的统一体。只有保持阴阳动态平

衡，机体才可生生不息，进行正常的生理活动，即“阴平阳秘，精神乃治”。生病是人体生理状态的阴阳动态的相对平衡遭到破坏，人体阴阳任何一方的偏盛偏衰都可导致机体发生病理变化。中医治疗以调整人体阴阳趋于动态平衡为目的。《素问·至真要大论》提出“谨察阴阳所在而调之，以平为期”的原则。对阴阳偏盛表现为邪气盛的实证，应用祛邪实的方法；对阴阳偏衰表现为正气不足的虚证，应用补正气的方法；对虚实夹杂证，则应泻实补虚兼顾。

（二）以五行学说为指导的食养、食疗、药膳观

中医学运用五行学说来阐释人体组织系统的功能和属性、五脏系统的生理与病理关系，并指导疾病的诊断和制定治疗原则。根据五行学说，食物的性味与五色、五脏具有相关性，因而人们把食物的宜忌进行了分类，如《素问·脏气法时论》所说：“肝色青，宜食甘，粳米、牛肉、枣、葵皆甘。心色赤，宜食酸，小豆、犬肉、李、韭皆酸。肺色白，宜食苦，麦、羊肉、薤皆苦。脾色黄，宜食咸，大豆、豕肉、栗、藿皆咸。肾色黑，宜食辛，黄黍、鸡肉、桃、葱皆辛。”

《灵枢·五味》曰：“五味各走其所喜，谷味酸，先走肝；谷味苦，先走心；谷味甘，先走脾；谷味辛，先走肺；谷味咸，先走肾。”说明了五味与五脏的关系。《灵枢·九针论》说：“酸走筋，辛走气，苦走血，咸走骨，甘走肉。”则阐明了五味通过五脏，对其本脏所属的组织器官（五体）也产生相应的营养作用。

过食五味，会损伤五脏之气与五体，如《素问·五脏生成篇》所说：“多食咸，则脉凝泣而变色；多食苦，则皮槁而毛拔；多食辛，则筋急而爪枯；多食酸，则肉胝腸而唇揭；多食甘，则骨痛而发落，此五味之所伤也。”反之，当五体有病时，又可通过五味对五脏的作用而加以节制。

临床上许多食养、食疗和施膳原则，以五行学说为指导，如根据五行相生关系，若母子两脏同为虚证时，应以补母的原则（虚者补其母），如水不涵木的肝肾阴虚证，治法可用滋水涵木法，施以滋补肝肾的滋补药膳为佳。又如根据五行间的相克关系，肝有病易伤及脾胃（木克土），凡见肝病者，常宜治肝兼以补脾健胃的药膳，以防传变，旨在“先安未受邪之地”，即“见肝之病，知肝传脾，当先实脾”（《金匮要略》）。尽管这些说法含有机械套用五行生克学说之嫌，但原则上指出食物在疾病转归及预后方面具有重要的作用，特别是任何食物都有气味的偏盛，如过食偏嗜都不利于身体健康的哲理。

表 2-1　五行对应关系

五行	五脏	五季	五方	五色	五味
木	肝	春	东	青	酸
火	心	夏	南	赤	苦
土	脾	长夏	中	黄	甘
金	肺	秋	西	白	辛
水	肾	冬	北	黑	咸

四、气血津液学说对药膳的指导作用

《素问·六节藏象论》说："天食人以五气，地食人以五味……五味入口，藏于肠胃，味有所藏，以养五气，气和而生，津液相成，神乃自生。"这句话说明人体的五脏之气、气血津液的生成，神气的健旺，都要靠自然界五气、五味的资助，而五气五味多来源于食物。

气的生成与肺脾肾三脏功能有关，血和津液是人体的精微物质，提供人体所必需的营养物质，其来源为脾胃受纳水谷而化生的精微。脾胃为后天之本，气血生化之源。中医学认为饮食消化吸收的场所是脾胃，消化与吸收依赖的是脾胃功能，只有脾胃健运，才能接受饮食物并将其转化为人体的气血津液。在养生保健及治疗疾病时，首先要以健脾益气行气的食物来调理脾胃，使之健运通畅，同时依据"补气生血，气血双补"的原则加以运用。

第二节　药性理论

每种药物各自具有不同的特性和作用，称为药物的偏性，以药物的偏性来纠正疾病所表现出来的偏盛偏衰。药物的性质和性能统称为药性，研究药性形成的机制及其运用规律的理论，称为药性理论，基本内容包括四气五味、升降浮沉、归经、有毒无毒、配伍、禁忌等。

一、四气

《神农本草经》记载："药有酸咸甘苦辛五味，又有寒热温凉四气。"这是关于药性基本理论之一的四气五味的最早概括。四气又称四性，即寒热温凉四种不同的药性，反映了药物对人体阴阳盛衰、寒热变化的作用倾向。四气寓有阴阳的含义，寒凉为阴，温热属阳，寒凉与温热是相对立的两种药性，而寒与凉、温与热之间只是程度上的不同，凉次于

寒、温次于热。历代本草文献中有“大寒”“大热”“微凉”“微温”，这是对四气程度不同，做了进一步区分。四气之外，还有平性药，是指寒热程度界限不明显，药性平和的一类药物，如山药、甘草等。

二、五味

《神农本草经》明确指出“药有酸咸甘苦辛五味”，并以五味配合四气，标明各种药物的药性特征。药物的五种不同味道，分别具有不同的治疗作用，除五味外还有淡味、涩味。五味是最基本的五种滋味，故称“五味”。五味也具有阴阳五行的属性，《内经》记载：“辛甘淡属阳，酸苦咸属阴。”《素问·脏气法时论》指出：“辛散、酸收、甘缓、苦坚、咸软。”这是对五味进行的最早的概括。辛“能散、能行”，即具有发散、行气行血的作用；甘“能补、能和、能缓”，即具有补益，和中、调和与缓急止痛作用；酸“能收、能涩”，即具有收敛、固涩的作用；苦“能泄、能燥、能坚”，即具有清泄火热、降泄气逆、通泄大便、燥湿、泻火存阴等作用；咸“能下、能软”，即具有泻下通便、软坚散结的作用，此外咸也具有清热凉血、补肾的作用；淡“能渗、能利”，即具有渗湿，利小便的作用；涩味与酸味的作用相似，常以酸味代表涩味功效。

三、升降沉浮

升，是上升提举，趋向于上；降，即下达降逆，趋向于下；浮，即向外发散，趋向于外；沉，是向内收敛，趋向于内。升降浮沉是药物对人体作用的不同的趋向性，是指药物对机体有向上、向下、向外、向内四种不同作用趋向，它是与疾病所表现的趋向性相对而言的。由于疾病在病势上的不同，表现向上，如呕吐、呃逆、喘息；向下，如脱肛、遗尿、崩漏；向外，如自汗、盗汗；向内，如表证未解而入里。针对病情，依据药物升降浮沉的性能，运用改善或消除这些病证的药物可以调整脏腑气机的紊乱，使其恢复正常的生理功能，或作用于机体的不同部位，因势利导，驱邪外出，以达到治愈疾病的目的。疾病部位在上者，如外感风热则应选用薄荷、菊花等升浮药来疏散；病变在下者，如热结肠燥，大便秘结者应选用大黄、芒硝等沉降药泻热通便；病势上逆者，如肝阳上亢、头晕目眩则应选用代赭石、石决明等沉降药以平肝潜阳；病势下陷，如气虚下陷久泻脱肛，则应选用黄芪、升麻、柴胡等升浮药物以升阳举陷。

四、归经

归经是指药物对于机体某部分的选择性作用，即某药对某些脏腑经络有特殊的亲和作用，所以对这些部位的病变起主要或特殊的治疗作用。药物的归经不同，其治疗作用也不同，指明了药物治病的适用范围，也说明了药效的所在，如桑白皮、桔梗入肺经，莲子心、丹参入心经。归同一经的药物，由于四气、五味、升降浮沉的不同，其治疗作用也不同。四气五味说明药物具有不同的寒热属性和治疗作用，升降浮沉说明药物作用的趋向，归经理论将药物的治疗作用与病变所在的脏腑经络部位联系起来。四气五味、升降浮沉、归经都是药性理论的重要组成部分，所以在应用时必须结合起来，全面分析，才能更好地、准确地指导药物使用。

五、毒性

古代常把毒药看作是一切药物的总称，而把药物的性能看作是药物的偏性。随着科学的发展、医学的进步，人们对毒性认识逐步加深，非常重视药物的毒性。现在所谓的毒性是指药物对机体所产生的不良影响及损害性，需要注意的是中药的副作用有别于毒性作用，副作用是指在常用剂量时出现与治疗需要无关的不适反应，一般比较轻微、对机体危害不大，停药后自行消失，如服用某些中药可引起恶心、呕吐、胃痛腹泻或皮肤瘙痒等反应。《中华人民共和国药典》具有大毒、有毒、小毒三类，是目前通行的分类方法，中药品种已达12800多种，而其中有毒性报告的只有100多种，其中许多还是临床很少使用的剧毒药。当今，大多数中药品种是安全的，与西药化学合成造成众多药源性疾病的危害相比，中药低毒的优势突出，中药安全性受到世界青睐，这是中药优势。我们应正确对待本草文献关于中医毒性的记载，同时应重视中药中毒的临床报道。在使用药物时要特别慎重，保证安全用药是非常重要的。

第三节　药膳的分类

一、按药膳食品的医疗作用分类

1. 保健类药膳食品　主要是供给无病但体质偏弱的人，或是为了强身、健美、益寿等目的健康人食用。

2. 预防类药膳食品　人体正气充盛，可避免邪气侵袭，常见的姜葱鲩鱼，可预防流感；蜜饯甘草樱桃，可预防咽炎；清暑豆汤有预防中暑与泻痢作用；马齿苋粥有预防泻痢之功。

3. 治疗类药膳食品　主要是针对病情，采用相应药膳进行治疗，尤其对慢性病最为适宜。

4. 康复类药膳食品　主要针对疾病和损伤所造成的功能障碍，通过药膳调摄，使之尽可能地恢复正常或接近正常水平。在疾病恢复过程中，气虚证，常用的药膳食品如归参山药糊等。血虚证，可选用玫瑰花烤羊心、糖渍鲜龙眼、猪肤红枣羹等。

二、按药膳食品的工艺特点分类

历代医药书中的药膳食品，按工艺特点进行分类的很多，如《养老奉亲书》所载的食疗方，按其制法特点分为四类：软食类有粥、羹、馄饨；硬食类有素饼；饮料类有汤、饮、酒、乳、茶、浆；菜肴类有脍、腌、燠、炙、煎。明《遵生八笺》中将药膳食品分为茶泉类、汤品类、熟水类、果实粉、脯类、家蔬类、酿造类、甜食类、粥糜类、法制药品类等 10 类。现代出版的《实用中医营养学》中的药膳食品，基本上也是按工艺特点分类的，有粥饭类、饼面粉糕类、羹汤类、饮汁类、膏煎类、酒类等。近来出版的《药膳食谱集锦》将药膳分为十二种类型，也较为完善、全面。

第四节　食养、食疗与药膳的宜忌

中医学很重视药物的宜忌和饮食的宜忌，同样食养、食疗与药膳也有宜忌。《素问·宣明五气篇》载有“五味所禁”，《素问·五脏生成篇》载有“五味之所伤”，是最早论及饮食宜忌的。汉代《金匮要略·禽兽鱼虫禁忌并治》中说：“所食之味，有与病相宜，有与身为害，若得宜则益体，害则成疾。”故用相宜食物以养身治病，谓之食养与食疗，而不相宜食品则禁之，这就是食忌与食禁，俗称“忌口”或“禁口”。总之，运用食物的四气五味，调整人体的阴阳盛衰，脏腑的协调，以达到保健强身和治疗疾病的目的。同时也注意到过分强调忌口，可能引起营养不良。

一、患病期间饮食宜忌

患病期间的饮食宜忌，是根据患者疾病状态的寒热虚实、阴阳盛衰，结合食物的四气、五味、升降浮沉与归经等特性来加以确定的，如寒证患者宜食温热性饮食物，忌用寒凉、生冷食物；热证患者宜食寒凉性食物，忌食温燥伤阴食物；而一般虚证患者多有脾胃功能减退，难于消化吸收膏粱厚味食物的特点，忌吃肥腻、油煎、质粗坚硬的食物，《素问·热论》篇指出：“病热少愈，食肉则复，多食则遗，此其禁也。”《五十二病方》《武威医简》都有服药饮食宜忌的记载，唐代《千金要方》指出：“凡诸恶疮瘥后，皆百日慎口，不尔，即疮发也。”中医对患者的饮食禁忌既有系统的理论指导，又积累了很多经验，可概括为以下几类。

1. 生冷　冷饮、冷食、大量的生蔬菜和水果等，为脾胃虚寒、腹泻患者所忌。
2. 黏滑　糯米、大麦、小麦等制作的米面食品等，为脾虚纳呆、外感初起者所忌。
3. 油腻　肥肉、荤油、油煎炸食品、乳制品，为脾虚或痰湿患者所忌。
4. 腥膻　海鱼、无鳞鱼肉（平鱼、巴鱼、带鱼、比目鱼肉等）、虾、蟹、海味（干贝、淡菜、鲍鱼等）、羊肉、狗肉、鹿肉等，为风热证、痰热证、斑疹疮疡和过敏患者所忌。

5. 辛辣 葱、姜、蒜、辣椒、花椒、韭菜、酒等，为内热证患者所忌。

6. 发物 指能引起旧疾复发、新病加重的食物。除上述腥、膻、辛辣食物外，尚有一些特殊的食品，如荞麦、豆芽、苜蓿、鹅肉、鸡头、鸭头、猪头、驴头肉等，为哮喘、皮肤病患者所忌。但个别疾患如麻疹初起，可适量食用发物，如豆芽、香菜等，以利透发，此属例外。

二、服药期间饮食宜忌

患者在服药期间，有些食物对所服之药有不良影响，则应忌服。《伤寒论》《金匮要略》中指出服药禁忌生冷、黏腻、肉、面、五辛、酒、酪等。元代饮膳太医忽思慧说："但服药，不可多食生香菜及蒜、杂生菜、诸滑物、肥猪肉、犬肉、油腻物、鱼脍腥膻等物。"服药食忌如下：服用白术勿食桃、李、雀肉、香菜、蒜、青鱼等物；服用藜芦勿食腥肉；服用巴豆勿食芦笋、野猪肉；服用黄连、桔梗勿食猪肉；服用半夏、菖蒲勿食饴糖、羊肉；服用细辛勿食生菜；服用甘草勿食菘菜、海藻；服用牡丹勿食生香菜；服用商陆勿食犬肉；服用常山勿食生葱、生菜；服用朱砂勿食血；服用茯苓勿食醋；服用鳖甲勿食苋菜；服用天门冬勿食鲤鱼。但是，对饮食宜忌不能绝对化，应辨证具体分析，如因水肿病长期忌盐可能引起的低钠血症而致体倦，使正气虚损而病情难以好转。

三、孕产期间饮食宜忌

妊娠期女性多表现为阴虚阳亢状态，故应避免食用辛辣腥膻之品，以免耗伤阴血，宜进食甘平、甘凉补益之品。对妊娠恶阻（妊娠剧吐）者应避免进食油腻之品，可食用健脾、和胃、理气之类食物。妊娠后期，由于胎儿逐渐长大，影响母体气机升降，易产生气滞现象，因此应少食胀气和涩肠类食物，如荞麦、高粱、番薯、芋头等。

产妇产后阴血亏虚或瘀血内停，同时还要以乳汁喂养婴儿。因此，产后饮食应以平补阴阳气血，尤以滋阴养血为主，宜进食甘平类粮食、肉蛋类食品，忌食辛燥伤阴、寒性生冷食物。正如《饮膳正要》所说："母勿太寒乳之，母勿太热乳之……乳母忌食寒凉发病之物。"《保婴家秘》说："乳子之母当节饮食，慎七情，调六气，养太和。因母强则子强，母病则子病，故保婴者必先保母，一切酒、面、肥甘、热物、瓜果、生冷寒物皆当禁之。"

四、食养、食疗与药膳的配伍禁忌

食养、食疗与药膳的配伍禁忌，古代与现在都是十分严格的，根据历代医药学家的用药经验，将中药与食物的配伍禁忌、食物相反等部分介绍如下：

猪肉：反乌梅、桔梗、黄连；合苍术食，令人动风；合荞麦食，令人落毛发，患风病；合鸽肉、鲫鱼、黄豆食，令人滞气。猪血：忌地黄、何首乌；合黄豆食，令人气滞。猪心：忌吴茱萸。猪肝：同荞麦、豆酱食，令人发痼疾；合鱼肉食，令人生痈疽。羊肉：反半夏、菖蒲；忌铜、丹砂和醋。狗肉：反商陆；忌杏仁。鲫鱼：反厚朴；忌麦门冬、芥菜、猪肝。鲤鱼：忌朱砂、狗肉。龟肉：忌酒、苋菜。鳝鱼：忌狗肉、狗血。雀肉：忌白术、李子、猪肝。鸭蛋：忌李子、桑椹。鳖肉：忌兔肉、鸭肉、苋菜、鸡蛋。以上古人的经验值得重视。而中药与饮食的配伍禁忌的原理，有待进一步研究。

第五节　食养、食疗与药膳的应用原则

中医食养、食疗与药膳的应用原则，主要有辨证施膳、三因制宜、以脏补脏、应用药食性能等。

一、辨证施膳

（一）根据疾病的性质施膳

病证有寒热之分，食物同样也有寒热之分，如食物中的姜、葱、蒜、羊肉、犬肉、牛肉属温性；绿豆、白菜、西瓜属寒性。寒证应予以热性饮食，忌食生冷咸寒，外感风寒证可选食适量的生姜、葱、蒜等辛散之品；热盛伤津，可选食西瓜、绿豆、梨等寒凉滋阴之品，即“寒者热之，热者寒之”。

（二）根据病变的脏腑、部位施膳

根据五行学说，把饮食分为五味，五味入胃后，各归所属脏腑和部位，分别滋养脏腑之气。五味对人体既可单独发挥滋补与相互共济作用，对于不同部位和脏腑之病，也要根据所喜所恶、所生所克的规律调节饮食，如《灵枢》说：“病在筋，无食酸；病在气，无食辛；病在骨，无食咸；病在血，无食苦；病在肉，无食甘。”对于不同的病证，就应遵循彼此相互资生、相互制约、补偏救弊的原则进行施膳，达到治疗目的。

（三）根据正气损耗情况施膳

病证本质皆属邪正相争的病机，无论病中或病后，正气遭到不同程度的损耗时，根据“虚则补之”的原则，采用补法来补益精气，起到单独用药治疗所不能起到的作用，所以有“药补不如食补”之说，如当归生姜羊肉汤、人参汤等，选用羊肉等补益气血、益精生髓，与药物发挥协同作用。

（四）病后饮食调剂

病后康复期，除要顾护正气外，还应注意由于饮食不当而使疾病复发或出现后遗症。所以此时调剂好饮食或药膳非常重要。既要考虑饮食或药膳的营养价值，又须顾护脾胃功能，给予营养丰富又易消化的饮食或药膳，以少吃多餐为宜，避免由于饮食不当而使疾病

复发。

二、三因制宜

（一）因时施膳

中医学认为人与天地相应，人与自然密切相关，四时气候变化对人体的生理、病理变化都有一定的影响，因此在组方时必须注意采用相适宜的食物和药物，以减少外界的变化对人体的影响，如长夏湿邪较盛，药膳宜用解暑祛湿药物；冬天气温较低，人们常有恶寒、肢体不温、脘腹冷痛、肢体屈伸不利等表现，药膳要以“寒则温之”的治则，可选食羊肉汤等。

（二）因地施膳

我国地域广阔，不同的地区，由于气候条件及生活习惯的差异，人的生理活动和病理变化也不尽相同，所以食养、食疗和施膳亦应有差别。东南潮湿炎热，病多湿热，宜选清化之品；西北地高气寒，时多燥寒，宜用辛润之品。西北人皮肤腠理致密，东南人皮肤腠理疏松，因而同样采用温里回阳之品，在西北严寒地区，药量宜重，而在东南温热地带，其药量宜轻。

（三）因人施膳

由于人的性别、年龄、体质、生活习惯的不同，在组方时应有区别，如胖人多痰湿，宜清淡化痰，忌肥甘滋腻；瘦人多阴亏津少，应滋阴生津，不宜辛温燥热；妇女在经期、妊娠、产后阴血亏虚，常用八珍汤、四物汤等；老年人气虚血衰，生理机能减退，多患虚证，宜平补，多用十全大补汤、复元汤等；小儿脏腑娇嫩，气血未充，脾常不足，但生机旺盛，应以调养后天为主，促进生长发育，常用八仙糕等。

三、以脏补脏

用动物的脏器来补养或治疗人体相应的脏腑器官，谓之“以脏补脏”，又称“以脏治脏”“以形补形”，如以猪心来补养心血、安神定志，以羊肝来补肝明目，以猪肾来补肾益肾，以鹿筋来强筋壮骨，以鹿鞭来补肾壮阳等。

以脏补脏的理论是古人在长期的医疗实践中根据动物的脏器在解剖形态上和功能上与人体的相似性，通过反复临床观察与验证而总结出来的，如汉代名医张仲景《伤寒杂病论》中用獭肝、羊胆等治疗急性热病，朱丹溪创大补阴丸治虚损病选用猪脊髓等，均是这一理论的具体运用。近代研究证明了动物脏器在生化特性和成分构成上也有许多与人体相似之处，为以脏补脏理论提供了科学依据，并且在各种动物脏器中提取各种有效成分的基础上，进一步制成生物制品已达数百种之多，使“以脏补脏”得到进一步发展。

动物脏器属于血肉有情之品，其以脏补脏的作用均在草木之品以上，因此在药膳中应用广泛。值得注意的是，各种动物脏器对人体各有其偏重，如有的偏于补气、补血，有的偏重于补阴、补阳，因此要区别选用。特别需要指出，一些动物的腺体和淋巴组织，如猪的肾上腺（俗称小腰子）、甲状腺（俗称栗子肉）等，对人体有明显的损害作用，均不作为食物使用，如食用不当，极易引起中毒，严重者可危及生命，尤当慎重。

四、应用药食性能

药物的性味归经，已在第二节中阐述。食物也有性味归经，是古人在长期保健医疗实践中对各种食物的保健作用，运用中医理论加以总结而逐渐形成系统的理论。由于各种食物所含成分与含量的不同，因此对人体的作用也不同。运用中药学的四气、五味、升降沉浮、归经等学说来分析食物，这也是中医食养、食疗、药膳学的特点之一。

【练习题】

一、单选题

1. 根据五行对应关系，酸味入（　）。

A. 肝　　B. 心　　C. 脾　　D. 肺

2. 过食五味，会损伤五脏之气与五体，《素问·五脏生成篇》所说："多食咸，则（　）。"

A. 脉凝泣而变色　　B. 皮槁而毛拔　　C. 筋急而爪枯　　D. 肉胝䐢而唇揭

3.《素问·脏气法时论》指出："辛散、酸收、甘缓、苦坚、咸软。"具有补益、和中、调和、止痛等作用的是（　）。

A. 辛　　B. 酸　　C. 甘　　D. 苦

4. 治愈疾病当依据药物升降浮沉的性能，因势利导，驱邪外出。疾病部位在上者，如外感风热则应选用（　）。

A. 大黄、芒硝　　B. 薄荷、菊花　　C. 代赭石、石决明　　D. 升麻、柴胡

二、多选题

下列哪些食疗的做法符合中医药学的整体观（　）。

A. 用热远热、用温远温、用凉远凉、用寒远寒

B. 谨察阴阳所在而调之，以平为期

C. 食欲数而少，不欲顿而多

D. 春多酸、夏多苦、秋多辛、冬多咸，调以滑甘

三、简答题

1. 简述食养、食疗与药膳的应用原则。
2. 简述如何辨证施膳。
3. 结合自身实际，简述药膳食疗如何体现“三因制宜”。

第三章 制作方法

【学习目标】

1. 掌握 药膳的烹调方法及特点。
2. 熟悉 药膳的调味及作用。
3. 了解 药膳原料的前期加工。

第一节 药膳原料的前期加工

药膳并非普通的饮食，在材料选择与烹饪上有其特殊的要求。药膳食品在烹调制作前，必须按照一定方法对所用的药材与食材进行适度调整，符合食品卫生的规范，达到治病防病以及烹饪药膳的工艺需要，最终制备出色、香、味、形俱佳的药膳美食。药膳炮制的目的如下：

1. 降低或消除药材毒副作用　为了保证药膳应用的安全，必须在烹调制作前对具有毒副作用的药材进行炮制处理，以降低或消除其毒副作用，如文献记载食用生半夏能使人失声、呕吐、咽喉肿痛等，经各种炮制后可在相当程度上减轻毒性反应。

2. 除去杂质与异物，保证药膳食材纯净度　药材与食材常常带有一定量的泥沙、杂质、皮筋与毛桩等无法食用部分。因此在烹调前需要通过严格的漂洗、分拣，有些还需要进行褪毛等处理，以达到一定的纯净度。

3. 矫味矫臭，增加药膳食品的鲜度　某些药材或食材有特殊的气味，不易为人们所接受，如羊肉的膻味、紫河车的血腥味、狗肾的腥味等，经炮制处理后，就可以消除不良气味，使药膳的口感口味容易接受。

4. 分拣药材与食材的不同部位，分别发挥各自的作用　有些药材食材因所用的部位不同，其效用各异，如莲子有补脾止泻、益肾固精的作用；莲心清心经之热邪；莲房止血、祛湿。故而在烹饪之前应当分拣药材及食材，无论是不同食材还是同一食材的不同部位，都应当仔细分拣归类。

5. 提高药材与食材的效用 如茯苓经乳制后可增强滋补与生血作用；去皮的雪梨，用白矾水浸泡后，不仅能防止变色，还能增强祛痰作用。

6. 转变药材与食材的性味，使之有选择地发挥作用 不同的药材、食材，有不同的性味，为了应用的需要，通过炮制可转变药材与食材的性味，如生地黄性寒，味甘苦，具有清热凉血、养阴生津之功，而经炮制成为熟地黄后，性微温，补血滋阴；又如花生，生者性平，炒熟后则性温。

7. 保证药膳食品的质量，利于工业化生产 为了避免某些含挥发成分的药材受热后有效成分的损失，以及机械化生产的需要，将某些药材与食材采用现代科学技术，对有效成分进行提取、分离制成一定的剂型，以保证药膳食品质量稳定，用量准确，同时有利于工业化生产，如金银花制取银花露、驴皮制胶等。

一、净选

净选是选取药材与食材的应用部分，除去杂质与非药用部分，以适应药膳食品的要求，根据药材、食材的不同情况，常选用下列方法处理。

1. 挑选或筛选 拣除或筛去药材中的泥沙、浮土、石子等杂质，除去虫蛀、霉变品，分拣出长芽等其他已变质材料。

2. 刮 剥去表面的粗皮与附着的杂物，如肉桂刮去粗皮、鱼刮去鱼鳞等。

3. 火燎 将药材或食材在火焰上短时烧燎，使药材、食材表面绒毛迅速焦化，而药材与食材内部不受影响，再刮除焦化的绒毛或须根，如鸡鸭等禽体烧掉细毛等。

4. 去壳 为了药材、食材用量准确，常在临用时砸破去壳，如白果、核桃、板栗、花生、松子等去壳取仁；乌梅去核取肉；动物去蹄、壳、爪掌末端等。

5. 碾 是碾去药外表非药用部分，或将药材、食材干燥后碾成粗粒细粉，如蒺藜炒碾去刺、怀山药碾成细粉等。

二、浸润

浸润是药材、食材炮制最常用的水制法。由于许多有效成分都能溶于水，若水制处理不当，容易造成药材、食材的有效成分损失。因此，凡是需水制处理的，都应根据动物、植物品种的不同性质特点，分别给予处理。当泡则泡，当快洗的就不应久洗，以保证药膳食品质佳效高。经常运用的水制法有洗、泡、润、漂等。

1. 洗 用清水或温水除去药材、食材表面附着的泥土、沙石或其他不洁之物。大多数食材都要经过本法处理后，再经其他炮制处理。

2. 泡　将质地坚硬的药材、食材在水中浸泡一定时间，使其吸入适量水分，达到软化目的。泡的时间长短，应视药材、食材的大小、质地以及季节、温度而定。一般质坚体粗大者宜久泡，体细小者宜短泡。春冬气温低时应久泡，夏秋气温高时宜短泡。总之，用水泡药材、食材过程中，必须注意泡的时间不宜太长，避免药材、食材在泡的过程中，有效成分流失而降低效能。

3. 润　对不宜用水浸泡的药材、食材，采用水润使之软化的一种方法。无论是淋润、伏润、露润，都是使液体辅料徐徐渗入药材、食材组织的内部，以达到既软化药材、食材，又不影响药材、食材质量的目的。润的具体方法有：水润、奶汁润、米泔水润、药汁润、米汤润、碱水润。

4. 漂　某些有毒性或异味的药材、食材，采用水漂使其在水中停留较长的时间，同时使药材食材在水液当中晃动，或加其他辅料以减低毒性，如清半夏等。处理时间长短应根据药材、食材的性质及季节气候的不同，决定漂的时间与换水次数。冬春每日换水 1 次，夏秋每日换水 2 ～ 3 次，一般漂 3 ～ 10 天即可。此外有些药材、食材为了便于保存而用盐浸渍，因而使药材、食材中含有大量的盐分，故在使用前需将盐分漂去，如盐肉苁蓉。

5. 渰　将药材、食材快速放入沸水中短暂潦过，立即取出的方法。可用于种子的去皮，如杏仁、扁豆去皮等。用渰法氽去血水，其目的是使食品味鲜汤清，如渰去鸡、鸭、肉类血水等。用葱、料酒、生姜同时煮沸 10 ～ 15 分钟以除去腥、腻臭味，如熊掌、鹿筋、牛鞭等。

三、切制

切制是将净选软化后的药材、食材根据其质地不同、食用要求等情况，切制成一定规格的片、块、丁、节、丝等形状，或按需要制成特定的形状，供药膳菜肴制作备用。对切制的基本要求是：必须适合烹调的要求，同时注意掌握刀工技巧，所切制的片、块、丁、丝、条或其他形状都应整齐划一，粗细均匀，厚薄一致，长短相等，必须彻底切断，切忌藕断丝连。否则会直接影响菜肴的口感与美观，如食材需打花刀，则也应当注意花刀整齐划一，间隔均匀，长短相等，以便烹调入味。

四、炮炙

经过净选、浸润、切制后可根据需要进一步炮制。按照加热温度与辅料的不同可分为炒制、煮制、蒸制、炙制。

（一）炒制

1. 清炒法　本法不加辅料，通过炒的时间与火候分为炒黄、炒香、炒焦。

（1）炒黄：将药材、食材放入锅内用文火加热，不断翻动，炒制香脆，表面呈淡黄色或比原色稍深。其目的是使之质地干燥松脆，便于粉碎与煎出药性，并可矫正不良气味，如炒鸡内金。

（2）炒香：将药材、食材放入锅内，用文火炒至有爆裂声与有香气为度，如炒芝麻。

（3）炒焦：将药材、食材放入锅内，用中火翻炒至外黑，如焦神曲、焦麦芽、焦山楂（合称焦三仙）。

2. 麸炒法 先将锅加热，倒入麦麸，不断翻炒至微冒烟，再加入药材或食材急速翻动，炒至表面微黄色或较原色稍深为度。取出筛去麦麸，冷却后收存。采用此法可减少药材、食材中的油脂，或过燥烈的性味，以避免引起肠胃不适，增强健脾益胃的作用，如麸炒薏苡仁、麸炒白术等。

3. 米炒法 将大米或糯米与药材、食材置入锅内同炒，使全部药材、食材受热均匀，以米炒至黄色为度。其目的是在减少药材食材的水分基础上还能增强健脾与和胃的作用，如米炒党参。

4. 盐或沙炒法 先将经过油制的河沙或粗盐，倾入锅内炒烫，再加入药材、食材炒至表面鼓起酥泡为度，筛去沙或盐即可。其目的是使骨质、甲壳、蹄筋、干肉皮或质地坚硬的药材或食材经过沙盐炒除去腥气，或使药材、食材酥松，易于烹调、分离，如炒板栗、盐酥蹄筋或沙酥鱼皮等。

（二）煮制

煮制是将其与辅料于锅中加水共煮，目的是消除毒性、刺激性气味，减少其副作用。煮制时间的长短，应根据药材、食材不同情况而定，一般煮至药材、食材中心无白色或刚刚透心为度。煮制时加水量的多少根据要求而定，需要吸干浓汁的，用水量不宜太多，需煮透心的加水量不宜过少。此外，加入辅料与药材、食材同煮，其目的是转变性能，以便于二次炮制或烹调。煮制火候的控制，可大火将水与食材煮沸，随后根据需要转文火缓慢熬炖。

（三）蒸制

蒸制是将药材、食材置于适当容器中，蒸至透心或规定的要求。蒸制可便于保存、干燥某些新鲜药材或食材，以避免在干燥过程中霉变损失疗效，如蒸制鲜白果等。

（四）炙制

炙制是将药材、食材与液体辅料共同加热，使辅料进入药材、食材内部的制作方法。

1. 蜜炙法 将炼蜜与药材拌和，加热炒至不粘手，一般呈黄色带光泽为度，可增加润肺作用，如蜜炙甘草。

2. 酒炙法 根据药材、食材的不同情况，按比例取食用白酒或黄酒（多用黄酒），加入适量的清水，将药材、食材拌匀稍焖，待酒被吸尽时，置炒制容器内徐徐加热，用文火炒至变色为度，如酒炒大黄，也有先炒药后加酒的方法，用于质地疏松者。酒炙可矫臭去腥，改变药性，增强活血通络作用。

3. 盐炙法　将食盐用适量清水溶解澄清，把药材或食材拌匀稍焖，待盐水被吸尽，凉至微干，炒至微黑为度。也可先将药材炒至一定程度时，再喷淋盐水炒干，如盐炒杜仲。盐制可增加补肝肾，泻火利尿的作用。

4. 油炙　食用植物油放入锅内加热，加入药材或食材炒至酥脆为度，其目的是易于打碎烹调，增强其功能，如油炸肉皮。油炙通常有三种操作方法，即油炒、油炸和油脂涂酥烘烤。炙前应注意检查原料是否干燥，如受潮应经烘干，否则不易炸透；投料时油温不宜过高；油炸时火不宜过旺，并不断翻动，受热均匀，否则易炸焦。

5. 药汁炙　根据药材或食材的不同要求，用药材（辅料）熬汁将药材或食材浸透后，再按具体要求分别用炒、蒸、煮、漂等方法炮制。药汁炙可以改变药材或食材性能，增强疗效或保持药膳的美观，如药汁炙黄精。

6. 醋炙　将净选或切制后的药物，加入一定量的米醋拌炒的方法。醋炙法可矫臭矫味，降低某些药物毒性，引药入肝经，加强活血、理气、镇痛的作用，如醋炙甘遂、京大戟、芫花、商陆等可降低毒性，缓和药性；醋炙延胡索、三棱、莪术等引药入肝，增强活血止痛作用；醋炙乳香、没药、五灵脂等可矫臭矫味。

第二节　药膳制作与烹调的特点

药膳食品是一种以药材与食材相结合而制成的，具有滋补强身，调理人体生理功能，达到健康长寿目的的特殊食品。因而它的烹调制作，也具有自己的特点与风格。药膳的烹调制作，除以饮食烹调应具备的色、香、味、形之外，还应特别注意保持与发挥药膳中药材的有效成分与食材中的营养成分在治病强身方面的独特效能，收到“食助药力，药助食性”的效果。我国鲁、川、粤、苏、闽、浙、湘、徽八大菜系，虽各具特色，但都偏重于追求味觉口感。而药膳则要求其具有一定强身健体与临床治疗作用，所以药膳烹调制作方法不同于一般饮食烹调方法。

药膳烹调特点有以下几点：

1. 药膳的形式　主要以“汤”为主，药膳是从药材的“汤剂”演变而来的。通过煎煮可以使药材、食材的有效成分溶于汤中，发挥其应有的功效，如雪花鸡汤、八宝鸡汤、十全大补汤、双鞭壮阳汤等。

2. 药膳的加工方法　以炖、煮、蒸为主，使药材在较长时间的受热过程中，把有效成分最大限度地溶解出来，以增强其功效。且滋补类药材多属甘，温、平类，宜以较长时间煎煮。

3. 药膳的调味　应保持原料本身具有的鲜美味道，不宜用调味品来改变或降低原有的鲜味，这是从性味与功效的一致性为出发点。必须调味的药膳，大都是在临上席前才进行适当的调味，如盐、胡椒、味精、香油等。至于本身有腥腻味的药材与食材，如龟、鳖、鱼、牛、羊、鞭、鹿肉等，应采用一定的方式进行必要的矫味。对于本身无明显滋味的药材与食材，如虫草、石斛、燕窝、海参等则进行必要的调味。

总之，药膳烹调的特点，是以药材与食材的原汁、原味为主，适当佐以辅料，来调整其色、香、味、形，做到既有可靠的效用，又有较鲜美的色、香、味、形。如此制作的药膳才能诱发人们的食欲，使药膳的功效得以发挥。

第三节　药膳烹调制作的具体要求

药膳是既能治病强身，又能饱腹充饥的食品。药膳既将药物作为食物，又将食物辅以药用，药借食力，食助药性，二者相辅相成，相得益彰，既具有较高的营养价值，又可防病治病、保健强身、延年益寿。然而，近年来由于我国药膳制作从业资质规范标准尚不明确，使得药膳市场存在混乱现象。因此，要做好药膳的烹调制作，需要从事药膳烹调制作专业人才，必须掌握中医药理论知识与精于烹调技术的双向新型专业人才。因药膳的烹调技术是以中药炮制与饮食烹调相结合而产生的，并非一般厨师所能胜任的。只有掌握好这两门学科的理论与实践，才能不断完善、提高药膳烹调制作的工艺水平。药膳烹调制作必须在药膳医师与药膳炮制师分工配合指导和制作合格的药材、食材的基础上，配方的组成、作用应符合中医药理论，不得违反配伍禁忌，按照规定的制作工艺进行烹调制作，以保证药膳的质量要求，且色、香、味、形俱全，达到一定的功效。药膳的产品包装物上应有标签（注明“药膳”字样）注明产品的作用、配伍、储运条件、检验合格证、说明书等，否则就会由于粗制滥造而削弱、丧失甚至违背了药膳的意义。同时药膳烹调制作，必须注意清洁卫生工作。在烹调过程中，应做到清洁卫生，符合食品卫生法要求。药膳是为人民群众健康长寿服务的，如忽视这项工作，甚至还会适得其反。清洁卫生工作的好坏，直接涉及药膳的质量与功效。药膳烹调制作时应遵循综合利用，提倡节约的原则，做到既保证药膳质量，又充分利用原材料，尽量降低成本。由于药膳在质量与功效上的要求，在烹调过程中，在取材用料上非常严格，很有讲究，如动物的头、蹄、爪、膀、内脏以及植物的根、茎、叶、花、果实，在药膳应用上都是各取所需。所以在选取主要部位之外的剩余部分，还要考虑综合利用，做出其他各式的药膳食品。另外，对那些烹调药膳后的副产物也应做到物尽其用，如鸡内金、鳖甲、龟甲都是紧缺的药材，应加以收集，适当利用。

一、药食共烹

此法是将药材与食材同时在锅内进行烹制，这是属于“食疗”沿用的传统习惯制法。

特点是制作工艺比较简便，药材、食材同时炮制能使药材与食材中的有效成分直接地进行复杂的化学反应，相互发生作用，以达到“食借药力，药助食性“的目的，并可使一些脂溶性的有效成分便于煎出。药食共烹分为席上见药与不见药两类药膳，而席上见药的药膳又分为可食药与不食药的两种。

药、食同上席的药膳一般是药膳中使用了比较名贵的药材以及无不良气味的色鲜形美的药材，如人参炖鸡等，就是药材与食材始终结合在一起的。采用这种制法，对药材与食材的色与形、清洁卫生都有严格要求，在烹调制作过程中应投料准确。药、食同上席的药膳，一般都是单份烹制，一定要按药膳食谱的剂量准确投料，这样既保证了药膳的质量，又使其经济价值准确。对所用药材必须择净杂质，除去泥石、沙土；对所用食材要洗涤干净，除去毛桩，按规定的形状加工成形，保持外观的整洁美观，按照既定的工艺规范进行烹制，保证疗效的确切。上席前还要对药膳整形调味，达到色、香、味、形俱佳的效果。

不见药的药膳适用于药材组成较多，或具有药味过重或色泽不良的药材，如十全大补汤、八宝鸡汤，在烹调过程中，药材与食材相结合，在“食借药力”之后将药渣除去，仅以膳食供人们食用。这类药膳的制作方法是：投料时，按照药膳食谱配齐药材之后，用纱布将药材包好，再将食材进行烹制前的初加工。然后将药材与食材共同烹制。烹制中，待药性已进入食材或汤里之后，即将药渣除去，只留食材于锅内。药膳制成后，分装于碗内，调味即成。

二、药食分制与组合

药食分制与组合指在药膳烹调制作的过程中，先将药材与食材分别采用不同的方式进行提取与烹调，然后再按规定的要求组合在一起制成药膳。本法适用于药膳中含有过重气味、色泽与形态不佳的药材，如乌梢蛇等；药膳含有太多的药材，如妇科保健汤；药膳中的药材与食材不宜采用同一方法进行烹调，如山楂核桃茶中的山楂等。药食分制的优点是能使药膳剂量准确，质量稳定，制法科学，而且也适用于企业化生产。

药食分制再组合的制作程序如下：

1. 药液的提取 在药膳中使用的药材，凡按现代科学观点，认定能采用一定的方法提取其有效成分者，都可预先提取制备。一般说来，单味使用的药材可以采取单味提取，复方使用的药材应采取混合提取的方式。同时要根据所提药材的性质与所含有效成分的差异，应分别采用相应的溶剂与不同的方法进行提取，把药材制成含有一定药量的预备药液。

2. 食材的烹调 药食分制的药膳，一般都是只见食材不见药的形式，因此食材的烹调方法就灵活多变，不受药材性质的限制。先将食材初加工后，依照食材需要的烹调方法进行烹调，其重点在于突出药膳的色、香、味、形。

3. 药食成膳 在进行了药材提取与食材烹调基础上，把两者按照一定的程序组合在一起制成药膳。方法有以下三种：烹调前加入药液，即在未进行食材烹调之前加入药液一直烹调成膳，如丁香鸭、陈皮鸡等，就是在卤制之前先用药液将食材煮至六成熟，再入卤汁锅内卤熟而成；烹调中加入药液，是在烹调食材的过程中，加入药液一起烹调成膳，如翠皮鳝丝等都是在烹调过程中加入药液烹制而成的；烹调后加入药液，即在将食材烹调成膳之后，再直接加入药液调匀而成，如乌鸡白凤汤、雪花鸡汤等，都是待到汤已炖好之后，按规定的剂量将药液放入碗内，加入炖汤调匀而成。

三、药膳的烹调方法

药膳的烹调方法，是由药膳的特点而决定的。因药膳的形式主要以汤为主，口味上保持食材与药材自身的鲜味。药膳的烹调方法，主要有炖、焖、煨、蒸、煮、熬、炒、卤、炸、烧、粥、饮料等 12 种类型。

（一）炖

炖法是将药材与食材同时下锅注入清水，放入调料置于武火上烧沸，撇去浮沫，再置文火上炖至熟烂的烹制方法。炖法的具体操作方法是：先将食材在沸水锅内焯去血污与腥膻味，然后放入炖锅内。另将所用药材用纱布包好或放入带孔的不锈钢调料盒中，用清水浸漂几分钟后放入锅内，再加入姜、葱、胡椒及清水适量，先用武火煮沸，撇去浮沫，再改用文火炖至熟烂。一般炖的时间为 2 ～ 3 小时。本法所制的药膳特点是质地软烂，原汁原味，如雪花鸡汤、十全大补汤。

（二）煨

药膳的煨法是指用文火或余热对药材与食材进行较长时间的烹制方法。其具体操作方法有两种：其一，是将药材与食材经炮制后，置于容器中，加入调料与一定数量的水，慢慢地将其煨至软烂。本法所制药膳的特点是汤汁浓稠，口味肥厚。其二，是沿袭民间单方的烹制法，即将药材与食材预先经过一定方法处理后，再用阔菜叶或湿草纸包裹好，埋入刚烧过的草木灰中，利用其余热将其煨熟，这种方法时间较长，中间要添加几次热灰，保持一定的温度，如川椒煨梨、黄精煨肘。

（三）焖

焖是先将药材与食材用油炝加工后，改用文火添汁焖至酥烂的烹制方法。其具体操作方法：先将原料冲洗干净，切成小块，烧热锅倒入油炼至油温适度，下入食材油炝之后，再加入药材、调料、汤汁，盖紧锅盖，用文火焖熟。本法所制的药膳特点是酥烂、汁浓、味厚，如枣焖鸡。

（四）蒸

药膳的蒸法是利用水蒸气加热烹制药膳的方法，其特点是温度高，可超过 100℃，加热及时，利于保持食物形状的完整。此法不仅用于药膳烹调，还用于药膳的炮制、消毒灭菌等。其具体操作方法：将药物与食材经炮制加工后，置于容器内，加入调味品、汤汁或清水（有的不加汤汁或清水，称为旱蒸），待水沸时上笼蒸熟，火候视原料的性质而定，如蒸熟不烂的药膳可用武火，具有一定的形状要求的则可用中火徐徐蒸制，这样才能保持形状与色泽的美观。蒸制的种类有粉蒸、包蒸、封蒸、扣蒸、清蒸及汽锅蒸六种。

1. 粉蒸　药材与食材拌好调料后，再包米粉上笼蒸制，如荷叶粉蒸鸡。

2. 包蒸　药材与食材拌好调料后，用菜叶或荷叶包牢上笼蒸制，如荷叶风脯。

3. 封蒸　药材与食材拌好调料后，装在容器中加盖用湿棉纸封严上笼蒸制，如虫草鸭子。

4. 扣蒸　药材与食材拌好调料后，整齐有序地排放在合适的特定容器内上笼蒸制。其法分明扣与暗扣两种，明扣为面形朝上排列，暗扣为面形朝下排列，蒸好后再翻扣在汤碗或盘中，如参蒸鳝段。

5. 清蒸　又叫清炖，与隔水炖法相似。将药材与食材放在容器内，加入调料，少许白汤或清水上笼蒸制，如田七鸡。

6. 汽锅蒸　将药材与食材调配好后，放在一种特制的陶土汽锅内蒸制的方法。此种锅的底部中心有一气柱，直通锅内，蒸气由气柱冲入锅内的原料中，由于上面有盖子，蒸气一方面作为热量传递的媒介，另一方面蒸气与原料结合后的生成物又随汽水凝沉于锅中。其特点是有利于保持原汁与药性，如人参汽锅鸡。

（五）煮

药膳的煮法，是将药材与食材一起放在多量的汤汁或清水中，先用武火煮沸，再用文火煮熟。其具体操作方法是：将药材与食材按初加工的要求加工后，放置于锅中，加入调料，注入适量的清水或汤汁，用武火煮沸后，再用文火至熟。适用于体小质软的一类原料，其法所制的药膳特点是口味清鲜，煮的时间比炖法短，如石斛花生。

（六）熬

药膳的熬法，是将药材与食材经初加工炮制后，放入锅中，加入清水，用武火烧沸后改用文火熬至汁稠熟烂的烹制方法。具体操作方法：将原料用水涨发后，择去杂质，冲洗干净，撕成小块，锅内注入清水，再放入原料与调料，用武火烧沸后，撇净浮沫，改用文火熬至汁稠味浓即可。熬的时间比炖的时间更长，一般都在 3 小时以上，多适用烹制含胶质重的原料。此法所制药膳的特点汁稠味浓，如冰糖银耳。

（七）炒

药膳的炒法，多先将药材提取成一定比例的药液，然后再加入食材一起炒制。具体操作方法可以先用药液拌食材，或将药液直接加入锅内，或成膳后勾汁等方法。炒时先烧热锅，用油滑锅后，再注入适量的油烧到温度适度，下入原料用铲翻炒，动作要敏捷，断生即好。有些直接可以食用的味美色鲜的药材也可以同食材一起炒成。而芳香性的药材大多采用在临起锅时勾汁加入，以保持其气味芬芳。炒法一般分为四种，即生炒、熟炒、滑炒、干炒。

1. 生炒 又称为生煸，生炒的原料不上浆，先将食材与药材投入热油锅中炒至五六成熟时，再放入配料一起炒至八成熟，加入调味品，迅速颠翻几下，断生即好，如生煸枸杞子。

2. 熟炒 又称为回锅，先把食材加工成半生不熟或全熟后，再切成片、块，放入热油锅煸炒，依次加入药材、辅料、调味品与汤汁，翻炒几下即成，其法所制药膳特点是鲜香入味，如解暑酱包兔。

3. 滑炒 将食材与药材加工成丝、丁、片、条，用食盐、淀粉、蛋清调匀上浆后，放入武火热油，于锅里迅速划散翻炒，兑汁投料，急火速成。本法所制药膳特点是滑嫩香鲜，如杜仲腰花。

4. 干炒 又称干煸，将食材与药材经刀工切制后，再调味拌之（不用上浆），放入八成热的油锅中翻炒，待水气炒干微黄时，加入调料同炒，汁尽起锅。本法制作药膳的特点是干香脆嫩，如枸杞子肉丝。

（八）卤

药膳的卤法，是将经过初加工后的食材，先按一定的方式与药材相结合后，再放入卤汁中，用中火逐步加热烹制，使其渗透卤汁，直至成熟。本法所制药膳的特点是味厚气香。

（九）炸

药膳的炸法，是武火多油的烹调方法，一般用油量比要炸的原料多几倍。具体操作方法：将药材制成药液或打成细末，调糊裹食材再入油锅内加热至熟，要求用武火，油热，掌握火候适度，防止过热烧焦。本法所制药膳的特点是味香酥脆。根据药材与食材的特点分为清炸、干炸、软炸及酥炸。①清炸：将食材生料或半生熟料加酱油、绍酒、食盐、调料与药汁后，下入油锅炸的烹调方法。一般清炸的原料都不挂糊。本法所制的药膳特点是外脆里嫩，如山楂肉干。②干炸：将药材与食材生料加调料拌渍后，经过药糊挂糊再下入油锅中炸熟的烹调方法。本法所制药膳的特点是内外酥透，如解暑酱包兔。③软炸：一般是将无骨食材切成形状较小的块、片、条等形状，用调料、药粉调浆挂糊后，下到五六成热的温油锅里炸制的烹调方法。它的温度讲究，不宜过高过低，以免发生烧焦或脱浆的现象。炸时应避免黏连，炸到外表发硬时（七八成熟）用漏勺捞出，待油温升高后再炸一次。本法所制药膳特点是略脆鲜嫩，如软炸淮山兔。④酥炸：酥炸是将原料加工（煮、蒸熟烂）后，在外挂上蛋清与药粉调糊下油锅至深黄色发酥为止。本法所制药膳的特点是香脆肥嫩，如淮山肉麻元。

（十）烧

药膳的烧法，一般是先将食材经过煸、煎、炸的处理后，进行调味调色，然后再加入药材与汤或清水，用武火烧开，文火焖透，烧至汤汁稠浓，本法所制药膳的特点是汁稠味鲜，如参杞红熊掌。注意掌握好汤或清水适量，一次加足，避免烧干或汁多。

（十一）粥

药粥也是药膳的一个重要组成部分，《本草纲目》中就记载着常用的药粥50余种，《粥谱》中则有200多种。这些药粥都是按照药膳谱的要求，选用一定的中药材与米谷之物共同煮制而成的。对于疾病初愈，身体衰弱者是很好的调养剂，有的还能治疗或辅助治疗某些疾病。药粥的特点是吸收快，不伤脾胃，制法简易、服食方便，老少皆宜，长期服用使人滋补强壮，疗病抗衰，延年益寿。药粥的品种繁多，功效各异，煮粥的方法也不尽相同，归纳起来有下列两类：①药、米同煮：此法同前面药膳中的药、食共制相似，主要适用于药材可以食用，又宜于与米谷之物同锅煮制的药粥。药粥不仅具有确实的功效，而且还能够增添药粥的滋味与形色，如莲实粥、薏仁枣粥。②药、汁分制：具体制作方法有两种形式：一是提汁，先将药材提成浓汁，再同米谷之物同煮成粥。其法又分为“汁煮粥”与“粥掺汁”两种：汁煮，先将药材榨汁或提汁，再与米谷同煮成药粥，此法适用于药不宜食用或不宜与米谷同煮的药粥，如甘蔗粥、竹叶粥。粥掺汁，先将药材榨汁或提汁，待米谷已煮熟成粥之后，再将药汁掺入粥内调匀而成药粥。适用于药鲜嫩汁多的一类药粥，如生地黄粥。另一种是打粉，即将药材打成细粉，待粥煮熟后，撒下药粉，一边撒一边搅匀，粥稠即成。主要适用于药不宜久煮而又可以食用的一类药粥，如荜茇粥。

（十二）药膳饮料

药膳中的饮料，是以水或酒、糖等为原料制作成的含有药材有效成分与具有某种效用的液态食品。其中以水作溶剂的叫保健饮料，与以酒作溶剂的叫药酒，与茶叶相配的称为药茶。

1. 保健饮料　是以药材、水、糖为原料制作的水溶剂。它具有一定的保健治疗作用，同时又有退热解暑、清心润燥的作用。具体制作方法：先将药材择净，适当粉碎之后采用清水煎煮法或沸水冲泡法、蒸馏法制成药液，经澄清过滤后再加入冰糖调味分装制成，如金银花露、双花饮、五神汤等。

2. 药酒　是将药材用白酒浸制而成的澄清液体制剂，主要使药材之性借酒之力遍布到身体的各个部位，多用于风湿痹痛以及气滞血瘀证。具体制作方法：先将药材适当粉碎后加入白酒，用浸渍法、渗漉法或其他适宜的方法制备成酒剂，再经静置、澄清、过滤、分装而成。有的在澄清后加入冰糖或蜂蜜调味。目前药膳餐厅大都采用浸泡法，工业生产多采用渗滤法制取，如人参枸杞子酒、三蛇酒等。

3. 药茶　将药物与茶叶相配，置于容器内，冲以沸水，盖焖15分钟左右即可饮用；

或将药物煎煮滤汁后代茶饮；或将药物加工成细末，分袋包装，临饮时开水冲泡。特点是清香醒神，生津止渴，如枸杞子菊花茶。

第四节　药膳的成形与调味

药膳除了药用功效外，同时又作食用，是一种特殊的食品，因此在药膳的烹调过程中，还存在一个成形与调味的问题。这是烹调过程中必不可少的工序。药膳的功效再好，但无好的色、香、味、形来诱发用膳者的食欲，犹如明珠投暗，不识不知，就不能发挥应有的作用，这说明了食与欲的关系的重要性，绝不能轻视成形与调味。

一、药膳的成形

烹调前的基本形状：在药膳原料未进行烹调之前，就要首先构思这个药膳的初形，称为基本形。初加工时采用的工艺要为此奠定基础，尤其是刀法工艺的讲究最为重要，如是用全只或者是片、丝、丁、末、茸等形状，全鸡全鸭的开剖方式与鱼的剖法等，都是决定基本形状的关键。

烹调中的加工形状：烹调时，应考虑到药膳制成后形状，并有意识地向这一形状过渡，如全鸡的形状，应先在沸水中焯一下，注意掌握好火候，将鸡置于大盘内，头颈向上，腹部朝下而卧，两腿骨变曲撑在腹部两侧，还可以用筷子、竹签固定支撑，上笼屉蒸制，掌握好火候，出笼后将竹筷、竹签拆去即定型。炒菜中的片、丝、丁、条之类在烹调中火候的调节对形状也有较大的影响。片、丝的火候宜嫩些，丁与条则宜老些，如菊花肉片宜嫩些，枸杞子鸡则宜老些。在做蒸菜时，应把做面子的一面朝下放，待蒸好后翻转过来，面子则朝上。卤菜，在卤的过程中要做出要求的形状，其关键仍是火候，卤的时间不够，则不熟；卤的时间过长，则肉缩而骨现，鸡、鸭久卤则垮架。所以要掌握适度的火候。

烹调成膳的形状：在烹调完毕一个药膳之后，上席前还须进行整形，这是在前两项加工形状的基础上，再进行辅助整形。主要包括装盘、勾芡、上色、亮油、定型，如成膳之后盛装的器皿的形状、色泽尤为讲究，一般如片、丁宜用圆盘，丁、丝宜用条盘，装碗的，则需注意汤的多少与碗的美观。卤菜除整只出售外，一般还要斩成块，切成片、条的形状。蒸菜还应注意加汁的色泽与主食搭配协调，又如整盘菜的分零也涉及形美。

二、药膳的调味

调味分三个阶段，即初加工时药食本身的鲜味；加工中除去腥膻味与成形后辅助调味。在初加工时：要保证药材的洁净与食材的新鲜，对发臭腐烂变质的药食应禁用。这是保证药膳味美的关键。所以，在初加工时，应注意保持原料的鲜香气味。在药膳烹调中：对牛羊肉等有腥膻味的肉类，要加一些必要的调料，如姜、葱、花椒、胡椒粉等，以去腥膻味。在炖狗肉、鹿肉时，还可加啤酒同煮，以除腥膻。炒菜中的丝、丁、片、条在烹调中，也须加适当调料。药膳成形之后，还需进行必要的调味，这是因为药膳制作时，往往不能把调料加入同烹，以免减弱药膳的功效。

【练习题】

一、单选题

1. 采用（　）可减少药材、食材中的油脂，或过燥烈的性味，以避免引起呕吐，增强健脾益胃的作用。

A. 麸炒　　B. 米炒　　C. 盐炒　　D. 沙炒

2. 采用（　）可加强活血、理气、镇痛的作用。

A. 醋炙　　B. 蜜炙　　C. 酒炙　　D. 盐炙

3. 所用时间比炖的时间更长，一般都在 3 小时以上，烹制含胶质重的原料多适用的方法是（　）。

A. 煮　　B. 蒸　　C. 熬　　D. 焖

4. 对于疾病初愈，身体衰弱者的调养，治疗或辅助治疗某些疾病，应选用（　）。

A. 药膳饮料　　B. 药粥　　C. 药酒　　D. 药茶

二、多选题

药膳炮制的目的包括（　）。

A. 降低或消除药材毒副作用　　B. 矫味矫臭

C. 提高药材与食材的效用　　D. 转变药材与食材的性味

三、简答题

1. 简述药膳炮制的目的。

2. 举例说明：醋炙的做法、作用及应用。

3. 陈某，产后 20 天，哺乳期，伴有少气疲乏、面色苍白、便秘等症状，结合本章所学，为其制定一份药膳方案。

第四章
常用食材

【学习目标】

1 掌握　食物的功效。

2. 熟悉　食物的性味归经。

3. 了解　食物的基原、用法。

食物类原料包括粮食类、果品类、禽肉类、畜肉类、奶蛋类、水产类、蔬菜类、野菜类、食用菌类、调味品及其他佐料等，是中医药膳必不可少的重要原料。“五谷为养，五果为助，五畜为益，五菜为充，气味合而服之，以补精益气”（《素问·脏气法时论》），食物既是人体生存的需求，亦是促进人体健康的物质保证，其功效大致可以概括为：协调阴阳、调理气血、调整脏腑、祛邪除病。根据药食同源原理，食物在性能的表达、功效的归纳、药理及使用注意上与中药类似，可按性味、归经、功效、药理及使用注意等来指导应用。

第一节　粮食类

粮食类多为植物的种仁，中医常以“五谷”概称。对“五谷”解释古代有不同之意，《周礼·职方氏》曰“黍、稷、菽、麦、稻”;《素问·金匮真言论》中“五谷”指“麦、麻、稷、稻、豆”，现代认为“五谷”为谷物豆类粮食作物的总称。

谷物类主要是指粳米、糯米、小麦、荞麦、高粱、粟米、玉米等，是我国人民的主食，我国北方居民以小麦为主，南方以大米为主。谷物类在我国居民膳食构成比为49.7%，在食物供给中占有重要的地位，是人体热量和蛋白质的主要来源，供应人体50%～70%的热量，50%～55%的蛋白质，谷物类还富含碳水化合物，B族维生素，矿物质钙、磷、铁、铜等。谷物类大多数性平、味甘，具有益胃健脾扶助正气之功效；少数性偏寒（如荞麦）或偏温（如糯米、高粱）。

豆类品种繁多，根据其营养成分的含量，大致分为两类：一类是大豆类：黄大豆、黑大豆、绿豆等；另一类是其他豆类：豌豆、蚕豆、豇豆等。另大豆及其他豆类为原料生产的豆类食物称为豆制品，如豆腐等。大豆含有35%～40%蛋白质，是植物性食品中含蛋白质最多的食品，它们的必需氨基酸组成除含硫氨基酸略偏低外，其他与动物蛋白相似。氨基酸组成接近人体需要，具有较高的营养价值，故大豆蛋白为优质蛋白，且大豆蛋白富含谷物类蛋白质较为缺乏的赖氨酸，其含量是谷物类的2.5倍，是与谷类蛋白质互补的天然理想食品；其他豆类蛋白质含量虽低于大豆类，一般大豆含有较多的不饱和脂肪酸，有降低胆固醇和软化血管的作用，且含有丰富的卵磷脂，对增进和改善大脑功能有重要作用。大豆油是我国居民重要的食用油，其他豆类脂肪含量仅为1%左右。

多数豆类性平、味甘，具有补益气血、利水解毒之功效。

一、谷物类

粳米

【出处】《名医别录》。

【异名】白米，粳粟米，稻米，大米。

【基原】为禾本科植物粳稻的成熟去壳种仁。

【性味归经】味甘，性平。归脾、胃、肺经。

【功效】调中和胃，渗湿止泻，除烦。

【应用】用于脾胃气虚，食少，食欲差，心烦，口渴，腹泻。

【用法】宜制为粥、米饭、米糕等。

【使用注意】粳米营养丰富，并大多存在于谷皮中，故平时不宜多食细粮，以免由于谷皮丢失，而减少无机盐和维生素的摄入。此外，粥饭虽是补人之物，但是过量与偏食也不适宜。

糯米

【出处】《备急千金要方·食治》。

【异名】稻米，江米，元米。

【基原】为禾本科植物糯稻的成熟去壳种仁。

【性味归经】味甘，性温。归脾、胃、肺经。

【功效】补中益气，健脾止泻，缩尿，敛汗。

【应用】用于脾胃虚寒腹泻，口渴，尿多，气虚自汗；痘疮。

【用法】宜制为粥、粽、米糕等。

【使用注意】糯米糯性黏滞难化，故患者忌食。

小麦

【出处】《名医别录》。

【异名】淮小麦。

【基原】为乔本科植物小麦的种子。

【性味归经】味甘，性寒。归心、脾、肾经。

【功效应用】养心，益肾，除烦，止渴。

【应用】用于烦躁，口渴，腹泻，痈肿，外伤出血，烫伤。

【用法】多以面粉制成各种食品，如饼、馒头、饺子等。

【使用注意】本品性寒，脾胃虚寒者慎食。

荞麦

【出处】《备急千金要方・食治》。

【异名】花麦，花荞，甜荞，荞子，三角麦。

【基原】为蓼科植物荞麦的种子。

【性味归经】味甘、微酸，性寒。归脾、胃、大肠经。

【功效】健脾消积，下气宽肠，解毒敛疮。

【应用】用于胃肠积滞，腹泻，白浊带下，痈肿疮疡。

【用法】多用面粉制成各种食品。

【使用注意】本品性寒，脾胃虚寒者慎食。

高粱

【出处】《本草纲目》。

【异名】藋粱，蜀黍，蜀秫，芦粟，黍，秫米。

【基原】为禾本科植物高粱的种仁。

【性味归经】味甘、涩，性温。归脾、胃、肺经。

【功效】健脾止泻，化痰安神。

【应用】用于脾虚腹泻，消化不良，痰湿咳嗽，失眠多梦。

【用法】宜煮粥或煮饭。

粟米

【出处】《名医别录》。

【异名】白粱粟，粢米，粟谷，小米，籼粟。

【基原】为禾本科植物粱或粟的成熟种仁。

【性味归经】味甘、咸，性凉；陈粟米：味苦，性寒。归肾、脾、胃经。

【功效】和中，益肾，除热，解毒。

【应用】用于脾胃虚弱，腹胀，反胃呕吐，打嗝，口渴，尿多，烦热，腹泻，烫伤。

【用法】宜制粥、米饭等。

【使用注意】不宜去净糠皮。

玉米

【出处】《本草纲目》。

【异名】玉高粱，玉蜀黍，玉麦，珍珠米，苞米。

【基原】为禾本科植物玉米属玉蜀黍的种仁。

【性味归经】味甘，性平。归胃、大肠经

【功效】调中开胃，利尿消肿。

【应用】用于食欲不振，小便不利，水肿。

【用法】宜制成食品或提取油。

番薯

【出处】《本草纲目》。

【异名】朱薯，甘薯，红山药，红薯，甜薯。

【基原】为旋花科植物番薯的块根。

【性味归经】味甘，性平。归脾、肾经。

【功效】补中和血，益气生津，宽肠胃，通便。

【应用】用于脾虚水肿，湿热黄疸，便秘。

【用法】宜烤、蒸或煮食。

【使用注意】生芽禁食；消化不良、胃酸过多者慎食。

马铃薯

【出处】《广西药用植物名录》。

【异名】山药蛋，洋番薯，土豆，洋芋，薯仔。

【基原】为茄科植物马铃薯的块茎。

【性味归经】味甘，性平。归胃、大肠经。

【功效】益气健脾，调中和胃，消肿解毒。

【应用】用于脾胃虚寒，疮毒痈肿，烫伤。

【用法】宜煮、炖或炒食。

【使用注意】生芽马铃薯禁食。

二、豆类及豆制品

黄大豆

【出处】《食鉴本草》。

【异名】黄豆，大豆。

【基原】为豆科植物大豆的黄色种仁。

【性味归经】味甘，性平。归脾、胃、大肠经。

【功效应用】健脾利水，宽中导滞，解毒消肿。

【应用】用于脾虚水肿，腹胀纳呆，疮痈肿毒。

【用法】宜煮、炖，或制成豆制品。

【使用注意】炒食不宜消化，易引起腹胀，胃病患者慎用。

黑大豆

【出处】《本草图经》。

【异名】大豆，乌豆，黑豆，菽，冬豆子。

【基原】为豆科植物大豆的黑色种仁。

【性味归经】味甘，性平。归脾、肾经。

【功效】健脾益肾，活血利水，祛风解毒。

【应用】用于肾虚腰痛、耳聋、遗尿、水肿胀满，黄疸浮肿，风湿痹痛，痈肿疮毒。

【用法】宜煮、炖，或制成豆制品。

【使用注意】不宜炒食，慎与鱼共食。

绿豆

【出处】《开宝本草》。

【异名】青小豆。

【基原】为豆科植物绿豆的成熟种子。

【性味归经】味甘，性寒。归心、肝、胃经。

【功效】清热，消暑，利水，解毒。

【应用】用于暑热烦渴，头痛目赤，风热感冒，疮疡痈肿。

【用法】宜煮粥或制成各种食品。

【使用注意】服药期间不宜食绿豆制品。

绿豆芽

【出处】《本草纲目》。

【异名】豆芽菜。

【基原】为豆科植物绿豆的种子经浸泡后发出的嫩芽。

【性味归经】味甘，性凉。归心、胃经。

【功效】清热消暑，解毒利尿。

【应用】用于暑热烦渴，小便不利，目翳，便秘，坏血病。

【用法】宜煎汤。

【使用注意】脾胃虚寒者不宜久食。

豌豆

【出处】《绍兴本草》。

【异名】荜豆，寒豆，麦豆，雪豆，兰豆。

【基原】为豆科豌豆属一年生草本植物豌豆的种仁。

【性味归经】味甘，性平。归脾、胃经。

【功效】和中下气，通乳利水，解毒。

【应用】用于脾胃不适，恶心呕吐，脚气水肿，少乳，疮痈等。

【用法】宜炒菜或制成饭。

【使用注意】气滞便结者禁食。

蚕豆

【出处】《救荒本草》。

【异名】佛豆，胡豆，南豆，罗汉豆。

【基原】为豆科植物蚕豆的种仁。

【性味归经】味甘、微辛，性平。归脾、胃经。

【功效】健脾利水，解毒消肿。

【应用】用于脾虚腹泻，水肿，疮毒等。

【用法】宜炒熟食用。

【使用注意】老蚕豆多食易腹胀，需煮烂食用。少数人食入蚕豆后，可发生急性溶血性贫血（蚕豆黄病）。

豇豆

【出处】《救荒本草》。

【异名】羊角，豆角，角豆，腰豆，裙带豆。

【基原】为豆科植物豇豆的种仁。

【性味归经】味甘、咸，性平。归脾、肾经。

【功效】健脾利湿，补肾涩精。

【应用】用于脾胃虚弱，消渴，腹泻，肾精亏虚之遗精、白带、白浊、尿频等。

【用法】宜煮烂食用。

【使用注意】气滞便结者禁食。

豆腐

【出处】《本草图经》。

【异名】寒浆，菽乳，豆乳，脂酥，豆脯。

【基原】为豆科植物大豆的种仁加工成品。

【性味归经】味甘，性凉。归脾、胃、大肠经。

【功效】泻火解毒，生津润燥，和中益气。豆腐渣（为制豆腐时，滤去浆汁后所剩下的渣）：解毒消肿，止血。

【应用】用于肺热咳嗽，口渴，尿多，目赤肿痛，脾虚腹胀等。

【用法】宜制成粥、炒食食用。

【使用注意】疔疮病患者忌食。

第二节　果品类

果品类包括水果和干果，其中，含水分较多的植物果实为水果，如梨、桃、柿子等。外有硬壳而水分含量较少者为干果，如花生、核桃、栗子等。另外，晒干了的水果（如葡萄干）也为干果或称果干。

关于果品的药用，李时珍谓："木实曰果草实曰蓏（音裸，古书上指瓜类果实），熟则可食，干则可脯，丰俭可以济时，疾苦可以备药。"《神农本草经》亦收载食用果品类如葡萄、龙眼等数种;《五十二病方》中也有大枣、李实、杏核仁等药用的记载。这些都证明果品类食物在医疗中占有非常重要的地位。

水果多质柔而润，富含液汁，多具有补虚、养阴、生津、除烦、消食开胃、醒酒、润肠通便等作用，适用于病后体虚、津伤烦渴、食欲不振、肠燥便秘等证。但果品类食物有寒温之别，寒性疾病不宜食用寒凉性的果品，热性疾病不宜食用温性果品。

果品类含有丰富的碳水化合物、维生素、有机酸及无机盐等人体必需的营养物质，而蛋白质和脂类的含量却很低。水果中的糖类、有机酸、芳香物质、色素和膳食纤维等成分，使它们具有良好的感官性质，对增进食欲、促进消化、维持肠道正常功能、丰富膳食的多样化具有重要意义。经常适量食用果品还可增强人的力量和耐力，调节体液酸碱平衡。果品中含有较多的保健功能成分，如多酚类、黄酮类、三萜类、多糖类、挥发油类、生物碱类、甾醇类、蒽醌类等，能防治高血压、动脉粥样硬化、冠心病、糖尿病、癌症、痛风、炎症、便秘等多种疾病。

一、鲜果类

梨

【出处】《名医别录》。

【异名】快果，果宗，玉乳，蜜父，甘棠，杜梨。

【基原】为蔷薇科梨属植物白梨、沙梨、秋子梨等的果实。

【性味归经】味甘、微酸，性凉。归肺、胃经。

【功效】止咳化痰，清热降火，清心除烦，润肺生津，解酒。

【应用】用于肺燥咳嗽，热病津伤烦渴，口渴，尿多，惊狂，打嗝，目赤肿痛，烫火伤等。

【用法】生食、榨汁或制成果脯。

【使用注意】脾胃虚寒者应慎食。

桃

【出处】《日用本草》。

【异名】桃实。

【基原】为蔷薇科桃属植物桃或山桃的果实。

【性味归经】味甘、酸，性温。归肺、大肠经。

【功效】生津润肠，活血消积，益气血，润肤色。

【应用】用于口干口渴，肠燥便秘，病理性闭经，腹硬等。

【用法】生食、做酱，或做桃脯。

【使用注意】多食宜使人腹胀并易生痈疖。

柿子

【出处】《滇南本草图说》。

【异名】米果，猴枣。

【基原】为柿科柿树属植物柿的果实。

【性味归经】鲜柿：味甘、涩，性凉。柿饼：味甘、平，性微温。柿霜：味甘，性凉。

归心、肺、大肠经。

【功效】鲜柿：清热润肺，生津止渴，解毒；柿饼：健脾，涩肠，消宿血，生津润燥，美白；柿霜：润肺止咳，生津利咽，止血。

【应用】用于咳嗽，咯血，热渴，便血等。

【用法】宜生食或作柿饼食用。

【使用注意】鲜品宜温水浸泡至涩味消失后食用。

杏子

【出处】《本草图经》。

【异名】杏实。

【基原】为蔷薇科杏属植物杏、山杏等的果实。

【性味归经】味酸、甘，性温。归肺、心经。

【功效】润肺定喘，生津止渴。

【应用】用于肺燥咳嗽，口干口渴，大便干结，口疮等。

【用法】生食或作杏脯食用。

【使用注意】胃酸过多者慎食。

枇杷

【出处】《名医别录》。

【异名】金丸，琵琶果。

【基原】为蔷薇科枇杷属植物枇杷的果实。

【性味归经】味甘、酸，性凉。归肺、脾经。

【功效】润肺止咳，生津止渴，和胃降逆。

【应用】用于肺燥咳嗽，呕吐，烦躁，口渴，食欲差等。

【用法】鲜品生食，或制脯食用。

【使用注意】脾胃虚寒者不宜多食。

石榴

【出处】《本草拾遗》。

【异名】安石榴，金樱，丹若。

【基原】为石榴科石榴属植物石榴的果实。

【性味归经】味甘、酸、涩，性温。归脾、肺经。

【功效】镇咳消痰，涩肠止泻，止血。

【应用】用于口燥咽干，烦躁，口渴，久泻，便血，妇女产后崩漏等。

【用法】宜生食、榨汁饮。

【使用注意】多食易伤肺，生痰，损齿。

青梅

【出处】《宝庆本草折衷》。

【异名】梅实，梅子，生梅子。

【基原】为蔷薇科李属植物梅的未成熟果实。

【性味归经】味酸，性平。归肺、胃、大肠经。

【功效】生津利咽，涩肠止泻，利筋脉。

【应用】用于咽喉肿痛，口干口渴，腹泻等。

【用法】鲜品多生食，可制成梅干、梅脯食。

【使用注意】多食易生痰、损齿。

橘

【出处】《神农本草经》。

【异名】黄橘，橘子。

【基原】为芸香科柑橘属植物橘及其栽培变种的成熟果实。

【性味归经】味甘、酸，性平。归肺、胃经。

【功效】生津润肺，理气化痰，开胃醒酒；橘饼：止嗽，止痢，疏肝解郁。

【应用】用于口渴，尿多，呕吐，胸膈胀满，腹泻，咳嗽痰多等。

【用法】鲜品宜生食或榨汁饮，亦可作橘饼食用。

【使用注意】风寒咳嗽及有痰饮者不宜食。

葡萄

【出处】《神农本草经》。

【异名】蒲陶，草龙珠，菩提子，琐琐葡萄。

【基原】为葡萄科葡萄属植物葡萄的果实。

【性味归经】味甘、酸，性平。归肺、脾、肾经。

【功效】益气补血，强壮筋骨，软坚散寒，补肝利胆，通利小便。

【应用】用于气血虚弱，肺虚咳嗽，心慌，盗汗，烦渴，风湿痹痛，水肿等。

【用法】宜鲜品生食，或晒为葡萄干食用，或制酒。

【使用注意】不宜多食。

苹果

【出处】《滇南本草》。

【异名】柰子，超凡子，天然子。

【基原】为蔷薇科苹果属植物苹果的果实。

【性味归经】味甘、酸，性凉。归脾、胃、心经。

【功效】益胃生津，健脾止泻，止渴，除烦醒酒。

【应用】用于口干口渴，脾虚腹泻，食后腹胀，饮酒过度等。

【用法】宜生食、做酱或制成苹果脯。

【使用注意】阳气不足者应少食或加温后食用。

樱桃

【出处】《吴普本草》。

【异名】莺桃，含桃，朱桃，樱珠，山朱樱，朱果。

【基原】为蔷薇科樱属植物樱桃的果实。

【性味归经】味甘、酸，性温。归脾、肾经。

【功效】调中补气，益肾健脾，生津止渴，祛风湿，止泻。

【应用】用于脾虚腹泻，肾虚遗精，腰腿疼痛，四肢麻木，瘫痪等。

【用法】多生食，或制酒。

【使用注意】本品性温，发热者慎食。

香蕉

【出处】《本草纲目拾遗》。

【异名】甘蕉，蕉子，蕉果。

【基原】为芭蕉科芭蕉属植物香蕉和大蕉的果实。

【性味归经】味甘，性寒。归脾、胃、大肠经。

【功效】清热解毒，润肺滑肠

【应用】用于热病烦躁，口渴，肺燥咳嗽，便秘，痔疮等。

【用法】鲜品宜生食或制成香蕉干食用。

【使用注意】进食过多，会导致胃肠功能障碍。

草莓

【出处】《台湾药用植物志》。

【异名】荷兰草莓，凤梨草莓。

【基原】为蔷薇科草莓属植物草莓的果实。

【性味归经】味甘、微酸，性凉。归脾、胃经。

【功效】润肺生津止咳，祛暑解热，健脾和胃，利尿消肿。

【应用】用于食欲不振，消化不良，咽喉不利等。

【用法】宜鲜品生食，或制酱食用。

【使用注意】脾胃虚寒者慎食。

菠萝

【出处】《岭南杂记》。

【异名】番梨，露兜子，地菠萝，草菠萝，凤梨。

【基原】为凤梨科凤梨属植物菠萝的果实。

【性味归经】味甘、微酸，性平。归胃、肾经。

【功效】健胃消食，补脾止泻，祛暑解渴，醒酒益气。

【应用】用于烦躁，口渴，消化不良，单纯性腹泻等。

【用法】宜生食或榨汁饮用。

【使用注意】胃酸过多者宜少食。

柠檬

【出处】《岭南采药录》。

【异名】宜母果，宜母子，黎檬子，里木子，黎檬干，柠果。

【基原】为芸香科柑橘属植物黎檬或柠檬的果实。

【性味归经】味甘、酸，性凉。归胃、肺经。

【功效】生津止渴，祛暑，和胃安胎，消食化痰。

【应用】用于胃热伤津，肺燥咳嗽，中暑烦渴，食欲不振，脘腹痞胀，妊娠呕吐等。

【用法】鲜品宜榨汁食用。

【使用注意】胃酸过多者宜少食。

椰子

【出处】《海药本草》。

【异名】越头王，耶栗，胥耶。

【基原】为棕榈科椰子属植物椰子的种子。

【性味归经】种子：味微甘，性平；瓤：味甘，性平；浆：味甘，性凉。归心、脾经。

【功效】种子：补脾益肾，催乳；瓤：益气健脾，杀虫，消疳；浆：生津，利尿，止血；壳：祛风，止痛，利湿，止痒。

【应用】用于脾虚水肿，腰膝酸软，产妇乳汁缺少等。

【用法】鲜椰子汁多饮服。

【使用注意】脾胃虚寒者勿多食。

甘蔗

【出处】《名医别录》。

【异名】蔗，干蔗，竿蔗，糖梗，薯蔗。

【基原】为禾本科甘蔗属植物甘蔗的茎秆。

【性味归经】味甘，性寒。归肺、脾、胃经。

【功效】清热生津，润燥下气，解毒醒酒。

【应用】用于烦热，消渴，呕吐反胃，干咳，大便燥结，痈疽疮肿等。

【用法】鲜品宜生服或捣汁饮。

【使用注意】脾胃虚寒者慎服，发霉变质的甘蔗禁食。

荔枝

【出处】《食疗本草》。

【异名】离支，荔支，离枝，丹荔，火山荔，丽枝。

【基原】为无患子科荔枝属植物荔枝的假种皮或果实。

【性味归经】味甘、酸，性温。归肝、脾经。

【功效】养血健脾，行气消肿。

【应用】用于病后体虚，口干口渴，脾虚腹泻，呕吐，打嗝，食少，瘰疬，疔肿，外伤出血等。

【用法】鲜品宜生食，干品可煎汤。

【使用注意】阳气盛者不宜多食。

芒果

【出处】《岭南采药录》。

【异名】马蒙，抹猛果，莽果，望果，蜜望，蜜望子。

【基原】为漆树科杧果属植物芒果的果实。

【性味归经】味甘、酸，性微寒。归肺、胃经。

【功效】益胃生津，止呕，止咳。

【应用】用于口渴，呕吐，食少，咳嗽等。

【用法】鲜品宜生服或捣汁饮。

【使用注意】胃酸过多者宜少食。

甜瓜

【出处】《开宝本草》。

【异名】梨瓜，甘瓜，果瓜，香瓜，熟瓜。

【基原】为葫芦科香瓜属植物甜瓜的果实。

【性味归经】味甘，性寒。归心、胃经。

【功效】清暑热，解烦渴，利小便；瓜子：化瘀散结，生津润燥，驱虫等。

【应用】用于暑热烦渴，下痢腹痛等。

【用法】鲜品宜生服。

【使用注意】脾胃虚寒者勿多食。

西瓜

【出处】《日用本草》。

【异名】寒瓜。

【基原】为葫芦科西瓜属植物西瓜的果瓤。

【性味归经】味甘，性寒。归心、胃、膀胱经。

【功效】清热解暑，除烦止渴，利小便。

【应用】用于暑热烦渴，热盛津伤，小便不利，喉痹，口疮等。

【用法】鲜品宜生服或捣汁饮。

【使用注意】脾胃虚寒者勿多食。

中华猕猴桃

【出处】《开宝本草》。

【异名】藤梨，木子，猕猴梨，羊桃，阳桃，猴仔梨。

【基原】为猕猴桃科猕猴桃属植物猕猴桃的果实。

【性味归经】味酸、甘，性寒。归胃、肝、肾经。

【功效】清热除烦，生津止渴，润燥，调理中气，通淋。

【应用】用于烦热，口渴，尿多，消化不良，石淋，痔疮等。

【用法】宜生食，榨汁或做酱食用。

【使用注意】脾胃虚寒者勿多食。

柚

【出处】《本草经集注》。

【异名】雷柚，柚子，胡柑。

【基原】为芸香科柑橘属植物柚的果实。

【性味归经】味甘、酸，性寒。归肺、脾、胃经。

【功效】消食和胃，健脾，止咳，解酒。

【应用】用于饮食积滞，食欲不振，醉酒，咳嗽咯痰等。

【用法】宜生食，榨汁或做酱食用。

【使用注意】脾胃虚寒者勿多食。

二、干果类

大枣

【出处】《神农本草经》。

【异名】干枣，红枣，美枣，胶枣。

【基原】为鼠科植物枣的成熟果实。

【性味归经】味甘，性温。归脾、胃经。

【功效】补脾胃，益气血，安心神，调营卫，和药性。

【应用】用于脾虚腹胀，心慌，失眠多梦等。

【用法】鲜品多生食，干品多煎汤、煮粥食用。

【使用注意】凡湿盛、痰凝、气滞者应慎用或禁食。

落花生

【出处】《滇南本草图说》。

【异名】花生，落花参，长生果，落地生，及地果。

【基原】为豆科落花生属植物落花生的成熟种子。

【性味归经】味甘，性平。归脾、肺经。

【功效】健脾养胃，润肺化痰。

【应用】用于脾虚反胃，乳妇奶少，脚气，肺燥咳嗽，大便燥结等。

【用法】可生食、煮炖、炒食，或制酱等食用。

【使用注意】体寒湿滞及肠胃便泻者不宜服。霉花生有致癌作用，不宜食。

胡桃仁

【出处】《本草纲目》。

【异名】核桃仁，胡桃肉。

【基原】为胡桃科核桃属植物胡桃的种仁。

【性味归经】味甘、涩，性温。归肾、肝、肺经。

【功效】补肾益精，温肺定喘，润肠通便。

【应用】用于腰痛，下肢软弱无力，尿频，遗尿，阳痿，遗精，久咳喘促，肠燥便秘，石淋及疮疡瘰疬等。

【用法】宜生食，或炒食、煎汤。

【使用注意】素有火热或便溏者禁食。

海松子

【出处】《开宝本草》。

【异名】松子，松子仁，新罗松子。

【基原】为松科松属植物红松的种子。

【性味归经】味甘，性微温。归肝、肺、大肠经。

【功效】润燥，养血，祛风。

【应用】用于肺燥干咳，便秘，眩晕，骨节疼痛，风痹等。

【用法】多炒食或煎汤。

【使用注意】便溏、滑精及痰饮者慎用。

栗子

【出处】《备急千金要方·食治》。

【异名】板栗，栗实，栗果，大栗，毛板栗，风栗。

【基原】为壳斗科栗属植物板栗的种仁。

【性味归经】味甘、微咸，性平。归脾、肾经。

【功效】益气健脾，补肾强筋，活血消肿，止血。

【应用】用于脾虚泄泻，反胃呕吐，脚膝酸软，跌打肿痛，瘰疬，吐血，衄血，便血等。

【用法】可炒熟食，或煮粥食用。

【使用注意】凡食积气滞者不宜多食。

南瓜子

【出处】《本草纲目》。

【异名】南瓜仁，白瓜子，金瓜米，窝瓜子，倭瓜子。

【基原】为葫芦科南瓜属植物南瓜的种子。

【性味归经】味甘，性平。归大肠经。

【功效】杀虫，下乳，消肿。

【应用】用于绦虫、蛔虫、血吸虫、钩虫、蛲虫病，产后缺乳，产后四肢浮肿，百日咳，痔疮等。

【用法】可炒熟食，或煮粥食用。

【使用注意】凡食积气滞者不宜多食。

第三节　禽肉类

“禽”为鸟类的通称。凡人工饲养或野生鸟类食物，称为禽肉类。《本草纲目》中收载禽类食物约有 80 种，是人类生存不可缺少的食物。常食用的有鸡、鸭、鹅、鹌鹑、鸽、雀等的肌肉、内脏及其制品。

禽肉类食品性味甘平的较多，其次为甘温。甘平益气，甘温助阳，甘淡渗湿通利。

禽肉的营养价值与畜肉相似，只是禽肉的脂肪含量相对较少，但所含不饱和脂肪酸较多，20%左右为亚油酸，且熔点低，易于消化吸收。禽肉蛋白质含量较高，氨基酸组成接近人体需要，尤其是鸡肉中的赖氨酸含量比猪肉高 10%以上，对于以谷类为主食的人群而言，是一种补充赖氨酸极好的天然食物。禽肉细嫩易消化，含氮浸出物多，加工烹调后汤味较畜肉鲜美，对体弱年老者、心血管疾病患者及儿童尤为适宜。

鸡肉

【出处】《神农本草经》。

【异名】丹雉鸡，烛夜。

【基原】为雉科雉属动物家鸡的肉。

【性味归经】味甘，性温。归脾、胃经。

【功效】温中益气，补精填髓。

【应用】用于虚劳消瘦，病后体虚，食欲差，反胃，泻痢，消渴，水肿，小便频数，崩漏，带下，产后乳少等。

【用法】宜炖汤或烧制、炒食。

【使用注意】凡实证、邪毒未清者不宜食。

鸡肝

【出处】《名医别录》。

【异名】鸡肝脏。

【性味归经】味甘、苦，性温。归肝、肾、脾经。

【基原】为雉科雉属动物家鸡的肝脏。

【功效】补肝益肾，养血明目，消疳杀虫。

【应用】用于肝虚目暗，目翳，夜盲，小儿疳积，妊娠胎漏，小儿遗尿，妇人阴蚀等。

【用法】宜烧制、炒食。

【使用注意】凡实证、邪毒未清者不宜食。

乌骨鸡

【出处】《本草纲目》。

【异名】乌鸡，药鸡，武山鸡，黑脚鸡，绒毛鸡，竹丝鸡。

【基原】为雉科雉属动物乌骨鸡去羽毛及内脏的全体。

【性味归经】味甘，性平。归肝、肾、肺经。

【功效】补肝益肾，补气养血，退虚热。

【应用】用于虚劳羸瘦，骨蒸痨热，消渴，精，滑精，久泻，久痢，崩中，带下等。

【用法】宜炖汤或烧制。

【使用注意】凡实证、邪毒未清者不宜食。

雀

【出处】《名医别录》。

【异名】家雀，瓦雀，宾雀，麻禾雀。

【基原】为文鸟科麻雀属动物麻雀的肉或全体。

【性味归经】味甘，性温。归肾、肺、膀胱经。

【功效】补肾壮阳，固涩益精。

【应用】用于肾虚阳痿，早泄，遗精，腰膝酸软，疝气，小便频数，体虚久咳，崩漏，带下，痈毒等。

【用法】宜炖汤或烧制。

【使用注意】阴虚火旺者忌服。

白鸭肉

【出处】《名医别录》。

【异名】鹜肉。

【基原】为鸭科鸭属动物家鸭的肉。

【性味归经】味甘、微咸，性平。归肺、脾、肾经。

【功效】补气益阴，利水消肿

【应用】用于虚劳骨蒸，咳嗽，水肿等。

【用法】宜炖汤或烧制、炒食。

【使用注意】本品冷利，外感初起或便溏、腹泻者不宜。

鹅肉

【出处】《名医别录》。

【异名】家雁，舒雁。

【基原】为鸭科雁属动物家鹅的肉。

【性味归经】味甘，性平。归脾、肝、肺经。

【功效】益气补虚，和胃止渴。

【应用】用于虚羸，消渴，乏力，气短，纳少，腰膝酸痛等。

【用法】多炖汤或做烧鸭。

【使用注意】补益及消渴以白鹅为佳；湿热内蕴者禁食。

鸽肉

【出处】《嘉祐本草》。

【异名】鹁鸽，飞奴。

【基原】为鸠鸽科鸽属动物原鸽、家鸽、岩鸽的肉。

【性味归经】味咸，性平。归肺、肝、肾经。

【功效】滋肾补气，解毒祛风，调经止痛。

【应用】用于阴虚所致的消渴多饮，妇女月经量少、闭经，久疟，恶疮等。

【用法】宜炖汤或作烧鸽。

【使用注意】不宜多饮食。

鹌鹑

【出处】《食经》。

【异名】鹑，罗鹑，赤喉鹑，红面鹌鹑。

【基原】为雉科鹌鹑属动物鹌鹑的肉或去羽毛及内脏的全体。

【性味归经】味甘，性平。归大肠、心、肝、肺、肾经。

【功效】补益中气，强壮筋骨，止泻痢。

【应用】用于脾虚泻痢，小儿疳积，风湿痹，百日咳等。

【用法】多炖汤或烧制。

【使用注意】当外感、痰热未清时不食。

燕窝

【出处】《本经逢原》。

【异名】燕窝菜，燕蔬菜，燕菜，燕根。

【基原】为雨燕科金丝燕属动物金丝燕的唾液与绒羽等混合凝结所筑成的巢窝。

【性味归经】味甘，性平。归肺、胃、肾经。

【功效】养阴润肺，益气补中。

【应用】用于久病虚损，肺痨咳嗽，痰喘，咯血，吐血，久痢，久疟，噎膈反胃，体弱遗精，小便频数等。

【用法】宜炖汤。

【使用注意】凡实证、邪毒未清者不宜食。

第四节　畜肉类

畜肉类是人工饲养的牲畜动物及野生兽类动物的肉及脏器。在我国大多数人以食猪肉为主，一些少数民族地区则以牛或羊肉为主。

畜肉性味以甘咸、温为多。甘能补，助阳益气；咸入血分、阴分，可益阴血；温以祛寒。因此畜肉营养价值较高，阴阳气血俱补。适用于先天后天不足或诸虚百损之人。脾虚、脾湿畜肉类蛋白质为完全蛋白质，含有充足的人体必需氨基酸，而且在种类和比例上接近人体之人慎食。

畜肉类蛋白质为完全蛋白质，含有充足的人体必需氨基酸，而且种类和比例上接近人体需要，易消化吸收，所以蛋白质营养价值很高，为利用率高的优质蛋白质。但存在于结缔组织中的间质蛋白，蛋白质的利用率低。畜肉的脂肪和胆固醇含量较高，脂肪主要由饱和脂肪酸组成，食用过多易引起肥胖和高脂血症等疾病。牲畜的内脏所含矿物质、微量元素和维生素比肉类多，如猪肝富含维生素 A、维生素 B_2 及较为丰富的铁和铜，因此是治疗夜盲症、预防维生素 A 缺乏和防治缺铁性贫血的良好食物。但内脏中脂肪和胆固醇较高，尤其是猪脑等，日常膳食不宜过多摄入。

牛肉

【出处】《名医别录》。

【异名】水牛肉，黄牛肉。

【基原】牛科动物黄牛或水牛的肉。

【性味归经】水牛肉：味甘，性凉；黄牛肉：味甘，性温。归脾、胃经。

【功效】补脾胃，益气血，强筋骨。

【应用】用于虚损羸瘦，消渴，脾虚不运，鼓胀，水肿，腰膝酸软等。

【用法】宜炒、炖、煮或烧制食用。

牛肚

【出处】《食疗本草》。

【异名】牛百叶，毛肚。

【基原】牛科动物黄牛或水牛的胃。

【性味归经】味甘，性温。归脾、胃经。

【功效】补虚羸，健脾胃。

【应用】用于病后虚羸，气血不足，消化不良，食少，便溏，气短乏力等。

【用法】宜炒、炖、煮或烧制食用。

牛鞭

【出处】《中国动物药志》。

【异名】牛冲。

【基原】牛科动物黄牛或水牛雄牛的外生殖器。

【性味归经】味甘、咸，性温。归肝、肾经。

【功效】补肾壮阳，固元益精，散寒止痛。

【应用】用于腰膝酸痛，虚损劳伤，阳痿，耳鸣耳聋，体倦乏力等。

【用法】宜炒、炖、煮或烧制食用。

猪肉

【出处】《本草经集注》。

【异名】豕肉，豚肉，彘肉，豨肉。

【基原】为猪科动物猪的肉。

【性味归经】味甘、咸，性微寒。归脾、胃、肾经。

【功效】补肾滋阴，益气养血，消肿。

【应用】用于脾胃虚弱，消渴，羸瘦，燥咳，便秘，缺乳等。

【用法】宜炒、炖、煮或烧制食用。

【使用注意】本品滋腻，外感疾病、湿热内蕴或身体肥胖慎食。

猪心

【出处】《名医别录》。

【异名】豕心，豚心，彘心，豨心。

【基原】为猪科动物猪的心脏。

【性味归经】味甘、咸，性平。归心经。

【功效】补血养心，安神镇惊。

【应用】用于失眠多梦，精神恍惚，心血不足，心虚多汗，自汗，惊悸怔忡，精神分裂，癫痫，癔症等。

【用法】宜炒、炖、煮或烧制食用。

【使用注意】不与吴茱萸合食。

猪肝

【出处】《备急千金要方·食治》。

【异名】豕肝，豚肝，彘肝，豨肝。

【基原】为猪科动物猪的肝脏。

【性味归经】味甘、苦，性温。归脾、胃、肝经。

【功效】养肝明目，补气健脾。

【应用】用于面色萎黄，缺铁性贫血，视物模糊不清，雀目，眼睛干燥，小儿疳积，四肢浮肿，久痢脱肛，带下等。

【用法】宜炒、炖、煮或烧制食用。

猪肺

【出处】《备急千金要方食治》。

【异名】豕肺，豚肺，彘肺，豨肺。

【基原】为猪科动物猪的肺脏。

【性味归经】味甘，性平。归肺经。

【功效】补肺止咳，止血。

【应用】用于肺虚咳嗽，气喘，咯血，吐血等。

【用法】宜炒、炖、煮或烧制食用。

猪肾

【出处】《名医别录》。

【异名】猪腰子。

【基原】为猪科动物猪的肾脏。

【性味归经】味咸，性平。归肾经。

【功效】补肾益阴，利水。

【应用】用于老人久患耳聋，胎前腰痛难忍，久咳不瘥，产后褥劳，虚羸喘乏，乍寒乍热，病如疟状，卒肿满，身面皆浮肿等。

【用法】宜炒、炖、煮或烧制食用。

猪肚

【出处】《本草经集注》。

【异名】猪胃。

【基原】为猪科动物猪的胃。

【性味归经】味甘，性温。归脾、胃经。

【功效】补虚损，健脾胃。

【应用】用于咳嗽，心下痛，腹泻，鼓胀，水肿等。

【用法】宜炒、炖、煮或烧制食用。

猪蹄

【出处】《备急千金要方·食治》。

【异名】猪四足。

【基原】为猪科动物猪的脚。

【性味归经】味甘、咸，性平。归胃经。

【功效】补气血，润肌肤，通乳汁，托疮毒。

【应用】用于缺乳，诸痈疽发背，出血等。

【用法】宜炒、炖、煮或烧制食用。

羊肉

【出处】《本草经集注》。

【异名】羖肉，羝肉，羯肉。

【基原】为牛科动物山羊或绵羊的肉。

【性味归经】味甘，性热。归脾、胃、肾经。

【功效】健脾温中，补肾壮阳，益气养血。

【应用】用于虚劳羸瘦，腰膝酸软，产后虚寒腹痛，寒疝等。

【用法】宜炒、炖、煮或烧制食用。

【使用注意】凡外感时邪或内有宿热者忌服。

羊骨

【出处】《名医别录》。

【异名】羖骨，羝骨，羯骨。

【基原】为牛科动物山羊或绵羊的骨骼。

【性味归经】味甘，性温。归肾经。

【功效】补肾强筋骨，止血。

【应用】用于虚劳羸，耳聋齿摇，腰膝酸软，筋骨挛痛，白浊膏淋，月经过多，鼻衄等。

【用法】宜炖、煮食用。

兔肉

【出处】《名医别录》。

【异名】东北兔又名草兔，山兔，黑兔子，山跳子；蒙古兔又名草原兔，跳猫；华南兔文名短耳兔，粗毛兔，硬毛兔。

【基原】为兔科动物兔的肉。

【性味归经】味甘，性寒。归脾、肝、大肠经。

【功效】健脾补中，凉血解毒。

【应用】用于体倦乏力，虚热，胃热消渴，反胃肠热便秘，肠风便血，湿热痹证，肌肤干燥，丹毒等。

【用法】宜炒、炖、煮或烧制食用。

【使用注意】脾胃虚寒者禁用。

第五节　奶蛋类

奶蛋类是指奶类食品和蛋类食品的总称。此类食品营养丰富，含有最优良的蛋白质，易消化吸收，尤其对婴幼儿生长有重要作用。

奶类是指哺乳动物的乳汁，是一种营养成分齐全、比例适宜、易消化吸收、营养价值高的天然食物。奶类食物主要提供优质蛋白质、维生素 A、维生素 B 族（尤其是维生素 B_2）和钙，生活中经常食用的是牛奶和羊奶。牛奶性味甘平，为平补的甘润之品；羊奶性味甘温，为温补之品，作用与牛奶类似，更适合虚寒体质之人。

蛋类主要包括鸡、鸭、鹅、鹌鹑等的蛋。鸡蛋性味甘，偏于滋阴润燥，养血安胎。鸭蛋性味甘，偏于清肺止咳，滋阴平肝。鹅蛋甘，偏于补中益气。鸽蛋甘咸平，偏于益气补肾。蛋类的营养素含量丰富，营养价值高，是提供优质蛋白质的重要食物来源之一。蛋类食品除含丰富的蛋白质外，尚含有钙、磷、铁及维生素等多种物质，特别是所含脂肪存在于蛋黄之中，呈液态，易消化吸收，是人们日常生活中不可缺少的食品。此外，蛋黄中的胆固醇含量较高，大量食用易引起高脂血症，是动脉粥样硬化、冠心病等疾病的危险因素，但蛋黄中含有大量的卵磷脂，对心血管疾病有防治作用。据研究表明，每人每天吃 1 ～ 2 个鸡蛋，对血清胆固醇水平既无明显影响，又可发挥禽蛋中其他营养成分的作用。

牛乳

【出处】《本草经集注》。

【异名】牛奶。

【基原】为牛科动物黄牛、水牛的乳汁。

【性味归经】味甘，性微寒。归心、肺、胃经。

【功效】补虚损，益肺胃，养血，生津润燥，解毒。

【应用】用于虚弱劳损，反胃噎膈，消渴，血虚便秘，气虚下痢，黄疸等。

【用法】宜温热饮用或煮粥。

【使用注意】生饮微寒，熟食偏温。脾胃虚寒泄泻、中有痰湿积饮者慎服。

羊乳

【出处】《本草经集注》。

【异名】羊奶。

【基原】为牛科动物羊的乳汁。

【性味归经】味甘，性微温。归心、肺经。

【功效】补虚润燥，和胃，解毒。

【应用】用于虚劳羸瘦，消渴，反胃，呕逆，口疮，漆疮，蜘蛛咬伤等。

【用法】宜温热饮或煮粥。

马乳

【出处】《名医别录》。

【异名】马奶。

【基原】为马科动物马的乳汁。

【性味归经】味甘、性凉。归心、脾经。

【功效】养血润燥，清热止渴。

【应用】用于糖尿病，坏血病，脚气病，体质羸弱，营养不良，血虚烦热，虚劳骨蒸，口渴等。

【用法】宜温热饮或煮粥。

鸡蛋

【出处】《神农本草经》。

【异名】鸡子，鸡卵。

【基原】为雉科动物鸡的卵。

【性味归经】味甘，性平。归肺、脾、胃经。

【功效】滋阴润燥，养血安胎。

【应用】用于热病烦闷，目赤咽痛，胎动不安，产后口渴，小儿疮痢，烫伤，皮炎，虚人羸弱等。

【用法】宜煮食、炒食或蒸食。

【使用注意】脾胃虚弱者不宜多食，多食则令人满闷。

鸭蛋

【出处】《本草经集注》。

【异名】鸭子，鸭卵。

【基原】为鸭科动物家鸭的卵。

【性味归经】味甘，性凉。归心、肺经。

【功效】滋阴平肝，清肺止咳，止泻。

【应用】用于胸膈结热，头痛，眩晕，咽喉疼痛齿痛，咳嗽，妇人胎前产后赤白痢，白浊等。

【用法】宜煮食、炒食、蒸食或制成松花蛋。

【使用注意】脾阳不足，寒湿下痢，以及食后气滞痞闷者不宜食。

鹅蛋

【出处】《食疗本草》。

【异名】鹅卵。

【基原】为鸭科动物鹅的卵。

【性味归经】味甘，性温。归胃、胆经。

【功效】补五脏，补中气。

【应用】用于头晕，高血压，体虚倦怠，痈疽无头等。

【用法】宜煮食、炒食、蒸食。

鹌鹑蛋

【出处】《山东药用动物》。

【异名】鹌鹑卵，鹑鸟蛋。

【基原】为雉科动物鹌鹑的卵。

【性味归经】味甘、淡，性平。归脾、胃经。

【功效】补中益气，健脑。

【应用】用于肺病，肝炎，脑膜炎，胃病，糖尿病，哮喘，心脏病，神经衰弱，高血压，低血压，小儿疳积等。

【用法】多煮食。

【使用注意】鹌鹑蛋有补益作用，凡外感未清，痰热、痰湿甚者不宜进食。

第六节　水产类

水产品类食物分为动物和植物。包括淡水鱼、海水鱼类和介壳、蛙等动物及海带、紫菜等植物。

水产品类食物是人类营养物质的主要来源，其中大部分水产类食物肌肉软而细嫩，味道鲜美，比畜、禽肉更容易被人体消化。鱼类脂肪多由不饱和脂肪酸组成，熔点较低，常温下呈液态，消化吸收率达95%，是人体必需脂肪酸的重要来源。鱼类药用有悠久的历史，其脂肪中的饱和脂肪酸如EPA和DHA具有降低血脂、防治动脉粥样硬化的作用。

使用注意：一般认为，淡水鱼中的有鳞鱼和鳝鱼性平或略偏温，适于体质偏寒之人服食，疖、麻疹及热病后患者不宜多食；无鳞鱼类性平偏凉，适于体质偏热者食用。海产品类普遍含碘较多，故对于缺碘性疾病有很好的治疗作用。介壳类更是滋阴佳品，适合于阴虚火旺体质食用。海带、紫菜有软坚散结的作用，可用于瘿瘤、瘰疬。皮肤病患者及有过敏性疾病史者应慎用水产类；结核患者在服用异烟肼期间，亦应慎食；因鱼肉中含有嘌呤类物质，故痛风患者不宜食用。

蟹

【出处】《神农本草经》。

【异名】螃蟹，河蟹，毛蟹，大闸蟹，清水蟹。

【基原】为方蟹科动物中华绒螯蟹和日本绒螯蟹的肉和内脏。

【性味归经】味咸，性寒。归肝、胃经。

【功效】清热散瘀，消肿解毒。

【应用】用于筋骨损伤，疥癣，漆疮，烫伤，耳枕部疼痛，胸中邪气热结痛等。

【用法】宜蒸食，或研末后以酒、醋等送服。

【使用注意】外邪未清、脾胃虚寒及宿患风疾者慎服。

龟肉

【出处】《名医别录》。

【异名】金龟，乌龟。

【基原】为龟科动物乌龟的肉和内脏。

【性味归经】味甘、咸，性平。归肺、肾经。

【功效】益阴补血。

【应用】用于血虚体弱，骨蒸潮热，久咳咯血，筋骨疼痛，子宫脱垂，糖尿病等。

【用法】宜炖、煮或烧制。

【使用注意】胃有寒湿者忌服。

鳖肉

【出处】《名医别录》。

【异名】甲鱼，水鱼，团鱼，元鱼。

【基原】为鳖科动物鳖的全体。

【性味归经】味甘，性平。归肝、肾经。

【功效】滋阴补肾，清退虚热。

【应用】用于肝脾肿大，手足抽动，偶发痉厥，小便频数，心烦健忘，遗尿及遗精等。

【用法】宜炖、煮或烧制。

【使用注意】脾胃阳虚及孕妇忌服。

对虾

【出处】《本草纲目》。

【异名】明虾，大虾，海虾。

【基原】为对虾科动物对虾的全体或肉。

【性味归经】味甘、咸，性温。归肝、肾经。

【功效】补肾壮阳，滋阴息风。

【应用】用于阳痿，乳疮，乳少，皮肤溃疡等。

【用法】宜炒食、蒸食、禁酒或作虾酱。

【使用注意】食对虾后风火易动，故阴虚火旺者尤忌。

海参

【出处】《食物本草》。

【异名】海鼠，辽参，海男子。

【基原】为刺参科动物刺参、绿刺参、花刺参的全体。

【性味归经】味甘、咸，性平。归肾、肺经。

【功效】补肾益精，养血润燥，止血。

【应用】用于高血压，遗尿，外伤出血，皮肤干燥。

【用法】宜煎汤、炒食或烧制。

【使用注意】脾胃虚弱者慎食。

乌贼鱼肉

【出处】《名医别录》。

【异名】墨鱼，乌侧鱼，缆鱼。

【基原】为乌贼科动物无针乌贼或金乌贼等乌贼的肉。

【性味归经】味咸，性平。归肝、肾经。

【功效】养血滋阴。

【应用】用于腰肌劳损，女子闭经，肾虚夜尿多。

【用法】宜煮熟、煎汤、炒食。

【使用注意】不宜多食。

海蜇

【出处】《食物本草会纂》。

【异名】海蛇，红蜇，面蜇，鲊鱼。

【基原】为海蜇科动物海蜇的口腕部。

【性味归经】味咸，性平。归肺、肝、肾经。

【功效】清热平肝，化痰消积，润肠。

【应用】用于肺热咳嗽，胸胁胀满，乳少等。

【用法】宜煎汤，或凉拌食。

【使用注意】脾胃虚寒者禁食，忌一切辛热发物。

石首鱼

【出处】《食性本草》。

【异名】黄花鱼，石头鱼，江鱼，黄鱼，海鱼。

【基原】为石首鱼科动物大黄鱼或小黄鱼的肉。

【性味归经】味甘，性平。归脾、胃、肝、肾经。

【功效】补脾益气，补肾，明目，止痢。

【应用】用于产后体弱，产后风痉，消化性溃疡，肺结核，再生障碍性贫血，石淋等。

【用法】宜煎汤、烧制或腌制。

【使用注意】本品是发物，哮喘患者和过敏体质的人应慎食。

带鱼

【出处】《本草从新》。

【异名】鞭鱼，带柳，裙带鱼，海刀鱼。

【基原】为带鱼科动物带鱼的肉。

【性味归经】味甘，性平。归胃经。

【功效】补虚，解毒，止血。

【应用】用于缺乳，呃逆，久病体虚，血虚头晕气短乏力，食少羸瘦，外伤出血等。

【用法】宜煎汤、烧制或蒸食。

【使用注意】多食发疖。

文蛤肉

【出处】《本草经集注》。

【异名】海蛤肉，蛤蜊肉。

【基原】为帘蛤科动物文蛤等的肉。

【性味归经】味咸，性寒。归胃经。

【功效】润燥止渴，软坚消肿。

【应用】用于消渴，肺结核，盗汗，瘿瘤，瘰疬等。

【用法】宜煮食、煎汤或烧制。

【使用注意】本品性寒，脾胃虚寒者少食。

泥鳅

【出处】《滇南本草》。

【异名】鳅，鳅鱼。

【基原】为鳅科动物泥鳅、花鳅、大鳞泥鳅的肉或全体。

【性味归经】味甘，性平。归脾、肝、肾经。

【功效】补益脾肾，利水，解毒。

【应用】用于小儿盗汗，痔疮下坠，皮肤粗糙，腰膝酸软等。

【用法】宜煎汤、烧制；或烧存性，入丸、散。

【使用注意】本品补而能清，诸病不忌。

鳝鱼

【出处】《雷公炮炙论》。

【异名】黄鳝。

【基原】为鳝科动物黄鳝的肉或全体。

【性味归经】味甘，性温。归肝、脾、肾经。

【功效】益气血，补肝肾，强筋骨，祛风湿。

【应用】用于虚劳咳嗽，虚劳性腰痛，肾虚阳痿，风湿骨痛，血虚，痔疮，便血等。

【用法】宜煮汤或烧制，或捣肉为丸。

【使用注意】本品发风动气，虚热及外感病患者慎服。

鳜鱼

【出处】《开宝本草》。

【异名】鳜花鱼，桂花鱼，桂鱼，鳜花鱼，鳌鱼，脊花鱼，胖鳜，花鲫鱼，母猪壳。

【基原】为鱼旨科动物科动物鳜鱼的肉。

【性味归经】味甘，性平。归脾、胃经。

【功效】健脾益胃，补养气血。

【应用】用于小儿斑痘不出，气虚脱肛，子宫脱垂，脾胃气虚，饮食不香等。

【用法】宜作汤、羹或蒸食。

【使用注意】寒湿患者禁食。

鳢鱼

【出处】《神农本草经》。

【异名】黑鱼，乌鱼，黑鲤鱼，乌棒。

【基原】为鳢科动物乌鳢的肉或全体。

【性味归经】味甘，性凉。归脾、胃、肺、肾经。

【功效】补脾益胃，利水消肿。

【应用】用于各种痔，湿痹，面部浮肿，脚气浮肿，孕妇水肿，肾病、心病水肿，营养障碍性水肿等。

【用法】宜煮食、烧制。

【使用注意】黑鱼性寒，脾胃虚寒者食时宜加姜、椒类调味和性。

鲫鱼

【出处】《新修本草》。

【异名】鲋鱼，鲫瓜子。

【基原】为鲤科动物鲫鱼的肉或全体。

【性味归经】味甘，性平。归脾、胃、大肠经。

【功效】健脾和胃，利水消肿，通血脉。

【应用】用于脾胃虚弱乏力、纳差、久泻，缺乳等。

【用法】宜煮汤食用。

鲤鱼

【出处】《神农本草经》。

【异名】赤鲤鱼，鲤拐子，鲤子。

【基原】为鲤科动物鲤鱼的肉或全体。

【性味归经】味甘，性平。归脾、肾、胃、胆经。

【功效】健脾和胃，利水下气，通乳，安胎。

【应用】用于慢性肾炎，消化不良，胃痛，红斑狼疮，痈疽疔疮，荨麻疹，支气管哮喘，小儿腮腺炎，血栓闭塞性脉管炎，恶性肿瘤等。

【用法】宜煮熟、煎汤或煨熟食。

海带

【出处】《吴普本草》。

【异名】海草，海马蔺，昆布，海草。

【基原】为海带科（昆布科）植物昆布及翅藻科植物黑昆布裙带菜的叶状体。

【性味归经】味咸，性寒。归肝、胃、肾经。

【功效】消痰软坚，利水退肿。

【应用】用于颈淋巴结核，气管炎，肺结核等。

【用法】宜煮汤、凉拌或炒食。

紫菜

【出处】《本草经集注》。

【异名】索菜，子菜，紫英，乌菜。

【基原】为红毛菜科植物甘紫菜和条斑紫菜等的叶状体。

【性味归经】味甘、咸，性寒。归肺、脾、膀胱经。

【功效】化痰软坚，利咽止咳，养心除烦，利水除湿。

【应用】用于瘿瘤，瘰疬，水肿，慢性支气管炎，水肿等。

【用法】多煮汤引用。

【使用注意】多食腹胀。

第七节　蔬菜类

蔬菜，是可作为副食品的草本植物的总称。《尔雅》云："凡草菜可食者，通名为蔬。"《辞海》称"菜"为"蔬类植物的总称"。《本草纲目·菜部》云："凡草木之可茹者谓之菜，韭、薤、葵、葱、藿，五菜也。”可分为陆生植物和水生植物。

蔬菜的种类很多，可分为瓜茄类：冬瓜、丝瓜、南瓜、黄瓜、苦瓜、番茄、茄子、辣椒等；根茎类：胡萝卜、藕、慈姑等；茎叶类：芹菜（旱芹、水芹）苋、黄芽白菜、菘菜、甘蓝、菠菜、蕹菜、韭菜、金针菜、莴苣、茼蒿、芥菜、冬葵叶、落葵、椿叶、芜菁、茭白、洋葱、葱白、毛笋、芦笋、苦菊、油麦菜等。

蔬菜类食物主要有和中健脾、消食开胃、清热生津、通利二便的作用，适用于脾胃健运功能失常所致食少、食积、胀满、四肢倦怠等症。

大多数蔬菜性寒凉（如苦瓜、芹菜、茭白藕等），以清热除烦、通利大小便、化痰止咳等功能为多见。少数蔬菜性温热（如胡荽、辣椒等），能起到温中散寒、开胃消食的作用。蔬菜在我国人民膳食中的食物构成比为 33.7%，是膳食的重要组成部分。新鲜的蔬菜水分含量大都在 90% 以上，蔬菜中碳水化合物、无机盐和维生素（维生素 C 和胡萝卜素）的含量很丰富，而蛋白质和脂类的含量却很低。蔬菜的最终代谢产物呈碱性，可保持人体内的酸碱平衡，使血液的 pH 值稳定在 7.35 ～ 7.45 之间。

一、瓜茄类

冬瓜

【出处】《本草经集注》。

【异名】白瓜，水芝，白冬瓜，地芝，东瓜，枕瓜。

【基原】为葫芦科植物冬瓜的果实。

【性味归经】味甘、淡，性微寒。归肺、大肠、小肠、膀胱经。

【功效】利尿，清热，化痰，生津，解毒

【应用】用于热毒痈肿，小便不利，心胸烦热，口渴面赤等。

【用法】宜炒食或煮汤食用。

【使用注意】脾胃虚寒者不宜多服。

丝瓜

【出处】《救荒本草》。

【异名】绵瓜，布瓜，天罗瓜，天吊瓜，菜瓜。

【基原】为葫芦科植物丝瓜的果实。

【性味归经】味甘，性凉。归肺、肝、胃、大肠经。

【功效】清热化痰，凉血解毒。

【应用】用于热病身热烦渴，痰喘咳嗽，肠风痔漏，崩漏，带下，血淋，疔疮痈肿，妇女乳汁不下等。

【用法】宜炒食或煮汤。

南瓜

【出处】《滇南本草》。

【异名】番瓜，倭瓜，阴瓜，北瓜，金冬瓜。

【基原】为葫芦科植物南瓜的果实。

【性味归经】味甘，性平。归肺、脾、胃经。

【功效】解毒消肿。

【应用】用于身肿，小便不利，疮痈肿毒等。

【用法】宜蒸食，炒食，煮汤。

【使用注意】凡患气滞湿阻之病忌服。

黄瓜

【出处】《本草拾遗》。

【异名】胡瓜，王瓜，刺瓜。

【基原】为葫芦科植物黄瓜的果实。

【性味归经】味甘，性凉。归肺、脾、胃经。

【功效】清热，利水，解毒。

【应用】用于身热烦渴，咽喉肿痛，小便短赤，风热眼疾，水肿尿少，水火烫伤，汗斑，痱疮等。

【用法】生食、凉拌或炒食。

【使用注意】脾胃虚寒、病后体弱者慎食或禁食。

苦瓜

【出处】《滇南本草》。

【异名】锦荔枝，癞葡萄，红姑娘，凉瓜，癞瓜。

【基原】为葫芦科植物苦瓜的果实。

【性味归经】味苦，性寒。归心、脾、肺经。

【功效】祛暑清热，明目，解毒。

【应用】用于暑热烦渴，目赤肿痛，疮痈肿毒，中暑等。

【用法】宜凉拌、炒食或煮汤。

【使用注意】阳气不足者禁食。

番茄

【出处】《植物名实图考》。

【异名】小金瓜，西红柿，洋柿子，番柿。

【基原】为茄科植物番茄的果实。

【性味归经】味酸、甘，性微寒。归肝、脾、胃经

【功效】生津止渴，健胃消食。

【应用】用于口渴，食积，高血压，白内障，夜盲症等。

【用法】宜生食、凉拌、煲汤、做酱食用。

茄子

【出处】《本草拾遗》。

【异名】落苏，昆仑瓜，白茄，紫茄，黄茄。

【基原】为茄科植物茄子的果实。

【性味归经】味甘，性凉。归脾、胃、大肠经。

【功效】清热，活血，消肿

【应用】用于热毒疮痈，皮肤溃疡，肠风下血，高血压，乳痈等。

【用法】宜炒、烧、拌或煎汤。外用捣敷。

【使用注意】茄子性凉，不宜多食。

辣椒

【出处】《植物名实图考》。

【异名】番椒，辣茄，海椒，辣子，牛角椒。

【基原】为茄科植物辣椒或其栽培变种的干燥成熟果实。

【性味归经】味辛，性热。归脾、胃经。

【功效】温中散寒，下气消食。

【应用】用于脘腹冷痛，呕吐，泻痢，冻疮，风湿冷痛等。

【用法】鲜品多炒食。干品多作调料、制酱。

【使用注意】本品性温，凡阳气盛、发热、出血及痔疮者应慎用或禁用。

二、根茎类

白萝卜

【出处】《新修本草》。

【异名】芦菔，萝卜，地灯笼，寿星头。

【基原】为十字花科植物莱菔的新鲜根。

【性味归经】味辛、甘，性凉；煮熟味甘、性平。归脾、胃、肺、大肠经。

【功效】消食，下气，化痰，止血，解渴，利尿。

【应用】用于食积胀满，消化不良，反胃吞酸，肺热咳嗽，咯血，衄血等。

【用法】宜生食、凉拌、炒食或煮汤。

【使用注意】脾胃虚寒者不宜多食。

胡萝卜

【出处】《绍兴本草》。

【异名】黄萝卜，葫芦菔，红芦菔，金笋，红萝卜。

【基原】为伞形科植物胡萝卜的肉质根。

【性味归经】味甘、辛，性平。归脾、肝、肺经。

【功效】健脾和中，滋肝明目，化痰止咳，清热解毒。

【应用】用于气血不足，食欲不振，夜盲症，小儿百日咳，小儿消化不良等。

【用法】宜生食或炒食、煮汤食用。

【使用注意】过食胡萝卜会引起黄皮病，全身皮肤黄染，与胡萝卜素有关。停食2～3月会自行消退。患者不宜生食。

莲藕

【出处】《本草经集注》。

【异名】光旁。

【基原】为睡莲科植物莲的肥大根茎。

【性味归经】味甘，性寒。归心、肝、脾、胃经。

【功效】清热生津，凉血，散瘀，止血。

【应用】用于热病口渴，衄血，咯血，下血，热淋等。

【用法】宜生食或制熟食用。

【使用注意】忌用铁器加工。

慈菇

【出处】《本草纲目》。

【异名】藉姑，槎牙，茨姑，白地栗。

【基原】为泽泻科植物慈菇的膨大根茎。

【性味归经】味甘、微苦、微辛，性微寒。归肝、肺、脾、膀胱经。

【功效】凉血，止咳通淋，散结解毒。

【应用】用于肺热咳嗽，咯血，瘰核瘰疬，崩漏带下，痈肿疮毒，毒蛇咬伤等。

【用法】内服煎汤，外用捣汁。

【使用注意】孕妇禁食。

三、茎叶类

旱芹

【出处】《履巉岩本草》。

【异名】芹菜，南芹菜，香芹，蒲芹，药芹，野芹。

【基原】为伞形科植物旱芹的全草。

【性味归经】味甘、辛、微苦，性凉。归肝、胃、肺经

【功效】平肝，清热，祛风，利水，止血，解毒。

【应用】用于高血压所致头痛、头晕，暴热烦渴，黄疸，水肿，小便热涩不利，月经不调，赤白带下，小儿吐泻，瘰疬，痄腮等。

【用法】宜凉拌、炒食或煮汤。

【使用注意】慢性腹泻者不宜多食。

水芹

【出处】《本草经集注》。

【异名】芹菜，水芹菜，野芹菜，马芹，河芹，小叶芹。

【基原】为伞形科植物水芹的全草。

【性味归经】味辛、甘，性凉。归肺、肝、膀胱经。

【功效】清热解毒，利尿，止血。

【应用】用于感冒发热，呕吐腹泻，尿路感染，崩漏，白带，高血压等。

【用法】宜凉拌或炒食。

【使用注意】脾胃虚寒、大便稀溏者慎捣汁服。

苋

【出处】《神农本草经》。

【异名】苋菜，人苋，红人苋，三色苋，青香苋，秋红。

【基原】为苋科植物苋的全草。

【性味归经】味甘，性微寒。归大肠、小肠经。

【功效】清热解毒，通利二便。

【应用】用于青盲翳障，视物昏暗，白浊尿血，二便不利等。
【用法】宜炒食或煮汤。
【使用注意】脾虚便溏者不宜多食。

黄芽白菜

【出处】《滇南本草》。
【异名】黄芽菜，黄矮菜，花交菜，黄芽白，大白菜，卷心白。
【基原】为十字花科植物白菜的叶球。
【性味归经】味甘，性平。归胃经。
【功效】通利肠胃，养胃和中，利小便。
【应用】用于脾胃气虚，二便不利，感冒等。
【用法】宜鲜用凉拌、炒或炖食。
【使用注意】本品性凉，脾胃虚寒慎生食。

甘蓝

【出处】《本草拾遗》。
【异名】葵花白菜，包心菜，洋白菜，卷心菜，包菜。
【基原】为十字花科植物甘蓝的叶。
【性味归经】味甘，性平。归肝、胃经。
【功效】清利湿热，散结止痛，益肾补虚。
【应用】用于湿热黄疸，痹证，胃脘疼痛，十二指肠溃疡，虚损等。
【用法】宜鲜品凉拌、炒或煮汤。

芸薹

【出处】《名医别录》。
【异名】寒菜，薹菜，芸薹菜，薹芥，青菜，红油菜。
【基原】为十字花科植物油菜的嫩茎叶。
【性味归经】味辛、甘，性平。归肺、肝、脾经。
【功效】凉血散血，解毒消肿。
【应用】用于热毒疮痈，丹毒，乳痈，血痢，风疹，吐血等。
【用法】宜鲜品凉拌、炒或煮汤。

菠菜

【出处】《履巉岩本草》。

【异名】波棱菜，红根菜，赤根菜，鹦鹉菜，甜茶，飞龙菜。

【基原】为苋科藜亚科植物菠菜的全草。

【性味归经】味甘，性平。归肝、胃、大肠、小肠经。

【功效】养血，止血，平肝，润燥。

【应用】用于衄血，便血，消渴，头痛，目眩，夜盲，便秘等。

【用法】宜凉拌、煮汤或炒食。

【使用注意】体虚便溏者不宜多食。肾炎和肾结石患者不宜食用。

蕹菜

【出处】《本草拾遗》。

【异名】蕹，瓮菜，空心菜，空筒菜，无心菜，水蕹菜。

【基原】为旋花科植物蕹菜的茎、叶。

【性味归经】味甘，性寒。归大肠、胃经。

【功效】凉血清热，利湿解毒。

【应用】用于鼻衄，便秘，淋浊，便血，尿血痔疮，痈肿，蛇虫咬伤等。

【用法】宜炒食或煮汤食。

【使用注意】脾虚便溏者不宜多食。

韭菜

【出处】《滇南本草》。

【异名】起阳草，懒人草，长生韭，壮阳草，扁菜。

【基原】为百合科植物韭菜的茎和叶。

【性味归经】味辛，性温。归肾、胃、肺、肝经。

【功效】补肾，温中，行气，散瘀，解毒。

【应用】用于肾阳亏虚，吐血，衄血，尿血，痢疾，消渴，痔漏，脱肛，跌仆损伤，虫蛇咬伤等。

【用法】宜炒食或作馅食用。

【使用注意】凡胃、十二指肠溃疡、胃炎、发热及疮痈者慎食。民间多将韭菜列为“发物”。

莴苣

【出处】《食疗本草》。

【异名】莴苣菜，千金菜，莴笋，莴菜。

【基原】为菊科植物莴苣的茎和叶。

【性味归经】味苦、甘，性凉。归胃、小肠经。

【功效】利尿，通乳，清热解毒。

【应用】用于乳汁不下，小便不利，目暗昏花，虫蛇咬伤等。

【用法】宜凉拌或炒食。

【使用注意】脾胃虚寒者不宜多食。

茼蒿

【出处】《备急千金要方·食治》。

【异名】同蒿，蓬蒿，蓬蒿菜，菊花菜，茼蒿菜。

【基原】为菊科植物茼蒿的全草。

【性味归经】味辛、甘，性凉。归心、脾、胃经。

【功效】和脾胃，消痰饮，安心神。

【应用】用于咳嗽痰多，痈疽疔肿，咽喉肿痛，便秘。

【用法】宜炒食或煮汤。

【使用注意】茼蒿有动风气、熏人心、令人气满之弊，不宜多食。

芥菜

【出处】《备急千金要方·食治》。

【异名】芥，大芥，雪里蕻，黄芥。

【基原】为十字花科植物芥菜的茎和叶。

【性味归经】味辛，性温。归肺、胃、肾经。

【功效】利肺豁痰，消肿散结。

【应用】用于咳嗽气逆，咯痰，小便不通，中风口噤，胸膈满闷等。

【用法】宜炒食或腌制食用。

【使用注意】本品辛温，热证、过敏者慎食。

冬葵叶

【出处】《名医别录》。

【异名】冬葵苗叶，冬苋菜，棋盘叶，冬寒菜，滑菜。

【基原】为锦葵科植物冬葵的叶。

【性味归经】味甘，性寒。归肺、大肠、小肠经。

【功效】清热利湿，滑肠，通乳。

【应用】用于肺热咳嗽，热毒下痢，黄疸，二便不利，疮痈肿毒等。

【用法】宜凉拌或炒食。

【使用注意】脾胃虚寒者不宜多食。

落葵

【出处】《名医别录》

【异名】天葵，紫草，木耳菜，紫葵，篱笆菜。

【基原】为落葵科植物落葵的叶。

【性味归经】味甘、酸，性寒。归心、肝、脾、大肠、小肠经。

【功效】滑肠通便，清热利湿，凉血解毒，活血。

【应用】用于大便秘结，小便短涩，痢疾，便血，斑疹，疮痈肿毒等。

【用法】宜凉拌或炒食。

【使用注意】脾胃虚寒者不宜多食。

椿叶

【出处】《本草纲目》。

【异名】椿木叶，春尖叶，香椿，香椿芽，香椿头。

【基原】为楝科植物香椿的嫩叶。

【性味归经】味辛、苦，性平。归脾、胃经。

【功效】祛暑化湿，解毒，杀虫。

【应用】用于暑湿证，痢疾，疮痈疔疽。

【用法】宜炒食。

【使用注意】慢性病者不宜食用。

洋葱

【出处】《药材学》。

【异名】玉葱，浑提葱，洋葱头。

【基原】为百合科植物洋葱的鳞茎。

【性味归经】味辛、甘，性温。归肺经。

【功效】健胃理气，解毒杀虫，降血脂。

【应用】用于饮食积滞，大便不畅，痢疾，肠炎，虫积腹痛，赤白带下，胸闷脘痞，咳嗽痰多浓稠等。

【用法】宜炒食。

【使用注意】湿热者慎食。

葱白

【出处】《名医别录》。

【异名】葱茎白，葱白头，火葱，大葱。

【基原】为葱科植物葱的鳞茎。

【性味归经】味辛，性温。归肺、胃经。

【功效】发表，通阳，解毒，杀虫。

【应用】用于外感风寒，厥逆，腹泻，疮痈疔毒。

【用法】宜炒食。

【使用注意】表虚多汗者忌服。

毛笋

【出处】《本草纲目拾遗》。

【异名】茅竹笋，竹笋，笋。

【基原】为禾本科植物毛竹的幼嫩生长部分。

【性味归经】味甘，性寒。归胃、大肠经。

【功效】化痰，消胀，透疹。

【应用】用于食积腹胀，痘疹不出，腹水等。

【用法】宜炒、炖或煲汤食用。

【使用注意】本品性凉，脾胃虚寒者慎食。

芦笋

【出处】《本草图经》。

【异名】灌，芦尖。

【基原】为百合科植物芦苇的嫩芽。

【性味归经】味甘，性寒。归肺经。

【功效】清热生津，利水通淋。

【应用】用于肺热咳嗽，水肿、小便不利、烦热口干等。

【用法】宜炒、炖或煲汤食用。

【使用注意】本品性寒，脾胃虚寒者慎食。

苦菊

【出处】《嘉祐本草》

【异名】苦苣，苦菜。

【基原】为菊科植物苦苣的嫩叶。

【性味归经】味苦，性平。归肺、肝经

【功效】清热解毒。

【应用】用于黄疸，疔疮痈肿，咳喘，慢性支气管炎等。

【用法】鲜品可生食、炖食；药用鲜、干品煎汤服。

【使用注意】脾胃虚寒者禁食。

第八节　野菜类

野菜是指野生于自然界，不为人工栽培的植物。早在《诗经》中就有“参差荇菜，左右采之”“陟彼南山，言采其蕨”“陟彼北山，言采其杞”“其蔌伊何，惟笋及蒲”等一类采野菜诗。常用的野菜有马齿苋、枸杞子叶、荠菜等。

大多数野性味寒凉，具有热解毒、血利尿等作用。野菜含有维生素、无机盐纤维素和酶类。所含的纤维素可促进肠蠕动，具有通便作用，还可减少或阻止胆固醇的吸收，同时增加胆固醇的排出，故适合于习惯性便秘、高脂血症、动脉粥样硬化症等患者食用。

马齿苋

【出处】《本经集注》。

【异名】马草，马苋，马齿菜，长寿菜，耐旱菜。

【基原】为马齿科植物马齿苋 *Portulaca oleracea* L. 的全草。

【性味归经】胃酸，性寒。归大肠、肝经。

【功效】清热解毒，凉血止痢，除湿通淋。

【应用】用于热毒泻痢，热淋，尿闭，赤白带下，崩漏，痔血，疮疡痈疖，丹毒，瘰疬，湿癣，白秃等。

【用法】鲜品宜做羹、煮粥、凉拌食；药用水煎服或捣敷。

【使用注意】脾虚便溏者及孕妇慎服。

枸杞子叶

【出处】《名医别录》。

【异名】甜菜，枸杞子尖，枸杞子苗，枸杞子菜，枸杞子头。

【基原】为茄科植物枸杞子及宁夏枸杞子的嫩茎叶。

【性味归经】味苦、甘，性凉。归肝、脾、肾经。

【功效】补虚益精，清热明目。

【应用】用于虚劳发热，烦渴，目赤昏痛，障翳夜盲，崩漏带下，热毒疮肿等。

【用法】宜煮汤或做羹食。

【使用注意】脾虚便溏者及孕妇慎服。

荠菜

【出处】《备急千金要方·食治》。

【异名】荠，护生草，鸡心菜，净肠草，清明菜，地米菜。

【基原】为十字花科植物荠菜的全草。

【性味归经】味甘、淡，性凉。归肝、脾、膀胱经。

【功效】凉肝止血，平肝明目，清热利湿。

【应用】用于吐血，衄血，咯血，尿血，崩漏，目赤疼痛；还可用于眼底出血，高血压病，赤白痢疾，肾炎水肿，乳糜尿等。

【用法】宜炒食、煮汤、作馅等。

【使用注意】本品性凉，脾胃虚寒者慎多服。

蕨

【出处】《本草拾遗》。

【异名】甜蕨，蕨菜，山风尾，蕨儿菜，拳头菜。

【基原】为蕨科植物蕨的嫩叶。

【性味归经】味甘，性寒。归肝、胃、大肠经。

【功效】清热利湿，降气化痰，止血。

【应用】用于感冒发热，痢疾，带下，噎膈，肺结核咳血，肠风便血，风湿痹痛等。

【用法】宜炒食、煮汤、做馅等。

【使用注意】脾胃虚寒者慎多服。

第九节　食用菌类

食用菌种类繁多，味道鲜美，历来受到大众喜爱，被誉为“山珍之王”“庖厨珍品”。食用菌类营养丰富，含有丰富的蛋白质、糖类、多种维生素、矿物质等，脂肪含量较低，多为不饱和脂肪酸。在食用菌所含营养成分中，有很多治疗功效如对恶性肿瘤、心血管系统疾病、肝炎、胃溃疡、贫血、骨质疏松症等有较好的防治作用，菌类食物在医疗方面已表现出越来越广阔的开发前景。

蘑菇

【出处】《医学入门》。

【异名】蘑菰，麻菰，鸡足蘑菇，蘑菇草，肉蕈。

【基原】为蘑菇科真菌双孢蘑菇四孢蘑菇的子实体，尤以菌蕾为佳。

【性味归经】味甘，性平。归大肠、胃、肺经。

【功效】健脾开胃，平肝提神。

【应用】用于饮食不消，纳呆，乳汁不足，神倦欲眠；还可用于现代高血压病的膳食调理、辅助治疗。

【用法】鲜品宜炒食、煮汤、炖食，干品水浸后烹制食用。

【使用注意】蘑菇属发物，多食发风、动气、哮喘、皮肤病等患者应忌食。

香菇

【出处】《随息居饮食谱》。

【异名】香蕈，台菌，雷惊蕈，冬菇，菊花菇。

【基原】为白蘑科真菌香菇的子实体。

【性味归经】味甘，性平。归肝、胃经。

【功效】扶正补虚，健脾开胃，祛风透疹，化痰理气，解毒，抗癌。

【应用】用于正气衰弱，神倦乏力，纳呆；还可用于消化不良，贫血，佝偻病，高血压，高脂血症，慢性肝炎，盗汗，小便不禁，水肿，麻疹透发不畅，荨麻疹，毒菇中毒，肿瘤的膳食调理、辅助治疗。

【用法】鲜品宜炒食、煮汤、炖食，干品水浸后烹制食用。

【使用注意】气滞者慎食。

猴头菌

【出处】《全国中草药汇编》。

【异名】猬菌，刺猬菌，小刺猴头，猴菇，猴头菇。

【基原】为齿菌科真菌猴头菌珊瑚状猴头菌的子实体。

【性味归经】味甘，性平。归脾、胃经。

【功效】健脾养胃，安神，抗癌。

【应用】用于体虚乏力，还可用于消化不良，失眠，胃与十二指肠溃疡，慢性胃炎，消化道肿瘤的膳食调理、辅助治疗。

【用法】鲜品宜炒食、煮汤、炖食，干品水浸后烹制食用。

木耳

【出处】《神农本草经》。

【异名】蕈耳，树鸡，黑木耳，木菌，云耳。

【基原】为木耳科真菌木耳、毛木耳及皱木耳的子实体。

【性味归经】味甘，性平。归肺、脾、大肠、肝经。

【功效】补气养血，润肺止咳，止血。

【应用】用于气虚血亏，肺虚久咳，咳血，衄血，血痢，痔疮出血，妇女崩漏，高血压，眼底出血，子宫颈癌，阴道癌，跌打伤痛，高血压病，肿瘤等。

【用法】宜凉拌或炒食，煮汤或做羹食。

【使用注意】非血瘀出血者慎用。

银耳

【出处】《中国药学大辞典》。

【异名】白木耳，白耳，桑鹅，五鼎芝，白耳子。

【基原】为银耳科银耳的子实体。

【性味归经】味甘、淡，性平。归肺、胃、肾经。

【功效】滋补生津，润肺养胃。

【应用】用于虚劳咳嗽，痰中带血，津少口渴，病后体虚，气短乏力等。

【用法】宜凉拌、炒食、做羹、煮汤。

【使用注意】风寒咳嗽、湿热生痰和外感口干者忌用。

第十节　调味品及其他佐料

调味品是指在加工主、辅食品的过程中使用量较少，但对食品的色、香、味、质等风味特点起着重要调配作用的一类添加品。常用的调味品有大蒜、生姜、胡椒、花椒、茴香、桂皮、蜂蜜、糖、油、酱油、醋、酒、味精、盐等，有些调味品是药食两用品。

调味品是形成主、辅食品口味特点，在食品的制作中起着重要作用的添加品。它能给本身不显味的原料赋味，确定食品的口味，除去原料的异味，增进食物的色泽，增加食物的营养，增进食欲，促进消化吸收，还能杀菌、消毒及延长保存期等。

大蒜

【出处】《本草经集注》。

【异名】胡蒜，独头蒜，葫，独蒜。

【基原】为百合科植物大蒜的鳞茎。

【性味归经】味辛，性温。归脾、胃、肺、大肠经。

【功效】温中行滞，解毒，杀虫。

【应用】用于肺结核，流感，流脑，霍乱，丹毒，百日咳，小儿秃疮，暑风卒倒，十二指肠钩虫病等。

【用法】生食或用作辅料。

【使用注意】表虚多汗、湿热者慎食。

桂皮

【出处】《本草经集注》。

【异名】山肉桂，土桂，山桂皮。

【基原】为樟科植物天竺桂和川桂等的树皮。

【性味归经】味辛、甘，性温。归脾、胃、肝、肾经。

【功效】温脾胃，暖肝肾，祛寒止痛，散瘀消肿。

【应用】用于脾胃虚寒腹痛，寒痰，肠炎，感冒，经闭，风湿病等。

【用法】用作辅料。

白砂糖

【出处】《本草纲目》。

【异名】石蜜，白糖，白霜糖，糖霜。

【基原】为禾本科植物甘蔗的茎汁经精制而成的乳白色结晶体。

【性味归经】味甘，性平。归脾、肺经。

【功效】和中缓急，生津润燥。

【应用】用于肺虚咳嗽，肺胃阴虚，腹痛，疮疡不愈，口干燥渴，肺燥咳嗽等。

【用法】宜冲调或入丸、散。

【使用注意】痰湿中满者不宜食。过多食糖会引起食欲减退、消化不良、肥胖症。老年人及高血压，动脉硬化，冠心病患者不宜多食。

赤砂糖

【出处】《随息居饮食谱》。

【异名】红糖，紫砂糖，黑砂糖，黄糖。

【基原】为禾本科植物甘蔗的茎叶，经提取炼制而成的赤色结晶体。

【性味归经】味甘，性温。归肝、脾、胃经。

【功效】补脾缓肝，活血散瘀。

【应用】用于风寒感冒，脘腹冷痛，月经不调，产后恶露不绝，喘嗽烦热，妇人血虚，食即吐逆等。

【用法】宜开水、温酒冲服。

【使用注意】内热者不宜多食红糖，痰湿者忌食。

花生油

【出处】《本草纲目拾遗》。

【异名】落花生油，果油。

【基原】为豆科植物落花生的种子榨出之脂肪油。

【性味归经】味甘，性平。归肺、脾、大肠经。

【功效】润燥滑肠。

【应用】用于心脏病，高血压，脑中风，心肌梗死，冠心病，营养不良等。

【用法】宜炒食用。

【使用注意】服后有严重呕吐现象者，不宜内服。

芸薹子油

【出处】《本草拾遗》。

【异名】菜籽油。

【基原】为十字花科植物芸薹种子榨取的油。

【性味归经】味辛、甘，性平。归肺、胃经

【功效】解毒消肿，润肠。

【应用】用于无名肿毒，风疹，皮肤瘙痒，湿疹等。

【用法】宜炒食用。

【使用注意】口服呕吐者不宜用；凡目疾、疮疡、产妇等忌用。

麻油

【出处】《本草纲目》。

【异名】胡麻油，乌麻油，芝麻油，香油，生油。

【基原】为胡麻科植物芝麻的种子榨取之脂肪油。

【性味归经】味甘，性凉。归大肠经。

【功效】润肠通便，解毒生肌。

【应用】用于高血压，冠心病，糖尿病，大便干燥。

【用法】宜生食或熬熟。

【使用注意】脾虚泄泻者忌服。

酱油

【出处】《名医别录》。

【异名】豉油，酱汁，豆酱汁。

【基原】用面粉或豆类，经蒸罨发酵加盐、水后制成酱，酱的上层液体状物质即为酱油。

【性味归经】味咸，性寒。归脾、胃、肾经。

【功效】清热解毒，除烦。

【应用】用于小儿头无发，胃气不和，纳差，因鱼肉引起的肠胃不适等。

【用法】研末服或汤饮化服。

【使用注意】多食则生痰动气。

醋

【出处】《名医别录》

【异名】苦酒，醯，淳酢，米醋。

【基原】为用高粱、米、大麦、小米、玉米等或低度白酒为原料酿制而成的含有乙酸的液体，亦有用食用冰醋酸加水和着色料配成，不加着色料即成白醋。

【性味归经】味酸、甘，性温。归肝、胃经。

【功效】散瘀消积，止血，安蛔，解毒。

【应用】用于牙疼，干燥，瘙痒，脱皮，痤疮等。

【用法】入汤剂或拌制药物。

【使用注意】脾胃湿甚、痿痹、筋脉拘挛及外感初起忌服，健康人不宜过食。烹调醋不宜用铜器具，因为醋能溶解铜，引起铜中毒。

酒

【出处】《名医别录》。

【异名】般若汤。

【基原】为用高粱、大麦、米、甘薯、玉米、葡萄等为原料酿制而成的饮品。

【性味归经】味甘、苦、辛，性温。归心、肝、肺、胃经。

【功效】通血脉，行药势。

【应用】用于冷气心痛，寒痰咳嗽，妇人遍身风疮等。

【用法】宜温饮、和药同煎或浸药。

【使用注意】阴虚、失血及湿热甚者忌服。

味精

【出处】《本草纲目》。

【异名】味素。

【基原】用小麦的面筋蛋白质或淀粉经过水解法或发酵法而制成的一种粉状或结晶状味品。

【性味归经】味甘，性温。归胃、肝经。

【功效】增鲜开胃，醒脑镇惊。

【应用】用于慢性肝炎，肝昏迷，神经衰弱，癫痫，胃酸缺乏等。

【用法】调味用品。

【练习题】

一、单选题

1. 具有补中益气，健脾止泻，缩尿，敛汗功效的食物类原料是（　）。

A. 粳米　　B. 糯米　　C. 小麦　　D. 玉米

2. 具有清热，消暑，利水，解毒功效的食物类原料是（　）。

A. 黄大豆　　B. 黑大豆　　C. 绿豆　　D. 豌豆

3. 用于肺燥咳嗽，热病津伤烦渴，口渴等的食物类原料是（　）。

A. 梨　　B. 青梅　　C. 橘　　D. 葡萄

4. 大枣具有的功效是（　）。

A. 补脾胃，益气血　　B. 健脾养胃，润肺化痰

C. 温肺定喘，润肠通便　　D 祛风

二、多选题

具有补益作用的食物类原料是（　）。

A. 冬瓜　　B. 乌骨鸡　　C. 牛肉　　D. 苦瓜　　E. 海参

三、简答题

1. 试述对虾、带鱼的性味、功效及应用。

2. 试述蘑菇、木耳、银耳的性味、功效及应用。

第五章
药食同源类原料

【学习目标】

1. 掌握　药食同源类原料的功效。
2. 熟悉　药食同源类原料的性味归经。
3. 了解　药食同源类原料的基原、用法。

药食同源类原料包括植物的根和根茎、果实和种子、茎叶、全草、花、皮以及动物、矿物等。

我国中药资源十分丰富，但从中医药膳学的角度出发，并非所有的中药均可用于药膳，这是由于药膳除了要具有一定的养生和食疗作用外，还应考虑药膳的食用性和安全性。严格地讲，药食同源类原料是指那些口感适合于食用，易于被人们接受，同时具有无明显毒副作用、无严格剂量要求的以药食两用的中药材。

药食同源类原料毕竟是药物，与食物相比，大多具有明显的寒、热、温、凉之性，个别药物还有“小毒”，故在炮制方法、配伍宜忌、用法用量、烹调加工等方面均具有严格的要求。

根据2018年卫建委公布的药食同源物质目录，药食同源类原料按其主要功效大致可分为解表类、清热类、润下类、祛风湿类、化湿类、利水渗湿类、温里类、理气类、消食类、止血类、活血化瘀类、化痰类、止咳平喘类、安神类、平肝息风类、补虚类、收涩类、驱虫类等。

第一节　解表类

凡以发散表邪为主要功效，常用以治疗表证的药食同源类原料，称解表类原料。解表类原料大多辛散轻扬，归肺、膀胱经。适用于恶寒发热、头身疼痛、无汗或汗出不畅等较轻的外感表证。根据药性及功效主治差异，解表药可分为发散风寒及发散风热两类。

本类原料使用时应注意：表虚自汗、阴虚盗汗及疮疡日久、淋证、失血患者应慎用；入汤不宜久煮，以免有效成分挥发而降低药效。

一、发散风寒

本类原料性味多辛温，以发散肌表风寒邪气为主要作用。主治风寒表证，症见恶寒发热，无汗或汗出不畅，头身疼痛，鼻塞流涕，口不渴，舌苔薄白等。

紫苏

【出处】《名医别录》。

【异名】苏叶，紫菜。

【基原】为唇形科植物紫苏的干燥叶或茎。

【性味归经】味辛，性温。归肺、脾、胃经。

【功效】解表散寒，行气和中，安胎，解鱼蟹毒。

【应用】用于外感风寒所致之恶寒发热、鼻塞、流清涕、咳嗽、呕恶、妊娠呕吐；用于鱼蟹中毒所致之腹痛、腹泻等。

【用法用量】煎汤，5～10g。不宜久煎。

【使用注意】本品性温，阴虚、气虚及热病患者慎服。

生姜

【出处】《名医别录》。

【异名】姜，鲜姜。

【基原】为姜科植物姜的新鲜根茎。

【性味归经】味辛，性微温。归肺、脾、胃经。

【功效】解表散寒，温中止呕，化痰止咳，解鱼蟹毒。

【应用】用于外感风寒所致之恶寒发热、头痛、恶心呕吐、寒痰咳嗽；用于鱼蟹中毒所致之恶心欲吐、腹痛等。

【用法用量】煎汤或绞汁，3～10g。

【使用注意】本品助火伤阴，故实热及阴虚内热者忌服。

香薷

【出处】《名医别录》。

【异名】石香薷，香薷草，香草。

【基原】为唇形科植物石香薷及江香薷的干燥地上部分。

【性味归经】味辛，性微温。归肺、脾、胃经。

【功效】发汗解表，化湿和中，利水消肿。

【应用】用于暑湿所致之恶寒发热、头痛无汗、腹痛吐泻、水肿、小便不利等。

【用法用量】煎服，3～10g。用于发表，量不宜过大，且不宜久煎；用于利水消肿，量宜稍大，且须浓煎。

【使用注意】本品辛温发汗之力较强，表虚有汗及暑热证当忌用。

白芷

【出处】《神农本草经》。

【异名】芷，香白芷。

【基原】为伞形科植物白芷或杭白芷的干燥根。

【性味归经】味辛，性温。归肺、胃、大肠经。

【功效】解表散寒，祛风止痛，宣通鼻窍，燥湿止带，消肿排脓。

【应用】用于风寒束表所致之感冒头痛、眉棱骨痛、鼻塞流涕、鼻鼽鼻渊、牙痛、带下、疮疡肿痛等。

【用法用量】煎服，3～10g。

【使用注意】本品辛香温燥，阴虚血热者忌服。

二、发散风热

本类原料性多寒凉，味多辛，以发散风热为主要作用。主要适用于风热表证，症见发热，微恶风寒，咽干口渴，头痛目赤，舌边尖红，苔薄黄等。

薄荷

【出处】《新修本草》。

【异名】蕃荷菜，升阳菜，南薄荷，夜息花。

【基原】为唇形科植物薄荷的干燥地上部分。

【性味归经】味辛，性凉。归肺、肝经。

【功效】疏散风热，清利头目，利咽透疹，疏肝行气。

【应用】用于外感风热或风温初起所致之发热头痛目赤，喉痹，口疮风疹，麻疹，胸胁胀闷等。

【用法用量】煎服，3～6g；宜后下。薄荷叶长于发汗解表，薄荷梗偏于行气和中。

【使用注意】本品芳香辛散，发汗耗气，故体虚多汗者不宜使用。

桑叶

【出处】《神农本草经》。

【异名】铁扇子，蚕叶。

【基原】为桑科植物桑的干燥叶。

【性味归经】味苦、甘，性寒。归肺、肝经。

【功效】疏散风热，清肺润燥，平抑肝阳，清肝明目。

【用法用量】煎汤或入丸散，5～10g。桑叶蜜制能增强润肺止咳的作用，故肺燥咳嗽多用蜜制桑叶。

【应用】用于外感风热或肝阳上亢所致之感冒，肺热燥咳，头晕头痛，目赤昏花，牙龈痛等。

菊花

【出处】《神农本草经》。

【异名】节华，金精，真菊，金蕊，药菊。

【基原】为菊科植物菊 *Chrysanthemum morifolium* Ramat. 的干燥头状花序。

【性味归经】味辛、甘、苦，性微寒。归肺、肝经。

【功效】疏散风热，平抑肝阳，清肝明目，解毒消肿。

【应用】用于外感风热或肝阳上亢所致之感冒，头痛眩晕，目赤肿痛，目暗昏花，疮痈肿毒等。

【用法用量】煎汤，5～10g。疏散风热宜用黄菊花，平肝清肝明目宜用白菊花。

【使用注意】气虚胃寒、食少泄泻者慎服。

葛根

【出处】《神农本草经》。

【异名】鸡齐根，干葛，甘葛，粉葛，葛麻茹，葛子根，葛条根。

【基原】为豆科植物野葛或甘葛藤的干燥根。

【性味归经】味甘、辛，性凉。归脾、胃、肺经。

【功效】解肌退热，生津止渴，透疹，升阳止泻，通经活络，解酒毒。

【用法用量】煎服，10～15g。解肌退热、透疹、生津宜生用，升阳止泻宜煨用。

【应用】用于外感风热所致之发热头痛，项背强痛，热痢，泄泻，眩晕头痛，中风偏瘫，胸痹心痛等；阴虚燥热所致之消渴，麻疹不透等；酒精中毒等。

淡豆豉

【出处】《名医别录》。

【异名】香豉，豉，淡豉，大豆豉。

【基原】为豆科植物大豆的成熟种子的发酵加工品。

【性味归经】味苦、辛，性凉。归肺、胃经。

【功效】解表除烦，宣发郁热。

【用法用量】煎服，6～12g。

【应用】用于外感风热所致之寒热头痛、口渴咽干、烦躁胸闷、虚烦不眠等。

第二节　清热类

凡以清解里热为主要功效，用以治疗里热证的药食同源类原料，称为清热类。清热类原料性寒凉，主治温热病高热烦渴，肺、胃、心、肝等脏腑火热证，温毒发斑，血热出血，痈疮肿毒等里热证。根据疾病的证型及药性特点，清热类原料可分为清热泻火、清热解毒。本类原料药性大多寒凉，易伤脾胃，故脾胃虚弱、食少便溏者慎用。

一、清热泻火

本类原料性味多苦寒或甘寒，以清热泻火为主要作用，主治热邪在气分之发热、口渴、汗出、烦躁等气分实热证，以及肺热咳嗽、胃热口渴、烦躁不安、肝火目赤等脏腑实热证。

芦根

【出处】《神农本草经》。

【异名】苇茎，鲜芦根，苇根，鲜苇根。

【基原】为禾本科植物芦苇的新鲜或干燥根茎。

【性味归经】味甘，性寒。归肺、胃经。

【功效】清热泻火，生津止渴，除烦止呕，利尿。

【应用】用于肺胃实热所致之热病烦渴、肺热咳嗽、肺痈吐脓、胃热呕吐、热淋涩痛等。

【用法用量】煎服，15～30g。鲜品用量加倍，或捣汁用。

【使用注意】本品性寒，脾胃虚寒者慎用。

淡竹叶

【出处】《神农本草经》。

【异名】竹叶门冬青，迷身草，山鸡米，金竹叶，长竹叶，山冬，地竹，淡竹米，林下竹。

【基原】为禾本科植物淡竹叶的干燥茎叶。

【性味归经】味甘、淡，性寒。归心、胃、小肠经。

【功效】清热泻火，除烦止渴，利尿通淋。

【应用】用于热病伤津所致之烦渴，小便短赤涩痛，口舌生疮等。

【用法用量】煎服，6～10g。

【使用注意】阴虚火旺、骨蒸潮热者慎用。

栀子

【出处】《神农本草经》。

【异名】越桃，山栀。

【基原】为茜草科植物栀子的干燥成熟果实。

【性味归经】味苦，性寒。归心、肺、三焦经。

【功效】泻火除烦，清热利湿，凉血解毒。

【应用】用于里热所致之心烦，湿热黄疸，淋证涩痛，血热吐衄，目赤肿痛，火毒疮疡等。

【用法用量】煎汤、浸泡，6～10g。

【使用注意】本品苦寒伤胃，脾虚便溏者不宜用。

决明子

【出处】《神农本草经》。

【异名】草决明，还瞳子。

【基原】为豆科植物决明或小决明的干燥成熟种子。

【性味归经】味甘、苦、咸，性微寒。归肝、大肠经。

【功效】清肝明目，润肠通便。

【应用】用于肝经实火所致之目赤涩痛、羞明多泪、头痛眩晕、目暗不明、大便秘结等。

【用法用量】煎服，9～15g。

【使用注意】本品性寒滑肠，气虚便溏者不宜用。

二、清热解毒

本类原料性味多苦寒，以清热解毒为主要作用。主治各种热毒证，如疮痈、疔疖、温热病、咽喉肿痛、痢疾、癌肿、水火烫伤等。

金银花

【出处】《名医别录》。

【异名】银花，忍冬花，二宝花。

【基原】为忍冬科植物忍冬的干燥花蕾或带初开的花。

【性味归经】味甘，性寒。归肺、心、胃经。

【功效】清热解毒，疏散风热。

【应用】用于外感风热或温病初起所致之痈肿、疔疮、喉痹、丹毒、热毒血痢等；预防乙脑、流脑等。

【用法用量】煎服，6 ～ 15g。疏散风热、清泄里热以生品为佳；炒炭宜用于热毒血痢；露剂多用于暑热烦渴。

【使用注意】本品性寒，脾胃虚寒及气虚疮疡脓清者忌用。

蒲公英

【出处】《新修本草》。

【异名】蒲公草，仆公草，地丁，金簪草，孛孛丁菜，黄花苗，黄花地丁，蒲公丁，黄花草。

【基原】为菊科植物蒲公英、碱地蒲公英或同属数种植物的干燥全草。

【性味归经】味苦、甘，性寒。归肝、胃经。

【功效】清热解毒，消肿散结，利湿通淋。

【用法用量】煎服，10 ～ 15g。外用鲜品适量捣敷或煎汤熏洗患处。

【应用】用于热毒，淋证所致之疔疮肿毒，热淋涩痛，乳痈，瘰疬，目赤，咽痛，肺痈，肠痈，湿热黄疸。

鱼腥草

【出处】《名医别录》。

【异名】蕺菜，菹菜，紫背鱼腥草，紫蕺，臭猪巢，侧耳根，折耳根，臭腥草。

【基原】为三白草科植物蕺菜的新鲜全草或干燥地上部分。

【性味归经】味辛，性微寒。归肺、膀胱、大肠经。

【功效】清热解毒，消痈排脓，利尿通淋。

【应用】用于湿热所致之肺痈吐脓、痰热喘咳、热痢、热淋、痈肿疮毒等。

【用法用量】煎汤，鲜品加倍捣汁服，15～25g。

【使用注意】本品性寒，虚寒证及阴性疮疡忌服。不宜久煎。

青果

【出处】《日华子本草》。

【异名】青榄，橄榄，青子，黄榄，甘榄。

【基原】为橄榄科植物橄榄的干燥成熟果实。

【性味归经】味甘、酸，性平。归肺、胃经。

【功效】清热解毒，利咽化痰，生津止渴，除烦醒酒。

【应用】用于肺胃热毒所致之咽喉肿痛、咳嗽、烦热口渴、鱼蟹中毒等。

【用法用量】煎服，5～10g。鲜品加倍。

【使用注意】本品不宜多服，脾胃虚寒及大便秘结者慎服。

余甘子

【出处】《本草图经》。

【异名】土橄榄，望果，余甘，鱼木果，滇橄榄，喉甘子。

【基原】为大戟科植物余甘子的干燥成熟果实，系藏族习用药材。

【性味归经】味甘、酸、涩，性凉。归肺、胃经。

【功效】清热凉血，消食健胃，生津止咳。

【应用】用于肺胃热盛所致之咳嗽，咽喉肿痛，口干烦渴；脾虚所致之消化不良，食积腹胀等。

【用法用量】煎服，3～9g。

【使用注意】脾胃虚寒者慎用。

荷叶

【出处】《食疗本草》。

【异名】莲叶。

【基原】为睡莲科植物莲的干燥叶。

【性味归经】味苦、涩，性平。归肝、脾、胃经。

【功效】荷叶：清暑化湿，升发清阳，凉血止血。荷叶炭：收涩，化瘀止血。

【应用】用于暑湿所致之烦渴、泄泻、食欲不振等。荷叶炭：用于血热所致之吐衄、便血崩漏、产后血晕等。

【用法用量】荷叶：煎汤，3～10g。荷叶炭：3～6g。

【使用注意】荷叶畏桐油、茯苓、白银。气虚不能摄血之失血症忌用。

菊苣

【出处】《新疆中草药手册》。

【异名】蓝菊。

【基原】为菊科植物毛菊苣或菊苣的干燥地上部分或根。本品系维吾尔族习用药材。

【性味归经】味微苦、咸，性凉。归肝、胆、胃经。

【功效】清肝利胆，健胃消食，利尿消肿。

【应用】用于湿热所致之黄疸，胃痛食少，内热消渴，水肿尿少等。

【用法用量】煎服，9～18g。

马齿苋

【出处】《本草纲目》。

【异名】马苋，五行草，长命菜，五方草，瓜子菜，麻绳菜等。

【基原】为马齿苋科植物马齿苋的全草。

【性味归经】味酸，性寒。入大肠、肝、脾经。

【功效】清热祛湿，散血消肿，利尿通淋。

【应用】用于肠炎痢疾、尿血、尿道炎、小便热淋。

【使用注意】脾虚便秘者及孕妇禁食，忌与鳖同食。

第三节　润下类

能润滑大肠，促进排便而不致峻泻的药食同源类原料，称为润下类。本类原料多为植物种子和种仁，富含油脂，性味甘平，药力缓和，大多归脾、大肠经，多用于老年津枯、热病伤津、阴血亏虚、产后血虚等肠燥便秘。

本类原料使用时，孕妇应慎用。

火麻仁

【出处】《神农本草经》。

【异名】麻子仁，大麻仁，白麻子，冬麻子。

【基原】为桑科一年生草本植物大麻的成熟种子。

【性味归经】味甘，性平。归脾、大肠经。

【功效】润肠通便，滋养补虚。

【应用】用于津血亏虚所致之便秘、消渴等。

【用法用量】捣碎后制成汤、粥、羹等，10 ～ 15g。

【使用注意】过量可引起中毒。孕妇慎用。

郁李仁

【出处】《神农本草经》。

【异名】郁里仁，郁子。

【基原】为蔷薇科落叶灌木植物欧李、郁李的成熟种子。

【性味归经】味辛、苦、甘，性平。归大肠、小肠经。

【功效】润肠通便，利水消肿。

【应用】用于津枯肠燥所致之便秘腹胀，水湿内停所致之小便不利、脚气水肿、腹水胀满等。

【用法用量】捣碎后制成汤、粥、羹等，6 ～ 12g。

【使用注意】脾虚泄泻者及孕妇慎用。

第四节　祛风湿类

凡以祛风除湿、散寒止痛、舒筋活络为主要功效，常用于风湿痹痛的药食同源类原料，称为祛风湿类。祛风湿类原料味多辛苦，性温或凉，大多归肝、脾经。主治风湿痹痛日久，肢体拘挛、关节不利、红肿疼痛、麻木不仁等，也可用于中风后遗症之偏瘫、手足麻木、肢体疼痛，少数原料亦可用于腰膝酸软、下肢痿弱等。

本类原料使用时应注意：痹证迁延日久，宜作酒剂或丸散剂常服；大多辛温性燥，易伤阴耗血，故阴虚血亏者应当慎用。

乌梢蛇

【出处】《药性论》。

【异名】乌蛇。

【基原】为游蛇科动物乌梢蛇除去内脏的干燥全体。

【性味归经】味甘，性平。归肝经。

【功效】祛风，通络，止痉。

【应用】用于风湿阻络所致之久痹、麻木拘挛等，中风后遗症之口眼㖞斜、半身不遂、破伤风、顽癣、麻风疠毒等。

【用法用量】作酒或汤羹等，6 ～ 12g。

【使用注意】血虚生风者慎用。

木瓜

【出处】《名医别录》。

【异名】宣木瓜，光皮木瓜。

【基原】为蔷薇科植物桔梗海棠的干燥近成熟果实。

【性味归经】味酸，性温。归肝、脾经。

【功效】舒筋活络，和胃化湿。

【应用】用于风湿阻络所致之痹痛、筋脉拘挛、麻木不仁等；湿阻中焦所致之消渴、脘腹痞满、吐泻转筋等。

【用法用量】煎汤，煮粥、羹等，6～9g。

【使用注意】内有郁热，小便短赤者忌服。胃酸过多者慎服。

第五节　化湿类

凡以芳香辟浊、宣化湿邪、化湿运脾为主要功效，常用于湿阻中焦的药食同源类原料，称为化湿类。化湿类原料多为辛香温燥之品，大多归脾、胃经，故主要用于湿阻中焦之脘腹痞满，不思饮食，食少体倦，呕吐泄泻等。

本类原料使用时应注意：入煎剂须后下，且不宜久煎，以免损耗药力，降低疗效；大多辛温性燥，易伤阴耗血，故阴虚血亏应当慎用。

藿香

【出处】《名医别论》。

【异名】广藿香，排香草，苏藿香。

【基原】为唇形科多年生草本植物广藿香的干燥地上部分。

【性味归经】味辛，性微温。归脾、胃、肺经。

【功效】祛暑解表，化湿和胃。

【应用】用于湿困中焦所致之脘腹痞满、恶心呕吐；暑天外感风寒、内伤生冷所致之恶寒发热、头晕乏力、头痛胸闷、腹痛吐泻等。

【用法用量】浸泡、煎汤、粥等，3～10g。

【使用注意】不宜久煎。阴虚火旺者慎用。

砂仁

【出处】《药性论》。

【异名】缩砂仁。

【基原】为姜科多年生草本植物阳春砂、绿壳砂或海南砂的干燥成熟果实。

【性味归经】味辛，性温。归脾、胃、肾经。

【功效】化湿开胃，温脾止泻，理气安胎。

【应用】用于湿困中焦、脾胃气滞所致之脘腹痞满胸胁胀闷、纳差（食量减少）、吐泻、胎动不安等。

【用法用量】浸泡、煎汤、羹粥，3～6g。不宜久煎。

【使用注意】阴虚血燥者慎用。

白扁豆花

【出处】《中华药膳养生宝典》。

【异名】南豆花。

【基原】为一年生缠绕草本植物扁豆的成熟种子。

【性味归经】味甘，性平。归脾、胃、大肠经。

【功效】解暑化湿，和中健脾。

【应用】用于夏伤暑湿，发热，泄泻，痢疾，赤白带下，跌打伤肿。

【用法用量】内服：煎汤，3～6g；或研末；或捣汁。外用：适量，捣敷。

【使用注意】白扁豆花置阴凉干燥处，密闭，防蛀。

第六节 利水渗湿类

凡以通利水道、渗泄水湿为主要功效，常用于水湿内停证的药食同源类原料，称为利水渗湿类。利水渗湿类原料多为甘淡之品，大多归肾、脾、膀胱经，故主要用于水肿、痰饮、小便不利、泄泻、湿疹、湿疮、带下、淋证等。

本类原料使用时应注意：多由甘淡或苦燥之品组成，易耗伤阴津，故素体阴亏、病后体弱者及孕妇均应慎用；有些药有较强的通利作用，孕妇慎用。

茯苓

【出处】《神农本草经》。

【异名】云苓，茯菟，松薯，松木薯，松苓。

【基原】为多孔菌科真菌茯苓的干燥菌核。

【性味归经】味甘、淡，性平。归心、脾、肾经。

【功效】利水渗湿，健脾，宁心安神。

【应用】用于脾虚湿盛所致之各种水肿、泄泻、痰饮、纳差等，心脾两虚所致之心悸、失眠等。

【用法用量】煎汤，做糕饼、羹粥，10 ～ 15g。

【使用注意】虚寒滑精、阴虚无水湿者忌服。

薏苡仁

【出处】《神农本草经》。

【异名】苡米，苡仁米，菩提子。

【基原】为禾本科植物薏苡的干燥成熟种仁。

【性味归经】味甘、淡，性凉。归脾、胃、肺经。

【功效】利水渗湿，健脾除痹，消肿排脓。

【应用】用于脾虚湿盛所致之水肿、泄泻、痰饮、湿痹、肢体拘挛疼痛、脚气肿痛、淋浊、带下等，以及肺痈、肠痈等。

【用法用量】浸酒、煎汤、煮粥，30 ～ 50g。

【使用注意】虚寒精滑、津亏阴虚者忌服。

第七节　温里类

凡以温里散寒为主要功效，常用于治疗里寒证的药食同源类原料，称为温里类。温里类原料多性味辛温，大多归脾、肾经。里寒证多为寒邪内侵或阳虚不能温煦所致的各种病证，主要表现为畏寒肢冷、惊悸怔忡、神疲倦卧、舌淡苔白、脉沉紧等。

本类原料使用时应注意：多辛温燥烈，易于助火伤阴耗血，凡属阴虚、血虚者及孕妇均应慎用或忌用，实热证禁用温里散寒类原料；不同的脏腑寒证其表现各不相同，临证可根据不同的脏腑寒证选相应的药食同源类原料，如肾阳不足所致腰膝冷痛、大便清稀、小便清长等，首选肉桂、附子。

肉桂

【出处】《神农本草经》。

【异名】玉桂，牡桂，菌桂。

【基原】为樟科植物肉桂 *Cinnamomum cassia* Presl 的干燥树皮。

【性味归经】味辛、甘，性大热。归脾、肾、心、肝经。

【功效】补火助阳，引火归原，温通经脉，散寒止痛。

【临床应用】用于阳虚所致之阳痿、宫冷不孕、心腹冷痛、寒疝腹痛、闭经、痛经、阴疽、胸痹；虚阳上浮所致之发热、咽痛、虚喘等。

【用法用量】煎汤、羹粥，1～5g。

【使用注意】阴虚火旺，内有实热，血热妄行之出血者及孕妇忌用。

小茴香

【出处】《新修本草》。

【异名】茴香子，小茴，怀香子，茴香菜子，谷茴香。

【基原】为伞形科植物茴香的干燥成熟果实。

【性味归经】味辛，性温。归肝、肾、膀胱、胃经。

【功效】散寒止痛，理气和胃。

【应用】用于中焦虚寒、肝经寒凝气滞所致之脘腹冷痛、胁腹胀痛、小腹冷痛、寒疝腹痛、痛经、呃逆等。

【用法用量】煎汤、糕饼、羹粥，3～6g。

【使用注意】实热内盛，阴虚火旺者忌服。

丁香

【出处】《雷公炮炙论》。

【异名】公丁香，丁子香，百里馨。

【基原】为桃金娘科植物丁香的干燥花蕾。

【性味归经】味辛，性温。归脾、胃、肺、肾经。

【功效】温中降逆，散寒止痛，温肾助阳。

【应用】用于胃寒所致之呕吐、呃逆、脘腹冷痛等，肾阳不足所致之腰膝酸软、阳痿、早泄、宫冷不孕等。

【用法用量】作调味品，煎汤、羹粥等，1～3g。

【使用注意】热证及阴虚内热者忌服，不能与郁金同用。

高良姜

【出处】《名医别录》。

【异名】小良姜，良姜，海良姜。

【基原】为姜科植物高良姜的干燥根茎。

【性味归经】味辛，性热。归脾、胃经。

【功效】温胃止呕，散寒止痛。

【应用】用于中焦实寒或虚寒所致之脘腹冷痛、胃痛、纳差、呕吐等。

【用法用量】煎汤、做羹粥，3～6g。

【使用注意】阴虚火旺、实热内盛者忌服。

胡椒

【出处】《新修本草》。

【异名】白胡椒，黑胡椒，玉椒。

【基原】为胡椒科植物胡椒的干燥近成熟或成熟果实。

【性味归经】味辛，性热。归胃、大肠经。

【功效】温中散寒，下气消痰。

【应用】用于中焦实寒或虚寒所致之胃寒腹痛、呕吐清稀、反胃、泄泻等。

【用法用量】作调味品，煎汤、熬粥，2～4g；研末服，0.6～1.5g。

【使用注意】阴虚火旺者忌服，孕妇慎用。

花椒

【出处】《神农本草经》。

【异名】蜀椒，秦椒，川椒，大椒，汉椒，巴椒。

【基原】为芸香科植物青椒或花椒的干燥成熟果皮。

【性味归经】味辛，性温。归脾、胃、肾经。

【功效】温中止痛，杀虫止痒，除湿止泻。

【临床应用】用于中焦实寒或虚寒所致之脘腹冷痛痛经等；小儿蛲虫病、虫积腹痛、肛周瘙痒等；湿困中焦所致之湿疹、阴痒、呕吐泄泻等。

【用法用量】作调味品，煎汤、羹粥，3～6g。

【使用注意】阴虚火旺者忌服，孕妇慎用。多食易动火、耗气、损目。

八角

【出处】《本草纲目》。

【异名】大茴香，八角茴香，舶上茴香，舶茴香，八角珠，八角香，八角大茴，原油茴，八月珠，大料，五香八角。

【基原】为八角茴香科八角属的一种植物的果实，其同名的干燥果实是中国和东南亚地区烹饪的调味料之一。

【性味归经】味甘、辛，性温。归脾、肾经。

【功效】祛风理气，和胃调中。

【临床应用】用于中寒呕逆、腹部冷痛、胃部胀闷等。但多食会损目发疮。

【用法用量】作调味品，煎汤、做羹粥，3～6g。

【使用注意】阴虚火旺的眼病患者和干燥综合征、更年期综合征、活动性肺结核、支气管哮喘、痛风、糖尿病、热盛者少食甚至忌食。

茴香

【出处】《本草纲目》。

【异名】茴香子，小茴，茴香，谷茴香，香子。

【基原】为伞形科草本植物小茴香的果实。

【性味归经】味辛，性温。入肾、膀胱、胃经。

【功效】开胃进食，理气散寒，有助阳气。

【临床应用】用于中焦有寒，食欲减退，恶心呕吐，腹部冷痛；疝气疼痛，睾丸肿痛；脾胃气滞，脘腹胀满作痛。

【用法用量】作调味品，也可以作沙拉，煎汤，或入丸、散剂。

【使用注意】由于多食茴香会有损视力的副作用产生，不宜短期大量使用，每天应以10g为上限。而性燥热，较适合虚寒体质者食之，每次食用的量也不宜过多。

第八节　理气类

凡以疏理气机为主要功效，常用于气滞证和气逆证的药食同源类原料，称为理气类。理气类原料多为辛香之品，大多归肺、肝、脾经。依其作用特点的不同，其功效有理气健脾、疏肝解郁、理气宽胸之不同。气滞证主要表现为胀、满、痛；气逆证主要表现为呕吐、恶心嗳气、咳喘等。如脾胃气滞主要表现为脘腹胀满、疼痛、恶心呕吐；肝郁气滞主要表现为胁肋胀满、乳胀、痛经、情志抑郁等。

本类原料使用时应注意：药性辛温香散，易于耗气伤阴，对于气虚、阴虚的患者均应慎用。

陈皮

【出处】《神农本草经》。

【异名】橘皮，新会皮，广陈皮。

【基原】为芸香科植物橘及其栽培变种的干燥成熟果皮。

【性味归经】味苦、辛，性温。归脾、肺经。

【功效】理气健脾，燥湿化痰。

【临床应用】用于中焦气滞所致之脘腹胀满、不思饮食、恶心呕吐等；湿痰或寒痰所致之咳嗽痰多、胸胁胀满等。

【用法用量】煎汤，做糕饼、羹粥，3～10g。

【使用注意】阴虚燥咳者忌服。

佛手

【出处】《滇南本草》。

【异名】佛手柑，五指柑，手柑，福寿柑。

【基原】为芸香科植物佛手的干燥成熟果实。

【性味归经】味辛、苦，性温。归肝、脾、胃、肺经。

【功效】疏肝解郁，理气和中，燥湿化痰。

【临床应用】用于肝胃不和所致之胁肋胀满、脘腹痞满等，以及痰湿阻肺所致之久咳痰多、胸闷胀痛等。

【用法用量】煎汤，做糕饼、羹粥，3～10g。

【使用注意】气阴亏虚，干咳少痰者忌用。

香橼

【出处】《本草拾遗》。

【异名】枸橼子，枸橼。

【基原】为芸香科植物枸橼或香圆的成熟果实。

【性味归经】味辛、苦、酸，性温。归肝、脾、肺经。

【功效】疏肝理气，宽中，化痰。

【临床应用】用于肝胃气滞所致之胸胁胀痛、呕吐嗳气以及湿痰所致之脘腹痞满、胁肋胀满、痰多咳嗽等。

【用法用量】煎汤，做糕饼、羹粥，3～10g。

【使用注意】阴虚燥咳者忌用。

代代花

【出处】《神农本草经》。

【异名】枳壳花，酸橙花。

【基原】为芸香科植物代代花的果实。

【性味归经】味苦、酸，性微寒。归心、脾、肺、肾经。

【功效】行气宽中，消食，化痰。

【临床应用】用于脾胃气滞、痰食积滞所致之脘腹痞满、不思饮食、痰多胸闷等。

【用法用量】做汤、糕饼、羹粥等，3～10g。

【使用注意】孕妇忌用。

薤白

【出处】《神农本草经》。

【异名】薤白头，小根蒜，野蒜。

【基原】为百合科植物小根蒜或薤的干燥鳞茎。

【性味归经】味辛、苦，性温。归肺、胃、大肠经。

【功效】通阳散结，行气导滞。

【临床应用】用于寒痰阻滞，胸阳不振所致之胸痹心痛、胸满喘急、腹痛、腹泻等。

【用法用量】煎汤，做糕饼、羹粥，5～10g。

【使用注意】阴虚发热者慎用。

刀豆

【出处】《救荒本草》。

【异名】葛豆，刀豆角，刀板豆，挟剑豆。

【基原】为豆科植物刀豆的干燥成熟种子。

【性味归经】味辛，性温。归胃经。

【功效】降气止呃，温肾助阳。

【临床应用】用于寒凝气滞所致之呕吐、呃逆等及肾阳虚所致之腰痛、尿频等。

【用法用量】煎汤，做糕饼、羹粥，6～9g。

【使用注意】胃热盛者慎服。

第九节　消食类

凡以消化食积为主要功效，常用以治疗饮食积滞的药食同源类原料，称为消食类。消食类原料大多性味甘平或甘温，大多归脾、胃经。脾胃为生化之源、后天之本，主纳谷运化。若饮食不节损伤脾胃，或先天脾胃功能不良，易致饮食停滞，出现各种运化功能失常的病证，如消化不良、纳呆食少、脘腹胀满、便秘、腹泻等。

本类原料使用时应注意：各消食类食材性能不同，应据不同症状和病因，选择恰当原料，如油腻肉食积滞宜用山楂、米面食积宜用麦芽等；哺乳期忌用麦芽，服人参时忌用莱菔子。

山楂

【出处】《神农本草经》。

【异名】山里红果，东山楂，红果，胭脂果。

【基原】为蔷薇科植物山里红或山楂的成熟果实。

【性味归经】味酸、甘，性微温。归脾、胃、肝经。

【功效】消食健胃，化痰消滞，活血散瘀。

【临床应用】用于食积所致之脘腹胀痛、纳呆厌食、嗳腐吞酸；气滞血瘀之痛经、闭经、产后腹痛等。

【用法用量】煎汤或入丸、散，3 ～ 10g。焦山楂消食导滞作用强，常用于肉食积滞、胃脘胀满、泻痢腹痛。

【使用注意】脾胃虚而无积滞者忌服。孕妇、胃酸过多、消化性溃疡者慎服。忌铁、铝器具。

麦芽

【出处】《名医别录》。

【异名】麦蘖，大麦毛，大麦芽。

【基原】为禾本科植物大麦的成熟果实经发芽干燥而成。

【性味归经】味甘，性平。归脾、胃、肝经。

【功效】消食化积，回乳消胀。

【临床应用】用于食积所致之食欲不振、脘腹胀满等；肝郁气滞之胃痛、乳房胀痛等。

【用法用量】水煎服，10 ～ 15g。炒用（回乳功效），30 ～ 120g。

【使用注意】哺乳期妇女忌用。孕妇慎服。

莱菔子

【出处】《本草衍义补遗》。

【异名】萝卜子，罗白子。

【基原】为十字花科植物莱菔的干燥成熟种子。

【性味归经】味辛、甘，性平。归脾、胃、肺经。

【功效】消食除胀，降气化痰。

【临床应用】用于食积气滞所致之脘腹胀满、嗳腐吞酸、大便秘结等；痰壅气滞之咳嗽痰多、胸闷喘满等。

【用法用量】浸泡、煎、煮、熬、炒、生用，6 ～ 10g。

【使用注意】本品辛散耗气，故气虚及无食积、痰滞者慎用。不宜与人参同用。

鸡内金

【出处】《神农本草经》。

【异名】鸡肶胵里黄皮，鸡肫内黄皮，鸡中金。

【基原】为雉科动物鸡的干燥沙囊内壁。

【性味归经】味甘，性平。归脾、胃、小肠、膀胱经。

【功效】健脾消食，涩精止遗，通淋化石。

【临床应用】用于食积所致之消化不良、呕吐、反胃、小儿疳积；肾气不固所致之遗精、遗尿；结石症，如胆石症、泌尿系结石等。

【用法用量】煎汤，3～10g。研末服或入丸、散，1.5～3g。

【使用注意】脾虚无积者慎服。鸡内金含有胃激素，在高温下易被破坏，故一般以生用（焙干研末）为佳。

第十节 止血类

凡以制止体内外出血为主要功效，常用以预防和治疗各种出血类病证的药食同源类原料，称为止血类。止血类原料大多性味苦寒，归心、肝经。适用于血热、瘀阻、虚寒等所致的各种出血病证，如咯血、衄血、便血、紫癜等。

本类原料使用时要注意："止血不留瘀"，故出血兼有瘀滞者不宜单独使用；若出血过多或气随血脱者，当急投大补元气类原料，以挽救气脱危候，不在用膳范围。

槐花

【出处】《本草拾遗》。

【异名】槐蕊，洋槐花。

【基原】为豆科植物槐的干燥花蕾。

【性味归经】味苦，性微寒。归肝、大肠经。

【功效】凉血止血，清肝泻火。

【临床应用】用于血热所致之肠风便血、痔疮下血、尿血、血淋、衄血、痈肿疮疡等。

【用法用量】煎汤或入丸、散，5～10g。

【使用注意】止血多炒炭用，清热泻火宜生用。脾胃虚寒及痰湿内盛者慎服。

白茅根

【出处】《神农本草经》。

【异名】茅根，兰根，白茅草。

【基原】为禾本科植物白茅的干燥根茎。

【性味归经】味甘，性寒。归肺、胃、膀胱经。

【功效】凉血止血，清热利尿。

【临床应用】用于血热所致之咳血、吐血、尿血，热病烦渴，胃热呕逆，尿淋，黄疸等。

【用法用量】浸泡、焖、炖、煮、蒸，15～30g。

【使用注意】脾胃虚寒、溲多不渴者忌服。

小蓟

【出处】《本草经集注》。

【异名】野红花，小刺盖，刺菜，猫蓟，青刺蓟，千针草，刺蓟菜，刺儿菜，青青菜，萋萋菜，枪刀菜，野红花，刺角菜，刺角芽，木刺艾，刺杆菜，刺刺芽，刺杀草，荠荠毛，小恶鸡婆，刺萝卜，小蓟姆，刺儿草，牛戳刺，刺尖头草，小刺盖，萋萋芽（安徽北部等地方叫法），刺牙菜，刺脚牙（河南省北部叫法）。

【基原】为菊科植物刺儿菜 *Cephanoplos segetum*（Willd.）Kitarn. 的地上部分。

【性味归经】味甘、苦，性凉。归心、肝经。

【功效】凉血止血，祛瘀消肿。

【临床应用】用于衄血，吐血，尿血，便血，崩漏下血，外伤出血，痈肿疮毒。

【用法用量】4.5～9g。外用鲜品适量，捣烂敷患处。

第十一节　活血化瘀类

凡以畅通血行、消散瘀血为主要功效，常用以治疗瘀血病证的药食同源类原料，称为活血化瘀类。活血化瘀类原料性味多辛苦、温，大多归心、肝经。瘀血既是病理产物，又是多种病证的致病因素，且所致病种广泛，如气滞血瘀所致之胸胁刺痛、腹痛、胃脘痛、月经不调、痛经、闭经、产后腹痛等；中风后遗症、风湿肩背痛、跌打损伤等。

本类原料使用时应注意：月经过多及其他出血证而无瘀血现象者慎用，孕妇忌用。

桃仁

【出处】《神农本草经》。

【异名】桃核仁。

【基原】为蔷薇科植物桃或山桃的干燥成熟种子。

【性味归经】味苦、甘，性平；有小毒。归心、肝、肺、大肠经。

【功效】活血祛瘀，润肠通便，止咳平喘。

【临床应用】用于瘀血疼痛、血燥便秘、痛经闭经、热病蓄血、跌打损伤等。

【用法用量】捣碎，浸泡、煎、煮、熬，5～10g。

【使用注意】孕妇忌服，便溏者慎用。本品有小毒，需在医生指导下使用。

第十二节　化痰类

凡以化痰为主要功效，常用于治疗痰证的药食同源类原料，称为化痰类。化痰类原料大多性味苦平或甘寒，归肺、脾、肾经。痰之产生多责之于肺不能布散津液，脾不能运化精微，肾不能蒸化水液，以致津凝成痰。痰既是病理产物，又是致病因子，它“随气升降，无处不到”，导致各种痰饮病证，如咳嗽痰多、胸胁胀满、瘿瘤、瘰疬等。

本类原料使用时注意：咳嗽兼有咳血者，或者胃溃疡出血者，不宜用强烈而有刺激性的化痰药，以防加重出血。

桔梗

【出处】《神农本草经》。

【异名】梗草，苦梗，苦菜根。

【基原】为桔梗科桔梗的干燥根茎。

【性味归经】味苦、辛，性平。归肺经。

【功效】开宣肺气，祛痰利咽，排脓。

【临床应用】用于痰浊壅肺所致之咳嗽痰多、咽喉肿痛、肺痈吐脓、小便癃闭等。

【用法用量】浸泡、熬、煮、蒸、炖，3～10g。

【使用注意】凡气机上逆、呕吐、呛咳、眩晕、咳血（阴虚火旺）者忌用。

胖大海

【出处】《本草纲目拾遗》。

【异名】安南子，大发。

【基原】为梧桐科落叶乔木胖大海的干燥成熟种子。

【性味归经】味甘，性寒。归肺、大肠经。

【功效】清热润肺，利咽开音，润肠通便。

【临床应用】用于肺燥津伤所致之干咳无痰、咽喉肿痛、音哑、热结便秘等。

【用法用量】泡服、煮、煎、熬，2～4枚。

【使用注意】脾胃虚寒泄泻者慎服。过量服用可引起呼吸中枢麻痹。

昆布

【出处】《吴普本草》。

【异名】海带，海昆布，海草。

【基原】为海带科植物海带的干燥叶状体。

【性味归经】味咸，性寒。归肝、胃、肾经。

【功效】消痰软坚，利水退肿。

【临床应用】用于痰浊壅阻所致之咳嗽、瘰疬、瘿瘤、噎膈等。

【用法用量】煎汤或研末入丸、散，5～15g。

【使用注意】海带性寒，脾胃虚寒者、孕妇及哺乳期妇女忌食。

沙棘

【出处】《晶珠本草》。

【异名】醋柳果，沙枣，酸刺。

【基原】为胡颓子科沙棘属植物沙棘的成熟果实。

【性味归经】味酸、涩，性温。归肺、脾、胃经。

【功效】止咳化痰，健脾消食，活血散瘀。

【临床应用】用于脾胃虚弱、痰食积滞所致之消化不良，食积腹痛，胃痛，咳嗽痰多；瘀血阻滞之痛经，闭经等。

【用法用量】浸泡，做膏、汁，3～9g。

【使用注意】高热者慎用，孕妇忌用。

芥子

【出处】《中药志》。

【异名】芥菜子，青菜子，黄芥子。

【基原】为十字花科植物芥的干燥成熟种子。

【性味归经】味辛，性温。归肺、胃经。

【功效】温肺豁痰利窍，散结通络止痛。

【临床应用】用于寒痰壅阻所致之咳嗽咯痰，关节麻木，痰湿流注，胃寒呕吐等。

【用法用量】煎汤或入丸、散，3～9g。

第十三节　止咳平喘类

凡以降利肺气、平息咳喘为主要功效，常用以治疗咳嗽气喘的药食同源类原料，称为止咳平喘类。止咳平喘类原料味或甘或苦或辛，其性或温或寒，主归肺经。主要用于外感或内伤引起的咳嗽、哮喘。

本类原料使用时应注意：表证、麻疹初起，不能单投止咳平喘药，尤其是收敛止咳，当以疏解宣发为主，少佐止咳类原料。

苦杏仁

【出处】《神农本草经》。

【异名】北杏仁。

【基原】为蔷薇科落叶乔木植物山杏、西伯利亚杏、东北杏或杏的干燥成熟种子。

【性味归经】味苦，性微温；有小毒。归肺、大肠经。

【功效】止咳平喘，润肠通便。

【临床应用】用于痰浊壅肺所致之咳嗽气喘，胸闷痰多，肠燥便秘等。

【用法用量】浸泡、煎、煮、熬，3～10g。

【使用注意】本品有小毒，用量不宜过大，应反复多次沸水浸烫，去皮、尖部，需在医生指导下使用。婴幼儿慎用。

紫苏子

【出处】《名医别录》。

【异名】苏子，铁苏子。

【基原】为唇形科一年生草本植物紫苏的干燥成熟果实。

【性味归经】味辛，性温。归肺、大肠经。

【功效】降气消痰，止咳平喘，润肠通便。

【临床应用】用于痰壅气滞所致之咳嗽气喘、胸胁胀满、气滞便秘等。

【用法用量】煎汤或入丸、散，5～10g。

【使用注意】气虚久嗽、阴虚喘逆及脾虚便溏者慎用。

白果

【出处】《日用本草》。

【异名】鸭脚子，灵眼，佛指柑，银杏。

【基原】为银杏科植物银杏的干燥成熟种子。

【性味归经】味甘、苦、涩，性平；有小毒。归肺、肾经。

【功效】敛肺定喘，收涩止带，缩尿。

【临床应用】用于肺肾两虚所致之咳嗽气喘、小便白浊、赤白带下、遗精尿频等。

【用法用量】炖、炸、煮、蒸，3～19g。

【使用注意】本品有小毒，内服不宜过量或生用，应反复浸泡，去皮、胚芽，煮熟透，长期服用需在医生指导下使用。有实邪者忌服，小儿、孕妇尤当注意。

罗汉果

【出处】《岭南采药录》。

【异名】拉汉果，光果木鳖。

【基原】为葫芦科植物罗汉果的成熟果实。

【性味归经】味甘，性凉。归肺、脾经。

【功效】清热润肺，化痰止咳，生津利咽，润肠通便。

【临床应用】用于痰热壅肺所致之肺热痰火咳嗽、咽痛、肠燥便秘等。

【用法用量】水煎服或单用加蜂蜜泡服；或制做成年糕、糖果、饼干等，10 ~ 30g。

【使用注意】脾胃虚寒者慎服。肺寒及外感咳嗽者忌用。

第十四节　安神类

凡以安神定志为主要功效，常用以治疗心神不宁的药食同源类原料，称为安神类。安神类原料大多为植物类种子、种仁，味多甘酸，主归心、肝经。用于心肝阴血虚不能滋养心神所致心神不宁、惊悸怔忡、虚烦不眠、健忘多梦、遗精、盗汗等证。

本类原料使用时应注意：神志失常、癫痫等证属实热或血瘀者慎用。

酸枣仁

【出处】《神农本草经》。

【异名】枣仁，酸枣核。

【基原】为鼠李科植物酸枣的干燥成熟种子。

【性味归经】味甘、酸，性平。归心、肝、胆经。

【功效】养心补肝，宁心安神，敛汗生津。

【临床应用】用于心肝两虚所致之惊悸怔忡、心烦失眠、多梦、自汗、盗汗等。

【用法用量】浸泡、煎、煮、熬，10 ~ 20g。

【使用注意】有实邪及滑泄者慎服。偶有过敏反应。

百合

【出处】《中药临床新用途》。

【异名】强瞿、番韭、山丹、倒仙。

【基原】为百合科植物百合 *Lilium brownie* F. E. Brown var. *viridulium* Baker 或细叶百合 *L. Pumilum* DC. 的肉质鳞叶。

【性味归经】味甘，性微寒。归肺、心经。

【功效】养阴润肺，清心安神。

【临床应用】体质虚弱、慢性支气管炎、肺气肿、咳嗽咯血。

【用法用量】内服：煎汤，6～12g；或入丸散。

【使用注意】本品寒润，故风寒咳嗽或中寒便溏者忌服。

第十五节　平肝息风类

凡以平肝潜阳、息风止痉为主要功效，常用以治疗肝阳上亢或肝风内动病证的药食同源类原料，称为平肝息风类。本类原料皆入肝经，多为介类，质重、性寒沉降，用于肝阳上亢引起的头晕目眩、头痛、耳鸣及肝火上攻的目赤肿痛、烦躁易怒或肝风内动的惊厥抽搐等病证。

此类原料偏寒凉，使用时要注意：脾虚有寒者不宜食用。

天麻

【出处】《神农本草经》。

【异名】赤箭，神草，定风草。

【基原】为兰科天麻属植物天麻的干燥块茎。

【性味归经】味甘，性平。归肝经。

【功效】息风止痉，平肝潜阳，祛风通络。

【临床应用】用于肝阳上亢所致之头痛眩晕、肢体麻木、小儿惊风、癫痫抽搐等。

【用法用量】浸泡、煮、焖、炖、蒸、熬，3～10g。

【使用注意】脾虚者慎服。偶有过敏反应及中毒发生。

第十六节　补虚类

凡以补虚扶弱、纠正人体气血阴阳的不足为主要功效，常用以治疗虚证的药食同源类原料，称为补虚类。补虚类原料能补虚扶弱，分别能纠正人体气血阴阳虚衰的病理偏向。补虚类主治虚证，症见面色淡白或萎黄，精神萎靡，身疲乏力，心悸气短，脉虚无力等。由于虚证又有气虚证、阳虚证、血虚证、阴虚证之不同，故补虚之功效又有补气、补血、补阴、补阳之异。根据补虚类的药性、功效与主治的不同，一般又分为补气类、补阳类、补血类、补阴类 4 类。

使用补虚类注意事项：忌不当补而误补；处理好祛邪与扶正的关系，避免“闭门留寇”之弊；注意中病即止，过用温热补阳会助火伤阴；反之，过用清补的补阴类，会寒凉伤阳；注意虚不受补，注意顾护脾胃，部分补虚类滋腻，不易消化，过用或用于脾运不健者可妨碍脾胃运化，应掌握好使用剂量，或适当配伍健脾消食类药顾护脾胃；补虚类药一般宜适当久煎，使功效尽出；虚弱证一般病程较长，适宜采用蜜丸、煎膏（膏滋），或者作酒剂。

一、补气类

以补益脏气、纠正脏气虚衰的病理偏向为主要功效，用于治疗气虚证的药食同源类原料，称为补气类。补气类原料的性味以甘温或甘平为主，均具有补气的功效，主要具有补益脾肺之气，或者补益心气功效。用于治疗脾气虚，症见食欲不振，脘腹虚胀，大便溏薄，体倦神疲，面色萎黄或㿠白，消瘦或一身虚浮，甚或脏器下垂，血失统摄，造血功能低下等；肺气虚，症见气少不足以息，动则益甚，咳嗽无力，声音低怯，甚或喘促，体倦神疲，易出虚汗等；心气虚，症见心悸怔忡，胸闷气短，活动后加剧，脉虚等。

使用补气类原料要注意：部分补气类原料为味甘壅中、碍气助湿之品，湿盛中满者应慎用。

山药

【出处】《神农本草经》。

【异名】薯蓣，山芋，薯药，怀山药。

【基原】为薯蓣科植物薯蓣的干燥根茎。

【性味归经】味甘，性平。归脾、肺、肾经。

【功效】补脾养胃，生津益肺，补肾涩精。

【临床应用】用于诸虚所致之食少、久泻不止、肺虚喘咳、肾虚遗精、带下、尿频、虚热消渴等。

【用法用量】内服：煎汤 15 ～ 30g，大剂量 60 ～ 250g；或入丸、散。外用：适量，捣敷。补阴，宜生用；健脾止泻，宜炒黄用。

【使用注意】湿盛中满或有实邪、积滞者禁服。

甘草

【出处】《神农本草经》。

【异名】国老。

【基原】为豆科植物甘草胀果甘草或光果甘草的干燥根和根茎。

【性味归经】味甘，性平。归心、肺、脾、胃经。

【功效】补脾益气，润肺止咳，缓急止痛，清热解毒，调和药性。

【临床应用】用于肺脾虚弱所致之倦怠乏力、惊悸气短咳嗽痰多等；缓解药物之毒性、烈性；脘腹四肢挛急疼痛，痈肿疮毒等。

【用法用量】浸酒、炖、蒸、煮。3 ～ 10g。

【使用注意】湿盛而胸腹胀满及呕吐者忌服。久服大剂量，易引起浮肿。不宜与京大戟、芫花、甘遂、海藻同用。

大枣

【出处】《神农本草经》。

【异名】壶，木蜜，干枣，美枣，凉枣。

【基原】为鼠李科植物枣的干燥成熟果实。

【性味归经】味甘，性平。归心、脾、胃经。

【功效】补中益气，养血安神，调和药性。

【临床应用】用于脾虚所致之食少、体倦、便溏；心气虚所致之妇人脏躁、惊悸等。

【用法用量】9 ～ 15g。水煎服，或作丸用。

【使用注意】味甘而能助湿，食之不当可致脘腹痞闷、食欲不振，故对湿盛苔腻、脘腹作胀者忌用。

【备注】将大枣制成乌黑，即成“黑枣”，又名“南枣”，其功效与红枣相似而滋补作用较好。

蜂蜜

【出处】《神农本草经》。

【异名】石蜜，石饴，食蜜，白蜜，蜂糖。

【基原】为蜜蜂科昆虫中华蜜蜂或意大利蜂所酿的蜜。

【性味归经】味甘，性平。归脾、胃、肺、大肠经。

【功效】调补脾胃，缓急止痛，润肺止咳，润肠通便，润肤生肌，解毒。

【临床应用】用于脾气虚弱或肺虚所致之脘腹隐痛、肺燥干咳、肠燥便秘等；解乌头类药毒性；外治疮疡不敛、水火烫伤等。还可用于高血压病。

【用法用量】冲调，15 ～ 30g；或入丸、膏剂。

党参

【出处】《增订本草备要》。

【异名】台参，野台参，潞党参，西党参。

【基原】为桔梗科植物党参素花党参或川党参的干燥根。

【性味归经】味甘，性平。归脾、肺经。

【功效】补中益气，养血生津。

【临床应用】用于脾肺气虚或气血亏虚所致之食少倦怠、咳嗽虚喘、贫血、面色萎黄、惊悸气短、津伤口渴、内热消渴等。

【用法用量】浸泡、炖、蒸、煮、焖、熬。9～30g。

【使用注意】本品对虚寒证最为适用，热证、实证不宜使用。

西洋参

【出处】《增订本草备要》。

【异名】西洋人参，洋参，花旗参。

【基原】为五加科植物西洋参的干燥根。

【性味归经】味甘、微苦，性凉。归心、脾、肺、肾经。

【功效】补气养阴，清热生津。

【临床应用】用于气阴两虚所致之虚热烦倦、咳喘痰血、内热消渴、口燥咽干等。

【用法用量】浸泡、炖、蒸、煮。3～6g。

黄芪

【出处】《神农本草经》。

【异名】黄耆，王孙，绵黄芪。

【基原】为豆科植物蒙古黄芪或膜荚黄芪的干燥根。

【性味归经】味甘，性微温。归脾、肺经。

【功效】补气升阳，益卫固表，托毒生肌，利水消肿。

【临床应用】用于脾气虚或肺气虚所致之乏力、食少便溏、中气下陷、久泻脱肛、便血崩漏等。

【用法用量】浸泡、炖、蒸、焖、煮、熬。10～32g。

【使用注意】内有积滞，阴虚阳亢，疮疡阳证、实证不宜使用。

灵芝

【出处】《神农本草经》。

【异名】三秀，芝，灵芝草。

【基原】为多孔菌科真菌赤芝或紫芝的干燥子实体。

【性味归经】味甘，性平。归肺、心、脾经。

【功效】益气血，安心神，健脾胃，化痰止咳。

【临床应用】用于心神不宁所致之失眠、惊悸、神经衰弱等；肺脾气虚所致之咳喘、虚劳短气、不思饮食等。

【用法用量】内服：煎汤，10 ～ 15g；研末，2 ～ 6g；或浸酒饮用。

【使用注意】实证慎服。

二、补血类

以滋养营血、纠正营血亏虚为主要功效，常用治血虚证的药食同源类原料，称为补血类。本类原料的性味以甘温或甘平为主，均具有补血的功效，主要用于心肝血虚证，症见面色苍白无华或萎黄，舌质较淡，脉细或细数无力等。偏于心血虚者可见惊悸、怔忡、心烦、失眠、健忘；偏于肝血虚者可见眩晕、耳鸣、两目干涩、视力减退，或肢体麻木、拘急、震颤；妇女肝血不足，可见月经后期、量少色淡，甚至闭经。

使用时应注意部分补血类原料有一定滋腻性，可能妨碍脾胃运化，故湿滞脾胃、脘腹胀满、食少便溏者应慎用。必要时，可配伍健脾消食类原料，以助运化。

阿胶

【出处】《神农本草经》。

【异名】傅致胶，盆覆胶，驴皮胶。

【基原】为马科动物驴的干燥皮或鲜皮经煎煮、浓缩制成的固体胶。

【性味归经】味甘，性平。归肝、肺、肾经。

【功效】补血养阴，润燥安胎。

【临床应用】用于阴血亏虚所致之贫血、妊娠下血、月经不调、产后血虚、惊悸、燥咳、咯血、吐血、衄血、便血、崩漏等。

【用法用量】烊化或磨粉后制成汤剂、粥剂、羹剂用，6 ～ 15g。

【使用注意】本品不能直接入煎剂，须单独加水蒸化，加入汤剂中服，称烊化服。本品性质滋腻，脾胃虚弱、腹胀便溏者慎服。

龙眼肉

【出处】《开宝本草》。

【异名】益智，桂圆，龙眼干，龙目，圆眼。

【基原】为无患子科植物龙眼 *Dimocarpus longan* Lour. 的假种皮。

【性味归经】味甘，性温。归心、脾经。

【功效】补益心脾，养血安神。

【临床应用】用于心脾气血不足所致之惊悸怔忡、健忘失眠、萎黄等。

【用法用量】水煎服，10 ～ 15g，补虚可用至 30g。

【使用注意】消渴、腹胀或有痰火者不宜服用。

三、补阳类

凡具有温补阳气功效，治疗阳虚证的药食同源类原料，称为补阳类。补阳类原料性味多甘温，或咸温，或辛热，能补助人体阳气。主要适用于阳气不足所致形寒肢冷、面色苍白、神疲自汗及阳气欲脱等证。

本类原料使用时应注意：应根据不同症状和病因，选择不同药材；补阳类原料大多性温燥，易伤阴耗液，凡阴虚火旺者不宜用；必要时佐以补阴类原料，“善补阳者，必于阴中求阳，则阳得阴助而生化无穷”。

肉苁蓉

【出处】《神农本草经》。

【异名】肉松蓉，纵蓉，地精，金笋，大芸。

【基原】为列当科多年生肉质寄生草本植物肉苁蓉或管花肉苁蓉的干燥带鳞叶的肉质茎。

【性味归经】味甘、咸，性温。归肾、大肠经。

【功效】补肾阳，益精血，润肠通便。

【临床应用】用于肾阳不足所致之阳痿、早泄、不孕、腰膝酸软、筋骨无力等；精血亏虚所致之肠燥便秘、产后便秘等。

【用法用量】煎汤、浸酒或入丸、散，10～15g。

【使用注意】相火偏旺，大便泄泻、实热便结者禁用。

杜仲

【出处】《神农本草经》。

【异名】思仙，木棉，思仲，石思仙。

【基原】为杜仲科落叶乔木植物杜仲的干燥树皮。

【性味归经】味甘、微辛，性温。归肝、肾经。

【功效】补肝肾，强筋骨，安胎。

【临床应用】用于肝肾不足、冲任不固所致之腰痛、胎动不安、头晕目眩等。

【用法用量】煎汤、浸酒，或入丸、散，6～12g。

【使用注意】阴虚火旺者慎服。

益智仁

【出处】《本草拾遗》。

【异名】益智，益智子。

【基原】为姜科多年生草本植物益智的干燥成熟果实。

【性味归经】味辛，性温。归脾、肾经。

【功效】温脾止泻摄唾，暖肾固精缩尿。

【临床应用】用于脾肾阳虚所致之遗精、夜尿频数、腹中冷痛、口多唾涎等。

【用法用量】煎汤，3～10g。

【使用注意】阴虚火旺、大便秘结者忌服。

四、补阴类

凡具有养阴生津功效，治疗阴虚证的药食同源类原料，称为补阴类。本类原料性味甘寒凉，能滋养阴液，生津润燥，主要适用于阴液亏虚所致咽干口燥、便秘、尿黄及阴虚内热所致五心烦热、潮热盗汗等病证。

本类原料使用时应注意：应根据不同症状和病因，选择不同药材；补阴类原料大多甘寒滋腻，凡脾胃虚弱、痰湿内阻、纳呆便溏者不宜用；必要时佐以补阳类原料，“善补阴者，必于阳中求阴，则阴得阳升而泉源不竭”。

玉竹

【出处】《神农本草经》。

【异名】葳蕤，萎蕤。

【基原】为百合科植物玉竹的干燥根茎。

【性味归经】味甘，性平。归肺、胃经。

【功效】滋阴润肺，生津。

【临床应用】用于肺胃阴虚所致之燥咳、烦热口渴、多汗、体虚咳嗽等。

【用法用量】浸泡、炖、蒸、煮、焖、熬，10～15g。

【使用注意】痰湿气滞者禁服，脾虚便溏者慎服。

黄精

【出处】《名医别录》。

【异名】重楼，野生姜，老虎姜，鸡头参，野生姜。

【基原】为百合科植物滇黄精、黄精或多花黄精的干燥根茎。

【性味归经】味甘，性平。归脾、肺、肾经。

【功效】润肺滋阴，补脾益气。

【临床应用】用于肺胃阴虚所致之燥咳、劳嗽久咳、肾精亏虚、腰膝酸软、头晕等，肾精亏虚、阴液不足所致之消渴等。

【用法用量】浸泡、炖、蒸、煮、熬，10 ~ 30g。

【使用注意】中寒泄泻，痰湿痞满气滞者禁服。

枸杞子

【出处】《神农本草经》。

【异名】西枸杞子，甜菜子。

【基原】为茄科植物宁夏枸杞子的干燥成熟果实。

【性味归经】味甘，性平。归肝、肾、肺经。

【功效】滋补肝肾，明目，润肺。

【临床应用】用于肝肾不足之头晕目眩、腰膝酸软、视力减退、遗精、消渴等；肺肾阴虚所致之虚劳咳嗽。

【用法用量】煎、煮、熬，10 ~ 15g。

【使用注意】脾虚便溏者慎服。

桑椹

【出处】《新修本草》。

【异名】葚，桑实，乌椹，黑椹，桑枣。

【基原】为桑科植物桑的干燥果穗。

【性味归经】味甘、酸，性寒。归肝、肾经。

【功效】滋阴养血，补肝益肾，生津润肠。

【临床应用】用于阴血亏虚所致之眩晕、目暗耳鸣、须发早白、肠燥便秘、津伤口渴、消渴等。

【用法用量】生食，25 ~ 50g。或加蜜熬膏，浸酒用。

【使用注意】脾胃虚寒而大便溏者忌食。

黑芝麻

【出处】《本草纲目》。

【异名】胡麻，巨胜，乌麻，黑脂麻，乌芝麻，小胡麻。

【基原】为胡麻科植物脂麻的干燥成熟种子。

【性味归经】味甘，性平。归肝、脾、肾经。

【功效】补益肝肾，养血益精，润肠通便。

【临床应用】用于肝肾不足、精血亏虚所致之须发早白、膝酸软、头晕耳鸣、视物昏花、目暗不明。

【用法用量】煎汤，或入丸、散，9 ~ 15g。

【使用注意】脾弱便溏者禁服。

石斛

【出处】《神农本草经》。

【异名】林兰，禁生，杜兰，悬竹，千年竹。

【基原】为兰科植物金钗石斛、鼓槌石斛或流苏石斛的栽培品及其同属植物近似种的新鲜或干燥茎。

【性味归经】味甘、微苦，性微寒。归胃、肺、肾经。

【功效】生津养胃，滋阴清热，润肺益肾，明目。

【临床应用】用于阴虚内热所致之肾虚目暗、口干口渴、视力减退或腰膝软弱等。

【用法用量】煎汤、熬膏或入丸、散，6～15g，鲜品加倍。

第十七节　收涩类

凡以收敛固涩为主要作用的药食同源类原料，称为收涩类，又称固涩类。收涩类原料味多酸涩，具有固表止汗、敛肺止咳、涩肠止泻、固精缩尿止带、收敛止血等作用。用于治疗久病体弱、正气不固所致的自汗、盗汗、久咳虚喘、遗精、滑精、遗尿、崩漏、带下等病证。

本类原料使用时应注意：应根据不同症状和病因，选择不同药材；本类药性涩恋邪，凡表邪未解，湿热所致的泻痢、血热出血，以及郁热未清者不宜应用，以免"闭门留寇"。

乌梅

【出处】《神农本草经》。

【异名】酸梅，黄仔，合汉梅，干枝梅。

【基原】为蔷薇科落叶乔木植物梅的近成熟果实。

【性味归经】味酸、涩，性平。归肺、肝、脾、大肠经。

【功效】敛肺止咳，生津止渴，涩肠止泻，安蛔。

【临床应用】用于诸虚所致之久咳、久泻久痢、虚热、消渴等；又用于蛔厥。

【用法用量】煎服，或以糖、盐腌制后食，6～12g，大剂量可用至30g。

【使用注意】多食损齿，伤脾胃。外有表邪或内有实热积滞者不宜服。

肉豆蔻

【出处】《药性论》。

【异名】肉果，玉果，迦拘勒。

【基原】为肉豆蔻科肉豆蔻属植物肉豆蔻的干燥种仁。

【性味归经】味辛，性温。归脾、胃、大肠经。

【功效】温中行气，涩肠止泻。

【临床应用】用于脾肾阳虚所致之五更泄、腹痛、纳差等。

【用法用量】煎服，3～10g；入丸、散服，每次 0.5～1g；内服须煨熟去油用。

【使用注意】湿热泻痢者忌用。

覆盆子

【出处】《名医别录》。

【异名】黑刺莓，乌藨子，小托盘，马连果，马灵果。

【基原】为蔷薇科落叶灌木植物华南覆盆子的未成熟果实。

【性味归经】味甘、酸，性微温。归肝、肾经。

【功效】补肝肾，助阳缩尿，固精明目。

【临床应用】用于肝肾不足所致之遗精滑精、遗尿、尿频、阳痿、不孕、目暗不明等。

【用法用量】煎汤，5～10g；浸酒、熬膏或入丸、散。

【使用注意】肾虚火旺、小便短涩者慎服。

莲子

【出处】《神农本草经》。

【异名】藕实，水芝丹，莲实，莲蓬子，莲肉。

【基原】为睡莲科多年生草本植物莲的成熟种子。

【性味归经】味甘、涩，性平。归脾、肾、心经。

【功效】补脾止泻，益肾固精，养心安神。

【临床应用】用于脾虚所致之纳差、泄泻等；肾虚所致之遗精、滑精、带下等。

【用法用量】煎汤，6～15g；或入丸、散。

【使用注意】中满痞胀、大便燥结者不宜使用。

芡实

【出处】《本草纲目》。

【异名】卯菱，鸡头实，鸡头，鸡头果，刺莲藕。

【基原】为睡莲科一年生大型水生草本植物芡的成熟种仁。

【性味归经】味甘、涩，性平。归脾、肾经。

【功效】固肾涩精，补脾祛湿，止泻。

【临床应用】用于脾肾两虚所致之遗精、遗尿、带下、食少、泄泻等。

【用法用量】煎汤，15～30g；或入丸、散，亦可适量煮粥食。

【使用注意】大小便不利者禁服；食滞不化者慎服。

山茱萸

【出处】《神农本草经》。

【异名】枣皮。

【基原】为山茱萸科落叶灌木或乔木植物山茱萸的成熟果肉。

【性味归经】味酸，性微温。归肝、肾经。

【功效】补益肝肾，收敛固涩。

【临床应用】用于肝肾亏损、冲任不固所致之遗精、滑精、遗尿、尿频、崩漏、体虚欲脱等。

【用法用量】浸泡、煎、煮、熬。5～20g。

【使用注意】素有湿热、小便淋涩者不宜使用。

第十八节　驱虫类

凡以驱除或杀灭人体寄生虫为主要作用的药食同源类原料，称为驱虫类。驱虫类原料味多苦，对人体肠道寄生虫有毒杀作用，用于治疗肠道寄生虫病，如蛔虫病、蛲虫病、绦虫病、钩虫病等。

本类原料使用时应注意：应根据不同症状和病因，选择不同原料；本类原料一般应在空腹时服，以使原料充分作用于人体，而保证疗效；部分原料有毒，应注意剂量，以免中毒；在发热或腹痛剧烈时，宜先清热或止痛，待缓解后再使用驱虫类原料；孕妇及年老体弱者应慎用。

榧子

【出处】《新修本草》。

【异名】榧实，玉山果，赤果，香榧，野杉子。

【基原】为红豆杉科植物榧的干燥成熟种子。

【性味归经】味甘、涩，性平。归大肠、胃、肺经。

【功效】杀虫，消积，通便，润燥。

【临床应用】用于虫积所致之腹痛、纳差、肠燥便秘等。

【用法用量】煎汤，15～50g，连壳生用，打碎入煎；或10～14枚，炒熟去壳，取种仁嚼服；或入丸、散。驱虫宜用较大剂量顿服；治便秘、痔疮宜小量常服。

【使用注意】脾虚泄泻及肠滑大便不实者慎服。

【练习题】

一、单选题

1. 具有发散风寒功效的药食同源类原料是（　）。
   A. 枸杞子　B. 陈皮　C. 薄荷　D. 生姜
2. 具有清热解毒、消肿散结、利湿通淋功效的药食同源类原料是（　）。
   A. 蒲公英　B. 鱼腥草　C. 陈皮　D. 金银花
3. 具有利水渗湿、健脾除痹、消肿排脓功效的药食同源类原料是（　）。
   A. 木瓜　B. 乌梢蛇　C. 藿香　D. 薏苡仁
4. 陈皮具有的功效是（　）。
   A. 理气健脾，燥湿化痰　B. 疏肝解郁，理气和中，燥湿化痰
   C. 消食健胃，化痰消滞，活血散瘀　D. 消食除胀，降气化痰

二、多选题

具有补气作用的药食同源类原料是（　）。

A. 山药　B. 阿胶　C. 黑芝麻　D. 黄芪　E. 龙眼肉

三、简答题

1. 试述天麻、山茱萸的性味、功效及临床应用。
2. 试述桔梗、胖大海、昆布的性味、功效及应用。

第六章

五脏食养

【学习目标】

1. 掌握 五脏食养的常用食养配方。
2. 熟悉 五脏食养的食养宜忌。
3. 了解 五脏的生理功能。

脏腑是人体内脏器官的统称。按照脏腑的生理功能特点，可分为脏、腑、奇恒之腑三类，脏是指肝、心、脾、肺、肾，合称为“五脏”；腑是指胆、小肠、胃、大肠、膀胱、三焦，合称为“六腑”；奇恒之腑是指脑、髓、骨、脉、胆、女子胞（子宫）。五脏生理特点是化生和贮藏精气；六腑生理特点是受盛和传化水谷；奇恒之腑生理特点是不与水谷接触，是相对密闭的组织器官，尚具有类似于脏的贮藏精气的作用。机体是以五脏为中心的整体观。基于五脏生理功能在机体内的重要作用，脏与腑互为表里，和形体诸窍、精神情志等密切相关，在中医整体观念及辨证论治基本特点的指导下，开展以五脏为中心的脏腑食养具有重要意义，有助于增强健康或亚健康人群的体质，提高免疫力，降低疾病发生率；有助于改善患者群的症状，增强抵御疾病侵袭和机体自我康复的能力，达到未病先防，既病防变，病愈防复的“治未病”效果。以五脏为中心的脏腑食养关键在于辨证，要根据脏腑的偏盛偏衰，结合脏腑的生理特点，确定具体的食养方法，选取针对性食养物质，配制食养方，如虚证人群，根据气血阴阳亏虚之不同，分别施以具有益气、养血、滋阴、温阳功效的食养方；实证人群，根据病邪性质之不同，分别施以具有祛风、散寒、理气、化湿、活血等功效的食养方。

第一节　肝脏食养

案例导入

王某，女，36岁。近日因生活琐事与家人争吵后出现胸胁胀满疼痛，伴有乳房胀痛，不欲饮食，口苦咽干，小便黄赤，大便尚可，舌红，苔薄黄，脉弦数。中医诊断为郁证（肝气郁结）。

请问：1. 该患者出现了什么健康问题？

2. 该患者适宜哪种食养方，具体制作方法及功效是？

一、生理功能

肝在五行属木，主动，主升发，通于春气，为刚脏，体阴而用阳，喜条达而恶抑郁。肝主要生理功能为主疏泄、主藏血，开窍于目，主筋，其华在爪，在志为怒，在液为泪，与胆直接相联，且互为表里。肝主疏泄功能主要表现为调畅周身气机及血液的运行和津液的输布代谢，促进脾胃运化功能，调畅情志；主藏血功能主要表现为贮藏血液和调节血量，以维持肝的疏泄功能，防止出血。

肝疏泄功能减退则气机无以升发，出现气机不畅、气机郁结等病理变化，表现为胸胁、两乳及少腹等部位胀痛及痰浊、血瘀痹阻经络；肝疏泄功能太过则气机升发太过，出现肝气上逆等病理变化，表现为头目胀痛、面红目赤、易怒等。肝气郁结则血液的运行和津液的输布代谢异常，形成血瘀、痰饮等病理产物，痹阻经络；心情抑郁，稍受刺激则抑郁难解。肝失疏泄则气机紊乱，脾胃升降功能失常，出现肝气横逆，侵及脾胃，胆汁分泌与排泄异常等病理变化，脾不升清，在上则眩晕，在下则腹泻；胃不降浊，在上则呕逆嗳气，在中则腹胀疼痛，在下则便秘难解；胆汁分泌与排泄异常，出现胁下胀满、疼痛、口苦等。肝藏血功能失常，肝不藏血，无以制约肝阳，出现肝阳上亢等病理变化，而且还可导致出血，不能调节机体血量，其他器官组织失于血液濡养而引发病变，如两目干涩、筋脉拘急、月经量少或过多等症。

二、食养宜忌

在食养物质的选择上，应基于肝的生理功能，结合病理变化及现代药理研究成果，如肝气郁结者，可选取玫瑰花、香橼、佛手以疏肝解郁；肝火亢盛者，可选取芹菜、芦荟、菊花以清肝泄热；筋脉拘急者，可选取木瓜柔肝舒筋；眼睛干涩者，可选取枸杞子、羊肝以养肝明目。现代药理研究表明，花生、玉米、燕麦含有丰富的不饱和脂肪酸、亚油酸、氨基酸，具有护肝降脂作用；樱桃、金橘富含维生素 C、胡萝卜素，能够促进肝细胞修复；决明子、菊花、代代花、夏枯草等具有养肝护肝作用。

肝病患者不宜过食辛味食养物质，辛属金，克肝木，如辣椒、胡椒、大蒜等；不宜过食用腌制、熏制类食物，如泡菜、酸菜、腊肉等，其富含的亚硝酸盐易损害肝脏，增加肝癌患病风险；不宜过食高糖高脂油炸食品，如奶油、巧克力、肥肉、油条等，易加重肝脏负担，罹患疾病。

三、食养配方

肝脏食养配方须分虚实，虚证多见于肝血亏虚，实证多见于肝郁气滞、肝胆湿热、肝阳上亢等。

（一）鸡肝羹

【出处】《寿亲养老新书》。

【组成】鸡肝 1 具（约 100g），调味品适量。

【制作方法】

1. 将鸡肝洗净，去筋膜。
2. 切片，氽入沸汤中，变色无血，调味，顿食。

【功效】养肝明目。

【适用人群】肝血不足证。适用于肝血不足所致目暗昏花、两眼干涩、营养性弱视、雀目夜盲等。

【方解】本方所治之证为肝血不足、失于濡养所致，治宜补血养肝。方中鸡肝味甘、苦，性温，为血肉有情之品，功能补肝益肾，养血明目，消疳杀虫。本品亦可作为年老体弱、血虚萎黄、形体消瘦及其他原因所致贫血等症的常用食养方。

【使用注意】凡实证、邪毒未清者不宜食。

（二）玫瑰银丝粉

【出处】《华夏药膳保健顾问》。

【组成】鲜玫瑰花 2 朵，细粉丝 100g，白糖、花生油、芝麻各适量。

【制作方法】

1. 将干粉丝剪成 3cm 的段，玫瑰花洗净切成粗丝。芝麻洗净炒熟。
2. 将花生油烧至六成热时，放入粉丝，炸至金黄色，捞出备用。
3. 炒锅内留适量底油加热，放入白糖，用勺不断搅动，糖色微黄时，锅离火并将锅转动，使糖液在锅内滚匀，待糖色深黄时，立即放入炸好的粉丝，使粉丝均匀的沾满糖液，盛入抹好油的平盘中，撒上玫瑰花丝及芝麻，晾凉即可。

【功效】疏肝解郁。

【适用人群】肝郁气滞证。适用于肝郁气滞所致情志抑郁、善太息、胸胁及少腹胀满疼痛，走窜不定，或咽部异物感，或妇女乳房胀痛等。

【方解】本方所治之证为肝郁气滞、气机不畅所致，治宜疏肝解郁。方中玫瑰花味甘、微苦，性温，具有疏肝解郁、活血止痛的作用。佐以粉丝健脾和中，固护脾胃。二者相互配伍，既能疏肝解郁，又能和中健脾，善于疏肝解郁，兼能健脾。

【使用注意】玫瑰花具有活血作用，月经量过多者忌用。

（三）玉米须蚌肉粥

【出处】《中国药膳学》。

【组成】玉米须 50g，蚌肉 120g。

【制作方法】

1. 先将蚌肉放入瓦罐内文火煮熟。
2. 再将玉米须放入瓦罐内煮烂即可。

【功效】清肝利胆，利湿退黄。

【适用人群】肝胆湿热证。适用于肝胆湿热所致阳黄，身目俱黄、黄色鲜明、发热口渴、口干口苦、小便短赤等。还可用于胆囊炎、急慢性黄疸型肝炎及高血压、脚气病等病的辅助治疗。

【方解】本方所治之证为湿热蕴结肝胆所致，治宜清肝利胆，利湿退黄。方中玉米须味甘、淡，性平，功能利尿泄热、利胆退黄，且药性平和，阴黄、阳黄皆可随症用之。蚌肉味甘、咸，性寒，功能清热解毒、养肝凉血。二者配伍，共奏清肝利胆，利湿退黄之功。

【使用注意】脾胃虚寒者慎用。

第二节　心脏食养

案例导入

张某，男，75 岁。既往有冠心病病史，平素易心慌、气短，近日外出旅游劳累后，心慌气短加重，活动后尤为明显，同时伴有自汗出，舌淡红，苔薄白，脉细弱。中医诊为心悸（心气亏虚）。

请问：1. 该患者出现了什么健康问题？

2. 该患者适宜哪种食养方，具体制作方法及功效是什么？

一、生理功能

心在五行属火，通于夏气。心主要生理功能为主血脉、主神志，开窍于舌，其华在面，在志为喜，在液为汗，与小肠互为表里。心主血脉功能主要表现为心主血和主脉两个方面；主神志功能主要表现为主宰人的精神、意识、思维活动。

心主血脉功能有赖于心气充沛、血液充盈和脉道通利，若心气亏虚、心血不足、脉道不利，出现血流不畅，或血脉空虚等病理变化，表现为面色无华、心悸气短，甚则气血瘀滞；血脉不畅，表现为面色晦暗，唇舌青紫，胸闷刺痛等。心主神志功能与心主血脉密切相关，心主神志功能失常，表现为失眠、多梦、神志不宁、健忘，甚至谵妄、昏迷等。

二、食养宜忌

在食养物质的选择上，应基于心的生理功能，结合病理变化及现代药理研究成果，如心气亏虚者，可选取人参、大枣以补益心气；心火亢盛者，可选取莲子（带莲子心为宜）、黄瓜以清心泻火；心脉瘀阻者，可选取山楂、西红花以活血通脉；失眠多梦者，可选取牡蛎、酸枣仁以养心安神。现代药理研究表明，木耳中含有的多糖能够降低胆固醇，预防血栓形成；橘类之中的橘皮苷能够促进胆固醇的排泄，改善血管弹性，降低血压；番茄中的番茄红素，能够抗氧化，保护血管壁，有助于预防动脉粥样硬化及冠心病。

心病患者不宜过食咸味食养物质，咸属水，克心火，如咸菜、豆瓣酱等；不宜过食高糖高脂油炸食品，如奶油、肥肉，易致血脂升高，血黏度增加；不宜过食兴奋性食物，如咖啡、浓茶等，以免兴奋神经系统，出现失眠、多梦、心悸等。

三、食养配方

心之食养配方须分虚实，虚证多见于心气亏虚、心血不足，实证多见于心血瘀阻、心火亢盛等。

（一）人参鸡汤

【出处】《中医食养保平安》。

【组成】人参 10g，老母鸡 1 只（约 500g），大枣 10g，枸杞子 10g，姜、葱、盐等调料适量。

【制作方法】

1. 将老母鸡剖开洗净，切块备用。
2. 将人参、大枣、枸杞子洗净备用。
3. 将所有材料及姜片放入炖盅内，加清水炖 2 小时，放入盐、葱调味可食用。

【功效】补益心气。

【适用人群】心气亏虚证。适用于心气亏虚所致心悸、气短、精神疲倦，活动后加重，可伴有自汗等。

【方解】本方所治之证为心气亏虚，鼓动无力所致，治宜补益心气。方中人参味甘、微苦，性微温，具有大补元气、复脉固脱、补益脾肺、生津养血、安神益智的作用。大枣味甘，性平，具有补中益气、养血安神、调和药性的作用。枸杞子味甘，性平，具有滋补肝肾、明目、润肠的作用。三者相互配合，重在益气，兼能养血，体现了“善补阳者，必于阴中求阳，则阳得阴助而生化无穷”。本品亦可作为年老体弱、气短乏力、形体消瘦等症的常用食养方。

【使用注意】阴虚阳亢、骨蒸潮热、咳嗽吐衄，肺有实热或痰气壅滞的咳嗽及湿盛腹胀，肝阳上亢、目赤头晕及一切火郁内实之证均忌服。不宜与藜芦、五灵脂同用。孕妇、哺乳期妇女及14周岁以下儿童不宜食用。

（二）木耳红枣酱

【出处】《食用菌饮食疗法》。

【组成】黑木耳10g，红枣50g，白糖适量。

【制作方法】

1. 将黑木耳泡发、洗净、干燥、粉碎备用。

2. 将红枣煮烂，去皮、核备用。

3. 将黑木耳粉、红枣、白糖共煮，收膏。

【功效】补养心血。

【适用人群】心血不足证。适用于心血不足所致心悸、失眠、多梦、注意力减退、健忘，面色淡白或萎黄等。

【方解】本方所治之证为心血不足、心神失养所致，治宜心血不足。方中红枣味甘，性平，具有补中益气、养血安神、调和药性的作用。佐以白糖味甘、性平，具有补益中焦，促进气血化生之功，取“饴糖”建立中焦之意。全方配伍，共奏补养心血之功。

【使用注意】红枣味甘助湿，湿盛苔腻、脘腹胀满者忌用。

（三）山楂肉丁

【出处】《膳食保健》。

【组成】鲜山楂10个，猪后腿肉250g，调料适量。

【制作方法】

1. 将肉丁切成小方块，刀背轻拍，拌黄酒、精盐、湿淀粉，拍上干淀粉备用。

2. 油烧至六成热时，先爆香姜末，再将肉丁炸后捞出沥干油，油再烧热，再次略炸捞起，待油温至八成热时，炸至脆。

3. 将山楂去核，加少许水煮烂，压泥，倒入余油翻炒，加少许酱油、白糖，熬成稠厚卤汁，倒入肉丁，翻炒均匀即可。

【功效】活血化瘀，消积化滞。

【适用人群】心血瘀阻证。适用于心血瘀阻所致心胸刺痛，伴见舌暗，或有青紫色斑点等。亦可用于动脉粥样硬化性冠心病、高脂血症等辅助治疗。

【方解】本方所治之证为心血瘀阻，脉络不通所致，治宜活血化瘀，通络止痛。方中山楂味酸、甘，微温，具有消食健胃，化痰消滞，活血散瘀的作用，可广泛用于各种食积及血瘀所致病症。

【使用注意】脾胃虚而无积滞者忌服。孕妇、胃酸过多、消化性溃疡者慎服。

第三节　脾脏食养

案例导入

李某，男，35岁。夏季出现乏力、头困重，不欲饮食，口气重浊，舌红，苔黄腻，脉弦滑数。中医诊为纳呆（脾胃湿热）。

请问：1. 该患者出现了什么健康问题?

2. 该患者适宜哪种食养方，具体制作方法及功效是?

一、生理功能

脾在五行属土，通于长夏，喜燥恶湿。脾主要生理功能为主运化、主升清、主统血，开窍于口，其华在唇，在志为思，在液为涎，与胃互为表里。胃为“水谷之海”，主受纳、腐熟水谷，主通降，以降为和。脾主运化功能主要表现为运化水谷、运化水液两个方面；主升清功能主要表现为吸收和输布水谷精微等营养物质，与胃的降浊相对，使脏腑升降平衡；主统血是统摄血液在经脉中运行。

脾主运化功能障碍，出现水谷、水液运化失常等病理变化，表现为腹胀、便溏、食欲不振，或水肿、痰湿内生。脾不升清，出现水谷精微不能正常吸收与输布等病理变化，表现为神疲乏力、头晕目眩、腹胀、泄泻等。脾不统血，出现血溢脉外等病理变化，表现为便血、尿血、崩漏等。胃失通降，出现浊气上逆等病理变化，表现为口臭、呃逆、腹胀、便秘等。

二、食养宜忌

在食养物质的选择上，应基于脾胃的生理功能，结合病理变化及现代药理研究成果，如脾胃虚弱者，可选取山药、小米、砂仁以健脾益胃；脾虚湿盛者，可选取白扁豆、肉豆蔻、赤小豆以健脾祛湿；饮食积滞者，可选取山楂、鸡内金以消食化积；脘腹胀满者，可选取陈皮、佛手以疏肝和胃。现代药理研究表明，山药能够降血糖，促进肠道内容物排空，尚能调节机体免疫功能，延缓衰老；白扁豆具有抑制痢疾杆菌及抗病毒作用，尚有解毒及抗氧化、增强免疫的作用。

脾胃病患者不宜过食酸味食养物质，酸属木，克脾土，如乌梅、酸枣等；不宜暴饮暴食、饥饱无常、贪凉饮冷、嗜食辛辣及肥甘厚味，以免损伤脾胃运化功能；不宜过食碳酸饮料、豆制品、红薯等，以免产气过多，致腹胀腹痛等。

三、食养配方

脾胃之食养配方须分虚实，虚证多见于脾胃虚弱，实证多见于食滞胃脘、脾胃湿热等。

（一）人参怀药糕

【出处】《中国药膳学》。

【组成】人参 3g，山药 10g，茯苓 10g，芡实 10g，莲实 5g，糯米粉 1000g，粳米粉 1000g，白糖 1000g。

【制作方法】

1. 莲实温水泡发后去皮、心，与人参、山药、茯苓、芡实共制为粉末。
2. 将上述粉末与糯米粉、粳米粉、白糖混匀，加水揉成面团，醒面 30 分钟。
3. 醒面后将面团制作成糕点状，上屉用武火蒸 30 分钟。

【功效】健脾益胃。

【适用人群】脾胃虚弱证。适用于脾胃虚弱所致精神疲倦、腹胀、不思饮食等。

【方解】本方所治之证为脾胃虚弱所致，治宜健脾益胃。方中人参味甘、微苦，性微温，具有大补元气、复脉固脱、补益脾肺、生津养血、安神益智的作用。山药味甘，性平，具有补脾养胃、生津益肺、补肾涩精的作用。茯苓味甘、淡，性平，具有利水渗湿、健脾、宁心安神的作用。芡实味甘、涩，性平，具有益肾固精，补脾止泻，祛湿止带的作用。莲子味甘、涩，性平，具有补脾止泻，益肾涩精，养心安神的作用。诸药配合，共奏健脾益胃之功。本品亦可作为年老体弱、气短乏力、形体消瘦等症的常用食养方。

【使用注意】阴虚阳亢、骨蒸潮热、咳嗽吐衄、肺有实热或痰气壅滞的咳嗽及湿盛腹胀、食滞腹满、肝阳上亢、目赤头晕及一切火郁内实之证均忌服。不宜与藜芦、五灵脂同用。孕妇、哺乳期妇女及 14 周岁以下儿童不宜食用。

（二）麦芽内金散

【出处】《家庭药膳手册》。

【组成】麦芽 30g，鸡内金 30g。

【制作方法】

1. 将麦芽、鸡内金分别采用文火炒黄。

2. 将炒黄后的麦芽、鸡内金分别研成细粉，混匀后即可。

【功效】消食化积。

【适用人群】食滞胃脘证。适用于饮食积滞所致脘腹胀满、嗳腐吞酸、口气重浊、饮食减少、消化不良等。

【方解】本方所治之证为食滞胃脘所致，治宜消食化积。方中麦芽味甘，性平，具有消食化积、回乳消胀的作用。鸡内金味甘，性平，具有健脾消食、涩精止遗、通淋化石的作用。二者配伍使用，显著增强消食化积之功。

【使用注意】脾虚无积者及孕妇慎用。哺乳期妇女忌用。

（三）薏仁绿豆麦片羹

【出处】《中医食养保平安》。

【组成】薏苡仁 30g，绿豆 25g，燕麦片 50g，白糖少许。

【制作方法】

1. 将薏苡仁用水提前浸泡 1 夜，绿豆提前浸泡 1 小时。

2. 将浸泡好的薏苡仁、绿豆放入锅中，以文火煮烂。

3. 放入燕麦片再煮，并不断搅拌，防止粘锅，加白糖少许即可。

【功效】清热利湿，健脾润燥。

【适用人群】脾胃湿热证。适用于湿热蕴结于脾胃所致脘腹胀满、口干口苦、口气重浊、大便黏滞不爽等。

【方解】本方所治之证为湿热蕴结脾胃，运化失司所致，治宜清热利湿，健脾润燥。方中薏苡仁味甘、淡，性凉，具有利水渗湿、健脾除痹、消肿排脓的作用。绿豆味甘，性凉，具有清热解毒、消暑的作用。二者配伍，共奏清热祛湿之功。

【使用注意】脾胃虚寒、肠滑泄泻、津亏阴虚者忌用。

第四节　肺脏食养

案例导入

黄某，男，24 岁。入秋以来咽干咽痒，干咳少痰，痰黏不易咳出，伴有口干欲饮，舌红，少苔，脉细数。中医诊为咳嗽（肺阴亏虚）。

请问：1. 该患者出现了什么健康问题？

2. 该患者适宜哪种食养方，具体制作方法及功效是什么？

一、生理功能

肺在五行属金，通于秋气。肺主要生理功能为主气和司呼吸、主宣发和肃降、通调水道、朝百脉而主治节，开窍于鼻，其华在毛，在志为忧，在液为涕，与大肠互为表里。肺主气、司呼吸功能主要表现为主一身之气、主呼吸之气两个方面；主宣发和肃降功能主要表现为肺气向上的升宣和向外周的布散、肺气向下的通降和保持呼吸道洁净的作用；通调水道功能主要表现为对体内水液的输布、运行和排泄起着疏通和调节的作用；朝百脉而主治节功能主要表现为朝百脉之气而输布周身。

肺主气和司呼吸功能障碍，出现气的不足和升降出入运动异常等病理变化，表现为气短、呼吸功能减弱等。肺主宣发和肃降失常，出现肺气向上宣发和布散、向下清肃和通降异常等病理变化，表现为胸闷、咳喘、鼻塞，或呼吸表浅、咳痰、咳血等。肺通调水道功能减退，出现水液停聚等病理变化，表现为痰浊、水饮、水肿等。肺朝百脉而主治节失常，出现气血运行失常等病理变化，表现为咳嗽、气短、胸闷等。

二、食养宜忌

在食养物质的选择上，应基于肺的生理功能，结合病理变化及现代药理研究成果，如肺阴虚者，可选取百合、梨子以养阴润肺；肺火亢盛者，可选取金银花、鱼腥草以清肺泻火；肺气上逆者，可选用紫苏子、莱菔子以降气止咳；咳黄黏痰者，可选用罗汉果、鱼腥草以化痰止咳。现代药理研究表明，杏仁具有抗炎、镇咳平喘、祛虫、杀菌等作用；罗汉果能够增强气道排痰功能，发挥较好的止咳作用。

肺病患者宜适当增加辛味食养物质，辛属金，能够宣通肺气，温肺御寒，如生姜、花椒、葱白等，但不宜过量，以免损耗肺津；不宜过食高糖油腻性食品，如奶油、肥肉、巧克力等，以减少痰湿内生，减轻咳嗽、咳痰等；不宜过食寒凉伤阳之品，以免耗损肺卫之阳气。

三、食养配方

肺之食养配方须分虚实，虚证多见于肺阴亏虚，实证多见于痰湿蕴肺、风寒犯肺、风热袭肺、风燥犯肺等。

（一）梨渴粥方

【出处】《太平圣惠方》。

【组成】梨 1 个（约 150g），粳米 30g。

【制作方法】

1. 将梨洗净，切成小块。

2. 以水 3 碗煮取 2 碗，去渣，下粳米煮粥服食。

【功效】清热化痰，养阴润燥。

【适用人群】肺阴亏虚证。适用于肺阴亏虚所致肺燥咳嗽，或热病津伤口渴，干咳少痰等症。

【方解】本方所治之证为肺阴亏虚所致，治宜养阴润燥。方中梨味甘、微酸，性凉，具有止咳化痰，清热降火，清心除烦，润肺生津，解酒的作用，临床可广泛用于肺燥咳嗽，热病津伤烦渴，口渴，尿多，惊狂，打嗝，目赤肿痛等病证。粳米味甘，性平，调中和胃，渗湿止泻，除烦，能够制约梨之凉性，固护脾胃。

【使用注意】脾胃虚寒者应慎食。

（二）薏米杏仁粥

【出处】《中国药膳学》。

【组成】薏苡仁 30g，杏仁 10g，冰糖少许。

【制作方法】

1. 将薏苡仁提前用水浸泡 1 夜备用。
2. 薏苡仁煮粥，待半熟时，加入杏仁，文火煮至熟，加冰糖少许即可。

【功效】健脾化湿，祛痰止咳。

【适用人群】痰湿蕴肺证。适用于痰湿蕴肺所致咳嗽痰多，肢体沉重等。

【方解】本方所治之证为痰湿蕴肺所致，治宜健脾化湿，祛痰止咳。方中薏苡仁味甘、淡，性凉，具有利水渗湿、健脾除痹、消肿排脓的作用。杏仁味苦，微温，具有止咳平喘、润肠通便的作用。两药配合，共奏健脾化湿，祛痰止咳之功。

【使用注意】薏苡仁性凉，虚寒精滑、津亏阴虚者忌服。杏仁有小毒，用量不宜过大，应反复多次沸水浸烫，去皮、尖部。婴幼儿慎用。

（三）杏苏汤

【出处】《百病饮食自疗》。

【组成】杏仁 10g，紫苏 10g，生姜 10g，红糖 10g。

【制作方法】

1. 将杏仁去皮、尖，捣碎。
2. 将碎杏仁与紫苏、生姜同煎取汁，调入红糖即可。

【功效】疏风散寒，宣肺止咳。

【适用人群】风寒犯肺证。适用于风寒犯肺所致风寒咳嗽，咳白稀痰，鼻塞流清涕，头痛恶寒等。

【方解】本方所治之证为风寒犯肺所致，治宜疏风散寒，宣肺止咳。方中杏仁味苦，微温，具有止咳平喘、润肠通便的作用。紫苏味辛，性温，具有解表散寒、行气和中、安胎、解鱼蟹毒的作用。生姜味辛，性微温，具有解表散寒、温中止呕、化痰止咳、解鱼蟹毒的作用。三药相合，共奏疏风散寒，宣肺止咳之功，亦可用于外感风寒之感冒等症。

【使用注意】杏仁有小毒，用量不宜过大，应反复多次沸水浸烫，去皮、尖部。婴幼儿慎用。本品性温，阴虚内热及实热者忌服。

第五节　肾脏食养

案例导入

张某，男，27岁。年少时有频繁手淫史，现婚后性生活时出现勃起功能障碍，伴有早泄，平素腰膝酸软，疲倦乏力，舌淡红，苔薄白，脉沉细。中医诊为阳痿（肾阳亏虚）。

请问：1. 该患者出现了什么健康问题？

2. 该患者适宜哪种食养方，具体制作方法及功效是什么？

一、生理功能

肾在五行属水，通于冬气。肾主要生理功能为藏精，主生长、发育与生殖及水液代谢，主纳气，开窍于耳及二阴，其华在发，在志为恐，在液为唾，与膀胱互为表里。肾主气，主生长、发育与生殖功能主要表现为肾能够闭藏“先天之精”及“后天之精”，促进机体的生长、发育和逐步具备生殖能力；主水液代谢功能主要表现为对体内津液的输布和排泄起着重要作用；主纳气功能主要表现为摄纳肺所吸入的清气。

肾藏精，主生长、发育与生殖功能异常，出现肾阴或肾阳亏虚及影响生长发育与生殖等病理变化，表现为眩晕、耳鸣、腰膝酸软，或疲惫乏力、形寒肢冷、腰膝冷痛，或生长发育迟缓，生殖功能减退等。肾主水液代谢功能障碍，出现津液的输布与排泄异常等病理变化，表现为尿少、水肿，或小便清长、尿多等。肾主纳气功能障碍，出现摄纳无权等病理变化，表现为呼吸表浅，呼多吸少等。

二、食养宜忌

在食养物质的选择上，应基于肾的生理功能，结合病理变化及现代药理研究成果，如肾阴虚者，可选取枸杞子、黄精、黑芝麻以滋补肾阴；肾阳亏虚者，可选取肉桂、益智仁温补肾阳；小便频多者，可选取覆盆子、芡实以固精缩尿。现代药理研究表明，黄精具有抗氧化、抗病毒、抗疲劳等作用，能够提高机体免疫力，促进DNA及蛋白质合成，降血糖、降血脂、增加冠脉血流量。黑芝麻可降低胆固醇含量，防治动脉硬化。枸杞子有抗脂肪肝作用。

肾病患者不宜过食咸味食养物质，如咸菜、泡菜等，以免长期高盐摄入加重肾脏负担；不宜过食动物内脏、鱼虾蟹蚌等高嘌呤食物，以免导致血尿酸增高，引发痛风；适当多饮水，以免尿液浓缩致泌尿系结石等。

三、食养配方

肾之食养配方须分虚实，虚证多见于肾阳虚、肾阴虚、肾精不足，实证多见于肾与膀胱湿热等。

（一）人参清汤鹿尾

【出处】《滋补保健药膳食谱》。

【组成】加工鹿尾200g，人参3g，清汤1000g，精盐3g，料酒5g，味精适量。

【制作方法】

1. 将人参切极薄片，用白酒浸泡法提取人参酒液（人参片留用）。

2. 鹿尾除骨，切成厚0.6cm的片。

3. 锅内放清汤，加料酒、精盐，再放鹿尾片、人参酒液，待沸，撇去浮沫后倒入碗中，把人参片置于汤上，调入味精。

【功效】补肾壮阳。

【适用人群】肾阳亏虚证。适用于肾阳亏虚所致腰痛、阳痿、早泄、遗精、头晕目眩、倦怠乏力等。

【方解】本方所治之证为肾阳亏虚所致，治宜补肾壮阳。方中鹿尾味甘、咸，性温，具有补肾壮阳、填精益髓的作用。人参味甘、微苦，性微温，具有大补元气、复脉固脱、补益脾肺、生津养血、安神益智的作用。二者配合，共奏补肾壮阳之功。

【使用注意】阴虚阳亢、骨蒸潮热、咳嗽吐衄，肺有实热或痰气壅滞的咳嗽及湿盛腹胀，食滞腹满、肝阳上亢、目赤头晕及一切火郁内实之证均忌服。不宜与藜芦、五灵脂同用。孕妇、哺乳期妇女及14周岁以下儿童不宜食用。

（二）白鸽杞精汤

【出处】《中国药膳学》。

【组成】白鸽1只（约250g），枸杞子24g，黄精30g。

【制作方法】

1. 白鸽去毛及内脏，洗净切块。

2. 将白鸽块与枸杞子、黄精煮熟即可。

【功效】补益肾精。

【适用人群】肾精不足证。适用于肾精不足所致头目眩晕、神疲乏力、腰膝酸软、遗精、耳鸣等。

【方解】本方所治之证为肾精不足所致，治宜补益肾精。方中枸杞子味甘，性平，具有滋补肝肾、明目、润肺的作用。黄精味甘，性平，具有润肺滋阴、补脾益气的作用。两药配合，共奏补益肾精之功。

【使用注意】脾虚便溏、痰湿痞满气滞者忌服。

（三）西瓜翠衣煲

【出处】《中医食养保平安》。

【组成】鸡肉400g，西瓜皮200g，香菇50g。

【制作方法】

1. 鸡肉切块，焯水后备用。
2. 西瓜皮洗净去除硬皮后切块，香菇洗净撕成条状。
3. 葱姜入油爆香，入鸡肉煸炒，再入西瓜皮、香菇煸炒至熟，加盐调味即可。

【功效】清热利尿。

【适用人群】肾与膀胱湿热证。适用于肾与膀胱湿热所致尿频、尿急、尿涩痛，可伴有发热、腰痛等。

【方解】本方所治之证为肾与膀胱湿热所致，治宜清热利尿。方中西瓜皮味甘，性凉，具有清暑解热，止渴，利小便的作用。

【使用注意】中寒湿盛者忌服。

【练习题】

一、单选题

1. 鸡肝羹食养方具有的功效是（　）。

A. 养肝明目　B. 清肝泻火　C. 温补肾阳　D. 健脾益胃

2. 下列哪种物质不是人参鸡汤食养方的组成部分。（　）

A. 人参　B. 枸杞子　C. 大枣　D. 半夏

3. 关于脾的生理功能叙述错误的是（　）。

A. 主升清　B. 主运化　C. 主统血　D. 主降浊

4. 杏苏汤食养方适宜的证候人群是（　）。

A. 肺阴亏虚证　B. 痰热蕴肺证　C. 风寒犯肺证　D. 风热犯肺证

二、多选题

肝脏食养配方须分虚实，临床常见的证候为（ ）。

A. 肝血亏虚证　　B. 肝郁气滞证　　C. 肝胆湿热证　　D. 肝阳上亢证

三、简答题

1. 肝脏食养宜忌有哪些？

2. 适宜痰湿蕴肺的食养方组成、制作方法、功效、适用人群、方解及使用注意是什么？

3. 人参清汤鹿尾的组成、制作方法、功效、适用人群、方解及使用注意是什么？

第七章
四季食养

【学习目标】

1. 掌握　四季食养的饮食宜忌和常用药膳方。
2. 学习　四季的气候变化对身体的影响及季节性疾病。
3. 了解　四季食养的重要性及四季季节特点。

四季养生理论早在《黄帝内经》中就已经提出："春三月，此谓发陈……夏三月，此谓蕃秀……秋三月，此谓容平……冬三月，此谓闭藏……"中医学认为人与自然是一个整体，而自然界一直在有序的变化着，即"春暖、夏热、秋凉、冬寒"，周而复始，必然会对人体的生理病理产生很大影响。因此人只有顺应自然，根据四季气候的变化规律来调节饮食，这样才会达到人与自然的和谐统一。正所谓"养生之道，莫先于食"，意思就是根据不同季节的气候特点，选择食用不同的食物，以此来达到阴阳平衡、经脉畅通、气血调和的养生目的，使生命更长寿。因此了解和掌握这些食养原则和方法对于养生实践具有重要的指导意义。

现根据四季气候变化的特点和规律，同时结合古今中医食养食疗经验，进行辨四季施膳。

第一节　春季食养

案例导入

李某，男，51岁，最近常感觉两眼干涩，视物昏暗，常头晕，面色发白，无光，爪甲不荣，四肢麻痹，夜里常多梦，到医院检查之后，医生说他肝血不足，建议给患者做一些滋补肝血的药膳。

请问：1. 有滋补肝血功效的食物有哪些？

2. 请说出一道滋补肝血药膳名称，并写出具体的制作方法及方解。

一、春季的季节特点

春季，是阳历 3 ～ 5 月，共 90 天。其中包含六个节气，即立春、雨水、惊蛰、春分、清明、谷雨。这一时间段内，在经过整个寒冬的养精蓄锐后，自然界阳气开始回升，万物渐渐萌发，自然界的一切生物迅速地生长起来，表现出一派万物复苏，生气勃发、欣欣向荣的景象，体现出天地万物间向上舒发、向外伸展、疏泄宣达的自然趋势。

二、春季对人身体的影响

当自然界的阳气开始回升，人体生机与春季阳气的生发相应，向上向外舒发。同时，早春乍暖还寒，气候多变，因此会影响到人的身体生理变化，主要体现在以下几点：一是人体活动加强，肝脏所藏之血流向四肢，新陈代谢也开始旺盛。二是春天五行属木，主升发，肝属木，肝气开始亢盛，并表现出喜宣畅条达、疏泄升华、恶抑郁的特点。而肝火、肝气过旺的人，到春天就会出现莫名的烦躁、易怒、易激惹，这是旧病发作的症状。三是春季气候变化无常，忽冷忽热，时而天气晴朗，阳光明媚，时而阴雨绵绵，寒湿袭人，令人宿疾复发，时令病起。特别是正月、二月间，乍寒乍热，让人们在享受暖春的时候突然又尝到冬天的寒意。这种反复的气候常会引起多种疾病，如焦虑、失眠、疲倦、头昏欲睡、记忆力差等“春困”现象（现代称“春季气象过敏症”），关节疼痛，甚至旧病发作；也是上呼吸道传染的高发季节，具体表现为咽部干痒或灼热感、喷嚏、鼻塞、哮喘等；易发生肝炎、猩红热、腮腺炎等传染病；神经性皮炎、水痘、风疹、荨麻疹、痤疮等皮肤病在春季多发；胃肠道疾病也时常发生。

三、春季饮食宜忌

（一）春季宜用食物

1. 温热辛辣的食物 早春时节气候“乍暖还寒”，易患感冒，应适当多吃一些温热辛辣的食物来温补阳气，从而达到养护阳气的目的。老人体弱阳气不足者吃韭菜辛温助阳，可以促进阳气生发；脾胃虚寒的人经常饮用一些姜糖水，可以助人体之阳气升发以防初春之寒气伤人，从而可以起到温胃驱寒、防治感冒的作用。

2. 酸味食物 春季主肝，因此饮食上还应注重护肝。酸味入肝，能升发万物，因此春天宜适当食用一些酸味食物，如富含维生素 C 和有机酸的蔬菜水果，以及醋和酸辣类菜肴等，可以起到助生发，补肝脏的作用。同时酸性收敛，可防止肝脏疏泄过度，防止肝木克土，从而避免出现脾胃功能失调等问题。

3. 甘味食物 春季正是肝气上升的时候，容易伤阴。对于一些脾胃虚弱者食味宜“减酸增甘”，以养脾气，如百合、玉竹、山药、莲子、大枣、枸杞子等。

4. 补肝食物 中医有“吃肝补肝”的说法，专家表示，春天可以适量吃一些猪肝和菠菜。因为猪肝、菠菜有滋养肝阴的功效，可提高机体的防御作用，同时还可以防止因肝血不足而引起的口角炎、嘴唇干裂等症状的发生。

5. 时令蔬菜 冬季的时令蔬菜品种不多，人体内摄取的维生素常常不足，造成免疫力下降，抗病毒能力较差。因此，在春季膳食调配上，应多食用一些时令蔬菜，如春笋、芹菜、小白菜、油菜等，这些蔬菜富含维生素和矿物质，可增强体质，提高抗病毒能力。

6. 花茶 花茶甘凉兼芳香辛散之气，可以促进冬季积聚在人体内的寒邪散发出去，促进体内阳气生发，令人神清气爽，因此常饮花茶，可以有效缓解春困的困扰。常见的花茶，有茉莉花茶、玉兰花茶、玫瑰花茶等。

7. 其他 现代研究表明红辣椒、西红柿、红苹果等红色果蔬可以使人体产生一种热能和抗感冒因子，从而可以起到抵抗感冒病毒的作用；海带有疏肝的作用，经常食用可使皮肤血液循环加速，从而使体内的抗早春寒的能力得到提高，因此早春还宜适当多吃些海带。春季容易出现慢性气管炎、支气管炎等肺部疾病，宜多吃蜂蜜、橘子、枇杷、梨、核桃等祛痰、养肺、健脾、补肾的食物，这样有助于缓解症状。

（二）春季忌用食物

1. 饮食宜温热，忌生冷。

2. 不宜过食辛辣、大热、刺激性食物及烈性酒类。春季不要食用过于辛辣、大热、刺激性食物，如羊肉、狗肉、洋葱、花椒及炒花生、炒瓜子、虾等，以免助火伤身。应多食用清淡蔬菜、豆类及豆制品，少饮或不饮烈性酒类。

3. 少吃高脂肪食物。因为在食用油腻的食物后较易产生饱腹感，人体也会出现疲乏现象。

4. 不宜多吃酸味的食物。过食酸味的食物以免使肝功能偏亢，影响春之阳气升发和损伤脾气。

5. 不宜吃过敏性水果。春天是高致敏期，水果也是过敏源之一，过敏者嘴角会出现发红、脱皮、瘙痒等症，俗称“水果疹”，如芒果、菠萝等。

四、食养药膳

（一）韭菜炒鲜虾仁

【出处】《中医食疗学》。

【组成】韭菜 250g，鲜虾 400g，葱、姜、料酒适量。

【制作方法】

1. 韭菜去根部，洗净，控干水分，切段。鲜虾剥去外壳，清洗干净，姜切细丝，葱切段，备用。

2. 将锅烧热，放入适量油，先下葱和姜丝先煸出香味，倒入虾仁大火爆炒 1 分钟。

3. 烹入一点儿料酒，放入韭菜一起大火快炒 1 分钟，起锅装盘即可食用。

4. 佐餐食用。

【功效】温中助阳，疏肝理气。

【适用人群】阳气不足，肝气郁滞。适用于阳气不足、肝气郁滞所致畏寒肢冷、脘腹冷痛、胸部闷痛等。

【方解】本方所治之证为阳气不足，肝气郁滞所致，治宜温中助阳，疏肝理气。韭菜，味辛，性温，归肝、胃、肾经，有辛温助阳，疏肝理气，散瘀的作用。虾仁味甘、咸，性温，归脾、肝、肾经，有温肾壮阳，健胃化痰的作用。同时虾仁含蛋白质、钙质丰富，可以很好地补充身体所需营养。两者结合可以助阳，促进阳气生发，提高体内阳气，用来抵御初春寒气。疏肝理气，使体内气血畅通，缓解胸部闷痛症状。

【注意事项】由于韭菜和虾仁均性温，因此阴虚内热及疮疡患者忌食。

（二）胡萝卜猪肝粥

【出处】《黄帝内经》。

【组成】胡萝卜 100g，猪肝 100g，粳米 200g。

【制作方法】

1. 将猪肝洗净切薄片，烧开一锅水，将猪肝放入开水中焯一下，翻拌 15 秒，关火，捞起猪肝，沥干水分，备用。同时将胡萝去皮、洗净，切片，备用。

2. 将粳米洗净放入锅中，加足量水，烧开后小火焖煮。

3. 半小时后加入猪肝和胡萝卜，继续煮半个小时，直到汤汁黏稠即可食用。

4. 佐餐食用。

【功效】补肝养血，清热明目。

【适用人群】肝血不足证。适用于肝血不足所致视物昏花、两目干涩、夜盲症等。

【方解】本方所治之证为肝阴不足、血热所致，治宜补肝养血，清热明目。猪肝性温，味甘、苦，归肝经，具有补肝明目，养血的作用。胡萝卜味甘，性平，有补肝明目，清热解毒的作用。同时胡萝卜富含维生素 A，而维生素 A 主要蕴含在肝脏中，是维持肝脏健康的重要元素，因此食用胡萝卜可以起到保护肝脏的作用。粳米，味甘，性平，归脾、胃经，有补中益气，健脾和胃的作用，以防肝血热盛，伤及脾胃。

【注意事项】萝卜性偏寒凉而利肠，脾虚泄泻者慎食或少食；阳虚偏寒体质者、脾胃虚寒者不宜多食。

（三）菊花决明茶

【出处】《黄帝内经》。

【组成】菊花 5g，决明子 10g。

【制作方法】

1. 取菊花和决明子放入茶杯中，倒入适量开水，盖上茶盖浸泡半小时。
2. 充分浸泡后即可饮用。
3. 每日 1 剂，泡两次，代茶饮用。

【功效】清肝明目，润肠通便。

【适用人群】肝火上炎证。适用于肝火上炎所致头痛、眩晕、目赤昏花及肠燥便秘等。

【方解】本方所治之证为肝火旺盛所致，治宜清肝热。菊花味辛，苦，性微寒，归肺、肝经，有清肝明目，解毒的作用。决明子味甘、苦，性微寒，有清肝明目，润肠通便的作用。两者结合可以起到更好的清肝明目，润肠通便的作用。

【注意事项】气虚胃寒、食少泄泻者慎服。

第二节　夏季食养

案例导入

盛夏季节，烈日炎热，酷暑难耐。王某，男，36 岁，在室外工地干活，持续工作 2 小时，汗出不停，突然出现头晕目眩、口渴、疲乏、虚弱、恶心呕吐、心悸、脸色苍白、动作不协调、体温升高等症状，紧急送到进行检查，经检查后，医生确诊他为中暑，建议给患者在阴凉通风的地方给予补充淡盐水，同时近期避免户外剧烈活动和暴露阳光，并让做一些清热解暑的药膳。

请问：1. 有清热解暑功效的食物有哪些？

2. 请说出一道清热解暑的药膳名称，并写出具体的制作方法及方解。

一、夏季的季节特点

夏季，是阳历 6 ～ 8 月，共 90 天。其中包含六个节气，即立夏、小满、芒种、夏至、小暑、大暑。夏季分为“夏”和“长夏”，夏季，暑热蒸腾，阳光充足，雨水充沛，自然界万物进入新陈代谢旺盛时期。《黄帝内经》中说：“夏季三个月，天气下降，地气上腾，天地之气上下交合。”植物开花结果，是万物繁荣秀丽的季节，但夏至以后，阳气盛极而衰，阴气萌芽。阴气虽生，但量太弱，阳气依然占据主导地位，天地万物仍呈现出阳气盛壮的状态，人体阳气充盛为此时主要生机特点。

当进入盛夏时节，气温高而雨水多，湿度大，多有暑湿之邪侵扰，给人以潮湿闷热难耐的感觉，这就是中医所说的“长夏”。此时湿度最大，再加上出汗沾衣、住所潮湿，淋雨涉水等外因，以致特别容易得湿病。

二、夏季对人身体的影响

中医认为夏天属火，气候炎热而生机旺盛。人体阳气外发，阴邪伏于内，气血运行旺盛，新陈代谢加快。为适应酷热的气候，皮肤通过排汗以调节体温，适应暑热的气候。

健康方面，由于夏季骄阳似火、天气闷热、周围环境温度高，人会大量出汗，耗阴伤津，损伤阳气，再加上日长夜短，人们晚睡早起，睡眠时间不足，容易发生头晕、胸闷、疲劳、心悸口渴甚至恶心呕吐、食欲不振等症状，严重时可发生中暑。所以，在烈日炙热的夏天，人们不宜长时间在室外劳作活动，如果确需在户外长时间工作，则需要注意及时补充水分。同时午餐过后应适当午休，以养神蓄锐。

另外，长夏时节，暑湿较重。中医认为“湿伤肉”，即感受湿邪易损伤人体肌肉。《黄帝内经》中说：“伤于湿者，下先受之。”意思就是湿邪伤人通常从人体下面开始，如常见的下肢溃疡、脚气、妇女带下等。因此，在长夏居室一定要注意防潮、隔热，经常打开窗户，保持通风干燥。

同时应注意预防一些常见病症，如夏季感冒、脑中风、消化道疾病（痢疾、腹泻、腹痛、脓血便）、汗斑、疮疖、日光性皮炎、食物中毒等。

三、夏季饮食宜忌

（一）夏季宜用食物

夏季养生应当根据自然界阳气极度旺盛的特点，与天地间万物生长的趋势一致，顺盛阳以养阳，护阳气以养“长”，养心气以辅阳，既要盛夏防暑邪，长夏防湿邪，又要注意保护人体阳气，不离“春夏养阳”的总规律。《黄帝内经》说：“火热为夏，内应于心，心主血，藏神。”所以夏季养生的要点在于温补阳气、养心。

1. 甘凉的瓜果　夏季气候炎热，人们易烦热多汗，表现出阳亢的状态。而汗多则易耗气伤阴，损耗人体津液，且汗为心之液，心气通于夏，因此热易扰乱心神，故夏季应适当食用一些甘凉的瓜果，以达到清心宁神，益气生津的作用，如苦瓜清热解暑，明目解毒；西瓜清热解暑、生津止渴、利尿除烦；绿豆清热解暑，利水解毒；黄瓜清热止渴，利水消肿；番茄生津止渴，开胃消食；其他如冬瓜、丝瓜、茄子、芹菜、草莓等均有利生津止渴，除烦解暑作用。但此类清心的果蔬不易过度食用，更不宜冷冻，以防伐伤生长之阳。

2. 苦味食物 中医学认为，五行中夏季属火、味苦，因此宜食用味苦的食物如苦瓜，性寒味苦，有清热消暑、明目解毒之功。

3. 辛味食物 夏季汗液外泄，易受风寒湿邪侵袭，若食用过多苦味则宜助火旺克金，而五行中肺属金，味辛，所以饮食上，宜“少苦多辛”，即少食苦味，多食辛味食物，以协助肺气平降心火，以免心火太旺，耗伤肺气。所以中医说“夏吃姜”是有道理的，姜性温、味辛，能发汗解表，促进阳气的发散。另外辛味的食物还包括辣椒、葱白及蒜等，这些都有发散通窍、活血行气、化湿等功效，可补益肺气。

4. 清淡易消化、健脾利水祛湿的食物 长夏季节常表现为暑中夹湿，而湿易困脾，使脾气不升，脾运不展，人们常易出现脘腹痞满、肢体困重、消化不良、食欲不振等现象，因此人们应适当多吃些清淡易消化、健脾利水祛湿的饮食，如薏米冬瓜粥、三豆汤、莲子粥、茯苓粥、荷叶粥、新鲜蔬菜、瓜果等。

5. 绿茶 绿茶性寒，营养成分含量较高。泡饮绿茶，气香清幽，滋味鲜爽，可以起到清热解暑、生津止渴、止痢除湿、爽身提神等作用。

6. 性凉、味酸饮品 中医学认为酸有敛汗固表止汗的作用，因此夏天可适当饮用一些性凉、味酸饮品，如酸梅汤，味酸涩，有收敛止汗，生津止渴的作用。凉拌菜适当加点食用醋，有生津开胃止渴的作用。

7. 其他 平时还可选用栀子、淡竹叶、金银花、生甘草、麦冬等泡茶喝，去心火，散暑热。选取一些西瓜、草莓、苹果、柠檬等水果榨汁作为清凉饮料，既补充营养，又清解暑热止渴。此外夏季高温，出汗过多，容易造成体内蛋白质、维生素等营养成分丢失，因此要及时补充蛋白质和维生素。常见的优质蛋白质来源有瘦肉、蛋、奶、鱼、虾等。维生素 C 来源于新鲜蔬菜及西红柿、桃、苹果等，维生素 B 组来源主要有谷类、肉、动物肝脏、蛋类等。同时经常运动的人，需饮用适量淡盐水。

（二）夏季忌用食物

1. 忌过食生冷食物 夏季过食生冷食物，会损伤脾胃，消耗阳气，使脾胃受寒而出现吐泻。同时过食冷饮还会冲淡胃液，损伤胃黏膜，引起肠胃疾病。特别是老人、孕妇、小孩儿肠胃功能较弱，更应该特别注意。

2. 不宜在饭前饮水过多 特别是天热人体大汗频出，此时一次性喝过量水会引起水中毒，这会成人体盐分流失过快，同时水分会进入到组织细胞内，造成水肿，使人心跳加速、虚弱无力、头晕眼花。

3. 忌食腐败变质的食物 夏季是肠道传染病和细菌性食物中毒的多发季节，生吃瓜果要洗净消毒。同时，富含蛋白质、脂肪的食物极易腐败变质，宜少吃。

4. 忌吃油腻、难消化的食物 吃油腻的食物，会加重胃肠负担，影响消化。

四、食养药膳

（一）丝瓜鲫鱼汤

【出处】《中医食疗学》。

【组成】鲫鱼1条，丝瓜250g，盐适量。

【制作方法】

1. 将鲫鱼宰杀洗净，丝瓜切段，备用。
2. 锅烧热，放入适量油，将鲫鱼放进锅里，把鱼煎到两边金黄。
3. 倒进开水，加适量盐，炖至鱼汤变成奶白色，丝瓜放进锅里，煮至丝瓜熟即可。
4. 佐餐食用。

【功效】健脾利湿，清热。

【适用人群】脾虚湿热证。适用于脾虚湿热所致食欲不振、暑热烦渴、发热、恶心厌食，水肿，小便不利，腹痛腹泻，舌苔黄腻，脉数等。

【方解】本方所治之证为脾虚湿热所致，治宜健脾利湿，清热。丝瓜味甘，性凉，归心、肝、胃经，有清热化痰、凉血解毒的作用。鲫鱼味甘，性平，归脾、胃、大肠经，有健脾利湿的作用。两者结合对脾虚湿热所致食欲不振，暑热烦渴，发热，腹痛腹泻，水肿，小便困难等症状有较好的治疗作用。

【注意事项】丝瓜性寒，并且具有滑肠致泄的作用，因此脾胃虚寒的人要慎吃。

（二）藕羹

【出处】《中国药膳学》。

【组成】藕250g，薄荷1握，豆豉60g。

【制作方法】

1. 将鲜莲藕洗净，去皮切成薄片，放入锅中，加适量水大火水烧开后，改小火保持微沸。
2. 煮沸半小时后，放入豆豉，继续煎煮成羹状。
3. 最后放入薄荷叶，煎煮5分钟即可食用。
4. 每日1剂，早晚各食用1次，5日为1个疗程。

【功效】解热生津，清利明目。

【适用人群】热病伤津证。适用于热病伤津所致身热多汗，心烦多渴，头目昏蒙，小便短赤，体倦少气，舌红少苔等。

【方解】本方所治之证为热病伤津所致，治宜解热生津。藕味甘，性寒，归心、脾、胃经，有清热凉血、生津的作用。薄荷味辛，性凉，归肺、肝经，有疏风散热，清利头目的作用。豆豉味苦、辛，性凉，归肺、胃经，有宣散肺胃郁热而除烦的作用。此三者配合可清热生津，除烦止渴，清利头目。适用于热病伤津者，也适用于夏季防暑解暑之用。

【注意事项】由于此羹中的三味药为性寒凉之品，因此脾胃虚寒者慎服。另外薄荷，豆豉为味辛之品，容易发汗耗气，故体虚多汗者不宜食用。

（三）扁鹊三豆饮

【出处】《本草纲目》。

【组成】绿豆、赤小豆、黑豆各 12g，生甘草 3g。

【制作方法】

1. 将绿豆、赤小豆、黑豆、生甘草清洗一下，放入锅中，加适量水，浸泡半小时。
2. 大火烧开，改小火保持微沸，炖至豆熟烂，汤浓时，挑出甘草后即可食用。
3. 每日 1 剂，早晚各食用 1 次，5 日为 1 个疗程。

【功效】清热解毒，利尿除湿，健脾。

【适用人群】湿热侵袭肌肤及暑湿伤中证。适用于湿热侵袭肌肤所致之水痘、湿疹、热气疮等及暑湿伤中所致之烦躁口渴、咽干口苦、水肿、腹泻、恶心欲吐、食少纳呆、小便短赤等。

【方解】本方所治之证为湿热侵袭肌肤及暑湿伤中证，治宜清热解毒，利尿除湿。绿豆味甘，性凉，归心、胃经，有清热解毒，清暑，利水的作用，适用于夏天烦躁口渴，水肿，腹泻，热毒炽盛所致皮肤有红、肿、小脓包。黑豆味甘，性平，归脾、肾经，有利水消肿，祛风解毒的作用，用于水肿，腹部胀满，脚气，肢体抽搐、不能舒转自如，口眼㖞斜。赤小豆味甘、酸，性平，归心、小肠、脾经，有利水消肿，清热除湿，排脓解毒的作用；配上有补脾益气，解毒，调和诸药的生甘草，可以达到清热解毒，健脾利水的作用，适用于湿热邪毒或暑湿伤中证。

【注意事项】虚热津伤者慎服。

第三节　秋季食养

案例导入

进入秋季，天气变得干燥，小张，现在常感觉燥热心烦口渴，经常咳嗽，嗓子痰黏难出，鼻干喉燥，并出现大便秘结，舌红少津，脉浮细而数等症状。到医院检查后，医生确诊他为燥热伤肺证，建议给患者做一些清热生津，润肺止咳的药膳。

请问：1. 有清热生津、润肺止咳功效的食物有哪些？

2. 请说出一道清热生津、润肺止咳的药膳名称，并写出具体的制作方法及方解。

一、秋季的季节特点

秋季，是阳历 9 ～ 11 月，共 90 天。其中包含六个节气，即立秋、处暑、白露、秋分、寒露、霜降。秋季自然界阳气渐收，阴气渐长，万物成熟；立秋后阳虽降但余热未消，阴虽生但尚不旺盛，此时阳气仍占上风，故有“秋老虎”余威，容易耗伤肺阴。随着秋深来临，阴气渐盛，气候开始由热转凉。总的气候特点是天气逐渐凉爽，昼夜温差逐渐明显，往往是白天很热，夜晚较凉爽。少雨，气候干燥，是秋令之主旋律。经历了春天的阳气的生发、夏天的阳气的旺盛散发，使万物得到生发长养，秋令则长养之精华开始收敛，万物皆已由盛而实，形成了“收”的自然状态。

二、秋季对人身体的影响

秋季，自然界阳气渐收，阴气渐长，由疏泄趋向收敛，为适应秋季阴阳的变化规律，人应该遵循“养收”的原则，保持早起早睡的作息规律，增强机体的适应能力。

秋天天气干燥，易损伤肺气，耗伤人体津液，常表现为口干舌燥、唇干、咽干鼻燥等症；燥邪损伤肺气，容易导致肺部功能失调，无法排出肺脏的浊气和毒素，从而容易引发过敏性皮炎、牛皮癣、疱疹等皮肤病，同时还会导致脱发；肺通过气管和鼻孔与外界相通，燥邪犯肺，容易引起哮喘、肺炎、感冒等症；肺与大肠相表里，燥伤肺脏，津液亏损，无法济于大肠，而使肠道干涩，大便秘解，甚至会诱发痔疮，这些都是所谓的“秋燥症”。

处暑之后，气候寒热多变，常会使人们感到体力和脑力不足，容易产生疲劳，工作效率不高，常会感到头痛、睡眠不好等神经衰弱病症。同时处暑之后，昼夜温差较明显，人体抗病能力下降，容易诱发风湿性心脏病、中风和心肌梗死等病症。

进入深秋，气候慢慢转凉，特别是夜里寒气容易侵袭小孩儿腹部，从而诱发腹泻，是典型的季节病。

秋季是昆虫活动频繁季，昆虫类叮咬所引发传染病和皮肤病在这个季节较常见。所以要注意环境卫生，并做好预防措施，随身携带驱蚊工具如清凉油、花露水等。

三、秋季饮食宜忌

（一）秋季宜用食物

秋季，阳气虽降但未衰，阴气虽长而未成形，故应以养阴为主；秋令肃降之气开始收敛，是万物成熟收获的季节，当注意“养收”；同时秋季雨水较少，燥气当令，中医学认为，秋天五行属金，金主肺，肺为娇脏，喜润恶燥，因此，秋季养生应遵循“秋冬养阴”的基本规律，重养肺、养阴、养收，防秋燥，以养阴润燥为主。

1. 清热生津、滋阴润燥的食物 秋天天气干燥，燥邪易损肺阳，伤肺阴，使人出现口干舌燥、小便短赤、皮肤干裂等症，因此秋季要多吃些清热生津、滋阴润燥的食物，如银耳、茄子、荸荠、鸭蛋、蜂蜜等。

2. 酸味食物 中医认为，辛能升散，容易耗伤肺气。多食辛辣热性食物容易使人上火，并可助肺燥伤阴，加重秋燥症状。而酸性收敛，多食酸可以保护阴液，减少津液流失，防止肺燥之证出现。因此要注意“少辛增酸”，多吃酸性水果，如柚子、苹果、石榴、葡萄、山楂等。

3. 祛湿食物 初秋，昼夜温差仍然较大，湿气较重，此时宜多吃些薏米、莲子、绿豆、扁豆等祛湿食物，将体内的湿热排出体外，彻底消除夏日酷暑的“后遗症”，使脾胃功能得到恢复。

4. “防燥不腻”的平补之品 秋季可以适当选用一些“防燥不腻”的平补之品，如南瓜、桂圆、黑芝麻、红枣、核桃等，如果脾胃虚寒，可以选择一些健脾胃的素食进补，如芋头：口感细软，营养丰富，有健脾消食的作用，特别适宜脾胃虚弱、患肠道疾病的患者食用；红薯：具有补脾暖胃、和血益气的作用。

5. 时令蔬菜和水果 因为蔬菜水果可以补充体内维生素，促进人体新陈代谢，提高人体免疫力，增强人体抗寒冷能力，并可以促进肠胃蠕动，防止便秘。秋季的时令蔬菜有芹菜、莲藕、菠菜、萝卜、山药、海藻等，水果有苹果、柚子、梨、猕猴桃、柑橘、鲜枣等。

6. 青茶 青茶又称乌龙茶，其性不寒不热。秋季常饮青茶可以起到生津、益肺、润肤的作用，可将体内余热排除出内外，滋生津液，使人体能较好地顺应外界自然环境的变化。

（二）秋季忌用食材

1. 不宜吃辛辣油腻煎炸的食物 辛辣的食物容易使人上火，并可助肺燥伤阴，加重秋燥症状；而油腻煎炸的食物如羊肉、狗肉等不容易被肠胃消化，常食用会加重肠胃负担，诱发身体不适。

2. 不宜大量进食温补燥热的食物 秋天，天气比较干燥，食用温补燥热的食物会耗气伤津，加重秋燥症状。

3. 不宜食用生冷性寒食物 秋季气温下降，饮食过于生冷寒凉，容易造成肠胃消化不良，从而引发各种消化道疾病。

4. 不宜过食性寒瓜果 大部分瓜类属于阴寒之物，多吃了会伤及脾胃，特别是脾胃虚弱者，过食性寒水果，容易导致腹痛、腹泻。

四、食养药膳

（一）罗汉果煲猪肺

【出处】《黄帝内经》

【组成】罗汉果1个，猪肺24g。

【制作方法】

1. 先将成熟的罗汉果切成薄片，备用。

2. 将猪肺切成小块，烧开水，放入锅中焯一下，去除泡沫，捞出，洗净，备用。

3. 将猪肺块同罗汉果一起放入锅里，加适量水，大火煮沸，改成小火继续煮至猪肺熟后即可食用。吃猪肺块，喝汤。

4. 每日1剂，早晚各服用1次，5天为1个疗程。

【功效】清热润肺。

【适用人群】燥热伤肺证。适用于燥热伤肺所致干咳无痰、痰少而黏、缠喉难出、鼻燥咽干、心烦口渴、大便秘结，舌红少津，脉浮细而数等症状。

【方解】本方所治之证为燥热伤肺所致，治宜清热润肺。猪肺味甘，性平。归肺经，有补肺润燥的作用，不仅可以补肺气，还可以润肺燥。罗汉果味甘，性凉，归肺、大肠经，有清肺利咽，止咳化痰，润肠通便的作用。两者结合可以起到很好的清热润肺，止咳化痰的作用。

【注意事项】肺寒及外感咳嗽者忌用。

（二）陈皮米仁饮

【出处】《中国药膳学》。

【组成】橘皮9g，薏苡仁30g，红糖适量。

【制作方法】

1. 将薏苡仁洗净，用纱布包好，放入锅中，加入适量水，同橘皮一起煎煮。

2. 大火水烧开后，改小火保持微沸半小时。去渣，取药汁，饮用前加入红糖熔化后即可。

3. 每日1剂，早晚各食用1次，10日为1个疗程。

【功效】健脾燥湿，宣肺平喘。

【适用人群】脾虚湿盛，痰浊壅肺证。适用于脾虚湿盛，痰浊壅肺所致食少、胸痛呕恶、咳嗽、痰多黏腻色白等症状。

【方解】本方所治之证为脾虚湿盛，痰浊壅肺所致，治宜健脾燥湿，宣肺平喘。橘皮味辛、苦，性温，有健脾燥湿，理气化痰的作用。薏苡仁味甘、淡，性凉，归脾、胃、肺经，有健脾渗湿，利水消肿的作用。红糖味甘，性温，归脾、胃、肝经，有补气，缓中，温胃，调味的作用，在补气暖胃的同时，还起到缓急止痛的作用，并且可以调节药味，便于服用。

【注意事项】津液不足、吐血、大便秘结、气虚、阴虚燥咳者及孕妇慎服。

（三）百合粥

【出处】《本草纲目》。

【组成】百合 30g，粳米 50g，白糖适量。

【制作方法】

1. 将百合与粳米洗净，放入锅中，加适量水大火水烧开后，改小火保持微沸。
2. 将百合与粳米煮到熟烂后，加入白糖，待溶化后即可食用。
3. 每日 1 剂，早晚各食用 1 次，5 日为 1 个疗程。

【功效】滋阴润肺。

【适用人群】肺阴虚证。适用于肺阴虚所致口燥咽干，干咳少痰，劳嗽久咳，声音嘶哑，倦怠无力，舌红少苔等症状。

【方解】本方所治之证为肺阴虚所致，治宜滋阴润肺。百合味甘，性微寒，有养阴润肺的作用。同粳米一起可以增强健脾胃，养肺阴的作用。

【注意事项】风寒咳嗽，中寒便溏者忌服。

第四节　冬季食养

案例导入

小郭，女，31 岁，冬天，随着气温降低，常感到神疲乏力，头晕目眩，心悸失眠，每次例假不规律，并且月经量少，常常出现气短懒言、面色萎黄等症状，去医院进行检查后，医生确诊他为气血不足，建议给患者做一些补气血的药膳。

请问：1. 有补气血功效的食物有哪些？

2. 请说出一道补气血的药膳名称，并写出具体的制作方法及方解。

一、冬季的季节特点

冬季，是阳历 12 ～ 2 月，共 90 天。其中包含 6 个节气，即立冬、小雪、大雪、冬至、小寒、大寒。冬季气候寒冷，水冰地冻，昆虫入蛰，是自然界万物生机潜伏封藏的季节，这一时间段，昼短夜长，阴气最盛，阳气潜藏。而人体特征跟自然界阴阳升降的规律一样，冬天人体阳气藏伏于内，与自然界闭藏之气相应。

二、冬季对人身体的影响

冬天，寒气较盛，自然界阳气开始沉降而闭藏于内。中医学认为，寒性收敛，具有收束闭藏的特点，因此冬令有闭藏之意。人体应适应自然界冬令闭藏的规律，开始进入养“藏”的阶段，积极蓄积能量，为春天焕发生机提供充足的能量。而人体肾主闭藏，储藏肾精、肾气以及一切人体生命活动所需的营养物质，并防止其无故流失，故冬天与肾相通。因此，冬季应以保养肾脏为根本，养精蓄锐，避寒就温，保护阳气，以防阳气外泄，而致邪气即乘虚而入。

冬天气候寒冷，使人体毛细血管收缩，血压升高，容易引发冠状动脉血栓形成，从而导致冠心病的发生和复发，并进一步导致中风和心绞痛、急性心肌梗死等心脑血管疾病发生。

寒冬季节，人的血液循环减慢，皮肤及四肢末梢的血液供应量减少，人体温度降低，再加上运动较少，免疫力下降，此时最容易发生风寒感冒、支气管炎、哮喘、耳、鼻、手指冻疮等。同时冬天天气干燥，冷风频繁，室内大都封闭，空气不流通，容易出现病毒流行性感冒、麻疹、白喉、腮腺炎等传染病。

冬天气候寒冷而干燥，皮肤容易缺少水分而变得粗糙，经常会出现嘴唇干裂或出血、口腔溃疡等，同时会出现皮肤瘙痒的症状。

冬天寒冷，身体在冷空气的长时间刺激下，容易出现动脉痉挛扩张，并会冲击痛觉神经末梢，从而诱发偏头痛。

冬季由于气温突然大幅下降，造成自主神经调节功能发生紊乱，使眼压产生波动，从而诱发青光眼。

因此，冬天的预防措施是防寒保暖，加强锻炼身体，增强免疫力。

三、冬季饮食宜忌

（一）冬季宜用食物

冬季气候寒冷，阳藏阴盛，万物闭藏，养生应以收藏阴精，御寒潜阳为原则，使精气内聚，阳气充足，抵御寒气。

1. 补虚食物 冬季阳气潜藏，人体的脾胃吸收消化功能较好，食欲也较旺，所以冬季也是进补的最佳时机。同时，冬季人们容易体虚，中医上讲，虚者补之。而虚又分阳虚、阴虚、气虚、血虚，不同虚证应辨证进补，如阳虚体质宜进补当归生姜羊肉汤等；阴虚体质宜进补阿胶炖鸡汤、冬虫夏草老鸭汤等；气虚体质宜进补黄芪人参童子鸡等；血虚体质宜进补黑木耳炖鸡汤、当归大枣粥等。

2. 性温味甘、辛的食物 冬季气候寒冷，易损伤阳气。中医上讲，温补阳气，辛、甘化阳，因此在食补中，宜选用性温味甘、辛的食物，而羊肉是补益佳品，为首选。羊肉性温、味甘，归脾、肾经，有温补气血，补肾益精，开胃和中的功效。李时珍在《本草纲目》中说:“羊肉能暖中补虚，补中益气，开胃健身，益肾气，养胆明目，治虚劳寒冷，五劳七伤。”孕妇产后体虚，在“坐月子”期间多选用羊肉来补虚。此外还可选用狗肉、驴肉、牛肉、猪肝、虾、带鱼、鳝鱼、海参等食物，但不能过食，以免助阳伤阴，助湿化痰。

另外，甘温性热的菜类如韭菜、香菜、胡萝卜、土豆、山药、红薯等；甘温性热的果类如龙眼肉、荔枝、核桃仁、红枣、板栗等；甘温热性的谷豆类如黑米、玉米、小麦、高粱、黄豆、豌豆等；其他辛、甘温热食物如生姜、花椒、葱、大蒜、砂仁、八角、茴香、酒、醋、红糖、黄芪、当归、太子参、黄芪等，冬季常食用这些可助阳暖身，增强人体抗寒能力。

3. 含铁和维 C 的食物 铁能补血，要多吃富含铁的食物如动物肝脏、菠菜、苋菜、香菇、黑木耳等，与富含维生素 C 的新鲜蔬菜和水果如西红柿、胡萝卜、青椒、黄瓜、猕猴桃、苹果等一起食用，可促进铁的吸收，化生气血，保证人体热量充足，从而可以提高人体抗寒能力。

4. 补肾的食物 中医学认为，冬属水，主肾经，人体肾与冬季相通。因此，冬天是养肾补肾的最佳时机。补肾的食物有羊肉、板栗、核桃、枸杞子、山药等。羊肉补肾壮阳，开胃和中，补益气血；核桃补肾，固精强腰；栗子补肾强筋，补脾健胃；枸杞子滋补肝肾，益精明目。

5. 黑色食物 中医讲究“色黑入肾”，因此多食用黑色食物如黑豆、黑芝麻、木耳、黑米、桑椹等。黑豆补肾益阴，健脾利湿；黑芝麻补肝肾，益精血；桑椹补肝肾，养血生津。

6. 味苦的食物 饮食上还宜“减咸增苦”，苦可养心火、助心阳以暖肾水，同时肾水又可制心火，此乃中医所说的“水火相济”。因此，宜多吃味苦的蔬菜如冬笋、苦瓜、生菜、苦菊等。

7. 萝卜 萝卜是冬季必吃的一道菜，萝卜性凉，可收敛阳气，又可清郁热，同时萝卜还有理气消食、止咳化痰、除燥生津、利大便等功效。常食用可以清肠理气，调理脾胃，对身体非常有益处，所以有“秋后萝卜赛人参”一说。

8. 红茶和黑茶 红茶性温、味甘，善蓄人体阳气，生热暖腹，可以增强人体御寒能力。另外红茶富含蛋白质、糖、茶多酚、黄酮类等物质，可补益身体，去油腻、助消化；杀菌消炎、防流感；保护胃黏膜，防治胃溃疡；减少中风和心脏病的发作。因此，红茶适合体寒、肠胃不好、有心血管疾病患者饮用。黑茶中的咖啡碱、维生素、氨基酸、磷脂等可以促消化，调节脂肪、糖、水代谢，并有降压、软化血管、防治心血管疾病的作用，适合冬天特别是有“三高”的中老年群体饮用。

（二）冬季忌用食材

1. 盲目进补 中医讲究辨证论治，进补应因人而异，只有这样才能起到有益效果，否则会适得其反。同时，大量进补牛、羊肉等温热之品会造成肠胃负担，同时还容易出现上火、肥胖、腹胀等症状，并且肉类所含的脂类、糖类等物质，又往往会诱发心脑血管病、癌症等疾病。因此要适可而止，同时多吃一些新鲜的水果和蔬菜，可以补充人体所需的维生素和微量元素，跟肉食一起搭配，荤素均衡，营养更全面。

2. 忌过量饮酒 中医学认为，酒性温，味辛而苦甘，冬天适量饮用一些药酒有温通血脉、驱寒暖身的作用，同时还能加快血液循环，可以有效预防血栓形成，还可轻微降低胆固醇，对心脏有保护作用。但是过量饮酒，会耗气伤神，损伤心肝功能，使人体免疫功能下降，更容易受寒感冒。

3. 不宜多吃辛辣食物 冬季适当吃一些辛辣食物可御寒暖身，但过食辛辣香燥的食物易耗气伤阴，使内热加重，容易出现口干舌燥、咽痛目赤以及口腔溃疡、牙疼、流鼻血等“上火”症状。

4. 不宜喝过热饮料 冬季饮用饮料温度过热，会损伤皮肤黏膜。当热饮温度达到43℃时会使蛋白质变性，温度达到60℃时，会使胃肠道黏液产生不可逆的降解。

5. 不宜食生冷、油腻煎炸食物 生冷食物容易刺激肠胃，造成肠胃消化不良，出现腹痛、腹泻。油腻煎炸的食物不易消化，会加重脾胃的负担，同时会加重体内积滞的热气，不利于润燥。

四、食养药膳

（一）海参粥

【出处】《黄帝内经》。

【组成】海参50g，粳米100g，葱、姜、盐适量。

【制作方法】

1. 先将海参用水泡发洗净，并切成小块。姜切丝，葱切段，备用。

2. 将粳米洗干净，放入锅内，加入适量的水，大火煮沸，改用小火煮成粥，煮至40分钟左右。

3. 下入切好的海参、生姜丝，将海参煮至熟透。放入葱花，调入适量的盐即可食用。

4. 每天1剂，早晚各1次，温服。5天为1个疗程。

【功效】滋阴补肾。

【适用人群】肾阴亏虚。适用肾阴亏虚所致体质虚弱，腰膝酸软，头晕耳鸣，失眠，夜间盗汗，遗精早泄，舌红少津无苔，脉细数等症状。

【方解】本方所治之证为肾阴亏虚所致，治宜滋阴补肾。海参味甘、咸，性温，归心、肾、脾、肺经，有补肾益精，养血润燥的作用。同时，海参富含丰富的精氨酸、赖氨酸、牛磺酸、钙、磷、碘、铁、锌等人体所需营养物质，可以促进人体生长发育、延缓衰老，消除疲劳，提高免疫力，增强抵抗疾病的能力，营养价值极高。粳米，味甘，性平，有益脾胃，除烦渴的作用。

【注意事项】患感冒、咳嗽、气喘、急性肠炎、菌痢及大便溏薄等患者不宜食用。

（二）红枣黑耳羹

【出处】《中国药膳学》。

【组成】红枣 15 枚，黑木耳 15g，冰糖适量。

【制作方法】

1. 先将黑木耳水发洗净，红枣洗净去核，同冰糖一起放入小瓷碗中，并向碗中加入适量清水。

2. 将小瓷碗放入蒸锅中，锅中添加适量水，蒸 1 小时起锅即可食用。

3. 每天 1 剂，早晚各 1 次，温服。15 天为 1 个疗程。

【功效】补气养血。

【适用人群】气血亏虚。适用于气血亏虚所致神疲乏力、气短懒言、面色萎黄、头晕目眩、心悸失眠、女性月经量少、延期或闭经，舌淡脉弱。

【方解】本方所治之证为气血亏虚所致，治宜补气养血。木耳味甘，性平，有补气养血的作用。红枣，味甘，性温，归脾、胃经，有补中益气，养血安神的作用。适用于气血虚弱、乏力、心慌气短、头昏眼花等症状。两者结合，可以起到较好的补气养血的作用。

【注意事项】湿盛、积滞、齿病、虫积、痰浊者慎服。有出血性疾病的人不宜食用。此外，孕妇不宜食用。

（三）苁蓉羊肉粥

【出处】《本草纲目》。

【组成】肉苁蓉 10g，精羊肉、粳米各 100g，盐适量，葱茎 2 根，生姜 3 片。

【制作方法】

1. 将肉苁蓉、羊肉分别洗净后，切细，备用。

2. 将肉苁蓉放入锅中加适量水煎煮至沸，半小时后去渣，取汁。

3. 将羊肉、粳米放入肉苁蓉煎煮的药汁中煎煮，大火煮沸，加入盐、生姜、葱，煮至稀粥即可食用。

4. 以 7 天为 1 个疗程，以上用量为 2 天服用量。

【功效】补肾助阳，润肠通便。

【适用人群】肾阳虚衰证。适用于肾阳虚衰、精血不足所致阳痿、遗精、早泄、女子不孕、腰膝冷痛、小便频数、夜间多尿、遗尿以及老人阳虚便秘。

【方解】本方所治之证为肾阳虚衰、精血不足所致，治宜补肾助阳。肉苁蓉其味甘咸，性温，入肾、大肠经，有补肾助阳、温补下元的功效，主用于肾阳虚衰、精血不足之阳痿、遗精、早泄、小便频数等病症。肉苁蓉与羊肉、粳米、葱、姜共煮粥，更能增强温补肾阳元气之力，另外还有润肠通便的作用，亦适用于慢性便秘的患者。

【注意事项】此药粥性温热，通常适合冬天食用，阴虚火旺及大便泄泻者不宜服用。

【练习题】

一、单选题

1. 早春时节，乍暖还寒，为了升发阳气，常建议吃哪一类食物？(　　)

A. 酸味食物　B. 甘味食物　C. 辛味食物　D. 苦味食物

2. 丝瓜鲫鱼汤的功效是(　　)。

A. 温中助阳　B. 健脾利湿　C. 宣肺平喘　D. 补气养血

3. 有滋阴润肺功效的食物是(　　)。

A. 百合　B. 韭菜　C. 猪肝　D 苦瓜

4. 有补气血的药膳是(　　)。

A. 陈皮米仁饮　B. 薏苡仁粥　C. 红枣黑耳羹　D. 菊花决明茶

二、多选题

下列哪些不是韭菜炒鲜虾仁的功效？(　　)

A. 滋阴润肺　B. 健脾利湿　C. 温中补阳　D. 清热明目

三、简答题

1. 春季的饮食宜忌有哪些？说出三种食疗药膳方。
2. 百合粥适宜哪种人群？哪些人不宜食用？
3. 苁蓉羊肉粥的制作方法是什么？说出此药膳的主治病症和方解。

第八章

体质食养

【学习目标】

1. 掌握　体质辨证的方法，并能对九种体质做出判断。

2. 熟悉　九种体质的食养原则及使用注意事项。

3. 了解　九种体质的推荐药膳制作，在日常生活中能对九种体质的药膳做出补充和延伸。

案例导入

张某，35岁，女，平素性格内向，面色偏黄或苍白，目光少神，平时语音低怯，气短懒言，余未见其他异常症状。患者想自己制作一道药膳调理。

请问：1. 可以建议患者制作什么类型的药膳？

2. 请提供药膳的具体制作方法及功效。

体质是指人体生命过程中，在先天禀赋和后天获得的基础上所形成的形态结构、生理功能和心理状态方面综合的、相对稳定的固有特质。在人体的生长发育过程中，体质是人体与自然环境和社会环境相适应的特征，并随着人体的生长、发育、衰老过程以及环境因素的影响而不断变化。

中医对体质的认识可上溯至《黄帝内经》，在《素问·异法方宜论》《灵枢》等相关篇中已有关于体质的论述，指出“刚柔”“强弱”“高低”“阴阳”“肥瘦”“勇怯”等在生命过程中展现出来的显著差异。

1982年第一部中医体质研究专著《中医体质学》出版，确定了中医体质学说的概念——“中医体质学说是以中医理论为主导，研究人类各种体质特征、体质类型的生理、病理特点，并以此分析疾病的反映状态、病变的性质及发展趋向，从而指导疾病预防和治疗的一门学说。”随着中医体质学的研究不断深入，逐步从中医体质生理、病理、药理、诊断、治疗、养生等方面建立起学科分支。中医体质学说是中医理论体系的重要组成部分，体质食养是中医食养学中不可或缺的重要环节。

体质差异意味着其生理功能、体型特征、行为表现、心理性格、发病趋向等方面的不同。疾病的发生与体质密切相关，不同体质人群对疾病的易感性不同，同种疾病不同体质人群亦有多样化的病症表现，皆属于中医“同病异治”“因人制宜”等范畴。

体质是先天禀赋和后天顾护共同作用的结果，具有遗传性、个体差异性、群类趋同性、相对稳定性和动态可变性等特点。饮食习惯和生活起居是后天影响因素中尤为重要的部分，是调整体质的关键环节。食养是在中医理论指导下，发挥食物本身的特性，或者在食物中加入特定的中药材，使其调整脏腑、气血、津液、阴阳的失衡，从而回归“阴平阳秘”的状态。药食具有性味之别，体质存在偏颇之分，因此，体质不同，食养方案自当有异。

体质辨证遵循中医辨证的基本原则，即“望闻问切”，四诊合参。综合中国人体不同的特征，2009 年由中华中医药协会制定了《中医体质与判定标准》，将人群体质分为九种基本类型，即平和质、气虚质、阳虚质、阴虚质、痰湿质、湿热质、瘀血质、气郁质、特禀质。

本章从每种体质的特征表现，药膳食疗原理、法则，药膳常用材料，药膳方选、做法及注意事项等方面进行分析。平和质药膳可用于其余 8 种偏颇体质，而其他体质药膳不宜用于平和质。

第一节 平和质

一、平和质的特征

1. 舌的表现 淡红舌，薄白苔。

2. 形体特征 体形匀称健壮。

3. 常见表现 面色红润，皮肤润泽，头发稠密有光泽，目光有神，鼻色明润，嗅觉灵敏，口无异味，唇色红润，精力充沛，不易疲劳，对气候冷热适应性好，睡眠良好，食欲佳，大小便正常，脉象柔和有力。

4. 心理特征 性格随和开朗，心态宁静祥和。

5. 发病倾向 平时较少患病。

6. 对外界环境的适应能力 对自然环境和社会环境适应能力较强。

二、饮食宜忌

平和质的人具有阴阳调和、血脉畅通、五脏匀平的生理特点，食养原则是膳食平衡、均衡营养；药膳组成的性味以平、甘、温为主，平补平调。宜荤素搭配，以谷物瓜果蔬菜为主，适当搭配肉食；早餐吃好、午餐吃饱、晚餐吃少，一日三餐要规律；可适量饮酒；可饮茶，夏天宜饮绿茶，冬天宜饮红茶。不宜挑食、暴饮暴食；不宜黏硬、生冷、不易消化的食物；不宜单纯素食或长期偏嗜某一种食物。

三、食养药膳

（一）萝卜牛肉汤

【出处】《家常炖补汤》。

【组成】白萝卜 1/3 根（约 250g），瘦黄牛肉 200g。生抽、料酒、生姜、小米辣、生抽、盐适量。

【制作方法】

1. 萝卜切块，牛肉切块。
2. 姜切块，用油干煸，然后放入萝卜块翻炒。
3. 加入水、料酒、小米辣，炖煮 1 小时，加盐调味即可。

【功效】补益脾胃。

【适用人群】脾胃虚弱证。适用于脾胃虚弱所致纳差，食已腹胀，便溏或大便时干时稀，午后下肢易于浮肿等。

【方解】白萝卜色白，属金入肺，性平、味甘辛，归肺、脾经，具有下气消食，润肺生津，利尿通便等功效；黄牛肉性平、味甘，可补脾胃，益气血，强筋骨，二者合用补脾养胃，强壮筋骨，且易于消化。

【使用注意】白萝卜乃破气之品，如气虚严重者忌食。若服用中药含人参及其他补气之品，亦不可食用。

（二）银耳枸杞子山药羹

【出处】《金牌拿手家常菜》。

【组成】银耳 50g，枸杞子 20g，山药 15g，红枣 30g，莲子 30g，冰糖适量。

【制作方法】

1. 山药去皮、切段；银耳、枸杞子用清水浸泡约 1 小时，银耳泡发后再次洗净，撕成小片。
2. 加清水入锅中，将银耳、山药、红枣、莲子一起放入，大火煮开后转小火炖半小时。

3. 起锅前5分钟入枸杞子，适量冰糖调味，即成。

【功效】平补气血，滋阴润燥。

【适用人群】阴血不足证。适用于阴血不足所致皮肤干燥，脱屑，口燥咽干，两目干涩等。

【方解】银耳、枸杞子皆味甘性平，银耳稍偏寒，枸杞子稍偏温，二者合用能平补气血，生津润燥，补肝肾，明目。

【使用注意】如有外感表证未愈，或痰湿体质者，皆不宜使用。

（三）百合莲子炒牛肉

【出处】《基于中医体质学探索适宜江西时令的药膳》。

【组成】牛肉（瘦）250g，百合（鲜）100g，莲子（鲜）20g，辣椒（红、尖）60g，青椒15g，鸡蛋黄1个（约30g），姜5g，大葱5g，白砂糖、盐、味精少许，淀粉（玉米）10g。

【制作方法】

1. 牛肉洗净切片，用蛋黄、盐、白糖、水淀粉拌匀，腌制2分钟；

2. 锅烧热，倒植物油，烧至温热，将腌好的牛肉放入锅中，快速过油；放入青椒与红辣椒，大火快炒后立刻起锅；

3. 在锅中倒入适量植物油，将葱（切段）、姜（切片）爆香，放入莲子、新鲜百合一起拌炒，再加入高汤；

4. 将炒好的牛肉倒入拌匀，用味精调味后即可。

【功效】养阴润肺，宁心安神。

【适用人群】气阴不足证。适用于气阴不足所致皮肤干燥、口咽干燥、咳嗽等，同时也可以治疗失眠、多梦等，还能有效缓解嗜睡、疲乏症状。适用于脾肺气虚咳嗽、一般中老年人及神经衰弱患者。

【方解】银耳、枸杞子皆性平味甘，银耳稍偏寒，枸杞子稍偏温，二者合用能平补气血，生津润燥，补肝肾明目。莲子乃著名滋养药食物，养神安宁，降血压。百合能补中益气，温肺止咳；鲜品有镇咳，止慢性支气管炎，疗肺病止咯血之效；干品作粉煮食，有滋补营养之功效。两药一齐再加瘦牛肉，既滋补中气、健肺养颜、养神平压，又味道可口，开胃健脾。

【使用注意】本药膳使用新鲜百合与新鲜莲子，若用干品，当提前浸泡1小时以上。

四、注意事项

平和质者一般不需服用中成药或中药以保健，尤其不宜乱服滋补药。

第二节　气虚质

气虚质总体特征：元气不足，以疲乏、气短、自汗等气虚表现为主要特征。

一、气虚质的特征

1. 舌的表现　舌质嫩，颜色淡红或淡白，舌边有齿痕，苔薄少。

2. 形体特征　肌肉松软不实。

3. 常见表现　面色偏黄或苍白，目光少神，平时语音低怯，气短懒言，口淡无味，唇色不润泽，毛发不光泽，体力差，易疲劳，精神不振，易出汗。头晕，健忘，大便正常，或有排便不畅但大便不干硬，或大便不成形，便后仍觉未尽，小便正常或偏多，脉虚或细。

4. 心理特征　性格内向，不喜交际，胆小不喜欢冒险。

5. 发病倾向　平时体质虚弱，容易感冒，或病后抗病力弱而易迁延不愈，易患过敏性鼻炎、内脏下垂、虚劳等病，容易出现退行性病变。

6. 对外界环境的适应能力　畏寒、怕风，动则自汗，在夏季更觉疲乏无力，不耐受风、寒、暑、湿邪。

二、饮食宜忌

气虚质的人具有脾气不足、运化失司、卫外不固等病理特点，食养原则是亦补亦调，补而不滞；药膳组成宜选择性味平、甘、偏温，不宜多食生冷苦寒、辛辣燥热等偏颇较大的食物。宜大米、小米、黄豆、麦类、花生、白扁豆、山药、苹果、荔枝、桂圆、榴莲、红枣、土豆、蘑菇、鲫鱼、泥鳅、黄鳝、鳗鱼、番鸭、乳鸽、鹌鹑、羊肉、鸡肉、牛肉，宜饮红茶、咖啡。应少食冷饮冷食，如冰棒、雪糕、冰镇啤酒、绿茶、生藕、生黄瓜、凉拌白萝卜、豆芽、西瓜、梨、杨桃等。

三、食养药膳

（一）薯蓣粥

【出处】《本草纲目》。

【组成】生薯蓣（或者干薯蓣磨粉）150g，小麦粉 150g，葱、姜、红糖适量。

【制作方法】

1. 生薯蓣去皮、洗净、切片，捣烂成泥。
2. 清水入锅中，将薯蓣泥放入，大火煮沸，注意搅拌。

3. 煮沸后，放入小麦粉，调匀。

4. 酌加葱、姜、红糖调味，煮成粥糊状，即可服用。

【功效】养心气，健脾胃。

【适用人群】心气不足，脾胃虚弱证。适用于心气不足所致心悸怔忡，失眠多梦，自汗盗汗；脾胃虚弱所致食少纳差，食已腹胀、头晕、困倦，便溏久泻，虚劳消渴，男子遗精、滑精、早泄，女子带下量多等。

【方解】《本草纲目25卷薯蓣》言："薯蓣粥，补肾精，固肠胃。"薯蓣，即山药，以产于河南新乡地区者为佳，称怀山药。《神农本草经》将其列为"上品"，认为其"补中益气，长肌肉，久服耳目聪明，轻身，不饥延年"。《本草纲目》言其"益肾气，健脾胃，止泄痢，化痰涎，润皮毛"具有补益脾胃，润肺补肾之功，适用于脾胃虚弱，食少便溏，腹泻带下，肺虚久咳，肾虚遗精等。小麦粉，《本草新言》言其"养心，益肾，和血，健脾"。二者同煮为粥，补而不滞，不热不燥，培补脾胃，性质平和，对于脾胃虚弱、心气不足者而言，可谓食养良方。

【使用注意】薯蓣粥当温服。薯蓣、小麦粉、葱、姜、红糖均为药食同源之品，口感甘甜清香，且药性平和，可长期服用。

（二）茯苓鳝鱼汤

【出处】《别不信！内调外养，就这样活出女人味》。

【组成】鳝鱼1条（约250g），茯苓10g，水发茶树菇100g，姜片20g，面粉、盐、醋、鸡粉、香菜、料酒少许。

【制作方法】

1. 将鳝鱼剖开，去内脏，用面粉洗净去其黏液后，切段。水发茶树菇切去根部。

2. 锅中加水烧开，倒入茶树菇煮15分钟；放入鳝鱼段、姜片，调入料酒，煮15分钟。

3. 至熟透，放入盐、醋、鸡粉、香菜，盛出食用。

【功效】补气养血，健脾渗湿。

【适用人群】气血不足，脾虚湿盛证。适用于气血不足所致面色苍白、头晕目眩、不寐、眠后易醒，女子月经量少、月经后期；脾虚湿盛所致久泻久痢、湿疹，女子带下量多等。

【方解】鳝鱼，《别录》认为其"主补中益血"；茯苓，《医学启源》认为其"除湿，利腰脐间血，和中益气"，脾主运化，喜燥而恶湿，祛湿则逐水燥脾，补中健胃。二者共用，则可补中益气、养血安神、淡渗利湿，尤其适用于气血两虚者，症见心悸气短，头晕乏力，月经量少等。

【使用注意】鳝鱼动风，患有瘙痒性皮肤病者，如荨麻疹、过敏性皮炎等，忌食。鳝鱼为异体蛋白，素有痼疾宿病者，如支气管哮喘、淋巴结核、癌症、红斑性狼疮等，慎食。另凡病属虚热，或热证初愈，痢疾、腹胀属实者，不宜食用。同时鳝鱼不宜过食，肠胃功能较弱者更应慎食。

（三）玉灵膏

【出处】《随息居饮食谱》。

【组成】龙眼肉（干）50g，西洋参 5g。

【制作方法】

1. 西洋参切成薄片，或磨成粉。

2. 龙眼肉洗净后，和西洋参、白糖一同放进瓷碗中，用丝绵纸密封容器口，然后放入锅里隔水蒸约 30 分钟。

3. 食用时，连同龙眼肉、西洋参一起吃下。

【功效】补气养血。

【适用人群】气血不足证。适用于气血不足所致面色少华、精神不振、消瘦干枯、失眠心烦、乏力气短、口舌干燥多饮、心悸烦乱等。另外也可用于调理病后、产后气血亏损等；女性生理周期不佳补气血调理者；失眠健忘，体弱易病之老者。

【方解】玉灵膏为中医食疗古方，是补气养血之臻品。龙眼肉与西洋参按照 10 ∶ 1 的比例蒸制成膏，大补气血，养心安神，补益脾胃，故清代医家王孟英将其誉为“代参膏”，称其“力胜参芪”。本方不仅效力强大，而且味道甘甜，颇受人们喜欢。

【使用注意】孕妇忌食，儿童不宜。痰火内盛或湿热蕴阻者（舌苔黄腻），不宜食。感冒期间停食。

四、注意事项

气虚质不宜峻补、蛮补、呆补，药膳忌用过于黏腻、寒凉或难以消化之物。辛能行能散，稍用辛味食材可使避免食滞难化，但忌大辛大热的食物，如芫荽、胡椒等，以免损耗正气，加重气虚。味苦性寒凉食材不太适合该体质，如苦瓜汤、山楂荷叶汤、槟榔饮等。尤其值得注意的是，气虚质当忌具有破气耗气之力的食物，如槟榔、空心菜、白萝卜、苹果、绿豆、黑豆等。

第三节　阳虚质

阳虚质总体特征：阳气不足，以畏寒怕冷、手足不温等虚寒表现为主要特征。

一、阳虚质的特征

1. 舌的表现 舌淡胖嫩，舌边有齿痕，苔润。

2. 形体特征 形体白胖或黑胖，肌肤松软而不结实。

3. 常见表现 平寒畏寒，手足不温，喜热饮食，精神不振，睡眠偏多，食后精神倦怠加重，面色白，目胞晦暗，口唇色淡，毛发易落，易出汗，大便不成形或稀溏，饮食稍有不慎即易便溏或腹泻，小便清长，脉迟、缓、虚或弱。

4. 心理特征 性格多沉静、内向。

5. 发病倾向 发病多为寒证，或易从寒化，易病慢性咳喘、痰饮、肿胀、泄泻、阳痿，容易出现退行性病变，容易出现在各种疾病的后期阶段。

6. 对外界环境的适应能力 耐夏不耐冬；易感风、寒、湿邪。冬季易四肢冰凉，严重者频生冻疮。

二、饮食宜忌

因肾阳乃一身阳气之本，肾阳为先天之根，脾阳为后天之继，故而阳虚质的人多具有脾肾阳虚，温煦不足的病理基础。食养原则是温补脾肾，振奋阳气。药膳组成性以平、热、温为主，味以甘、辛为主，温补加平补，少食用生冷、苦寒、黏腻食物。宜食用糯米、大米、小米、麦类、荞麦、黄豆、栗子、榛子、苹果、葡萄、樱桃、荔枝、桂圆、榴莲、红枣、菱角、韭菜、蘑菇、鲫鱼、泥鳅、黄鳝、带鱼、番鸭、乳鸽、鹌鹑、羊肉、鹿肉、鸡肉、牛肉、狗肉，宜生姜、蒜、葱、辣椒、花椒、胡椒、八角茴香、三奈等佐料或调味品，可适量饮用白酒、葡萄酒、黄酒，宜饮红茶，可饮咖啡。不宜食用或少食冷饮冷食，如冰棒、冰激凌、冰镇啤酒；寒凉性质的饮食，如藕、黄瓜、豆芽、西瓜、梨、绿茶、啤酒等。

三、食养药膳

（一）韭菜炒核桃仁

【出处】《饮膳正要》。

【组成】核桃仁 60g，韭菜 180g，盐、胡椒粉少许。

【制作方法】

1. 韭菜去根、择去老叶，洗净、沥干，切成约 3cm 长的段。
2. 油烧热后，放入核桃仁，改小火炒至微黄。
3. 放入韭菜段，大火翻炒。
4. 韭菜香味炒出后，放入适量盐、胡椒粉调味，盛盘即可。

【功效】补肾温阳。

【适用人群】肾阳虚证。适用于肾阳虚所致畏寒肢冷，腰膝酸软，性欲减退，五更泄泻，小便清长，男子遗精、滑精、早泄，女子痛经、闭经、不孕、带下等，老年人阳虚便秘等。

【方解】韭菜有“起阳草”“净肠草”之称，有壮阳、通便的功效；搭配温补肺肾，定喘润肠的核桃仁，可起到温阳固肾、补益精血、润肠通便、增强性功能的作用。

【使用注意】避免过食寒凉伤阳的食物、药物。

（二）当归生姜羊肉汤

【出处】《金匮要略》。

【组成】羊肉（带皮带骨的羊腿或羊排）1000g，当归 60g，生姜 100g，水 14 杯（约 2800mL），盐少许。

【制作方法】

1. 羊肉切块后，滚水汆烫去血水，捞出洗净沥干。生姜洗净切块后，用菜刀拍扁；把 14 杯水另外倒入汤锅中加热备用。

2. 将羊肉块倒入炒锅或大汤锅里，加入姜块，大火翻炒加热至姜味飘出。

3. 随即倒入热好的 14 杯水，放入当归，一同煮滚后，转成小火，续煮约两小时至皮肉皆软，最后加盐调味即可。

注：煮的过程中，若有血沫浮出，当予撇尽。

【功效】温中补虚，祛寒止痛。

【适用人群】里虚寒证。适用于阳虚、血虚所致之里虚寒证，寒疝、腹中绵绵作痛，喜温喜按，或有胁痛里急，或产后腹中冷痛，或虚劳不足，畏寒肢冷，面白无华，唇舌淡白，脉虚缓或沉细等。

【方解】此乃仲景名方。方中“当归、羊肉兼补兼温，而以生姜宣散其寒。然不用参而用羊肉，所谓‘精不足者，补之以味’也”（《金匮要略论注》）。当归补血而行血滞，生姜散寒而行气滞，又主以羊肉味厚气温，补气而生血，俾气而得温，则攻补兼施，既可补养精血，又可散寒止痛。

【使用注意】此方较为温燥，阴虚质者忌食。患有瘙痒性皮肤病者，如荨麻疹、过敏性皮炎等，忌食。

（三）杜仲酒

【出处】《一味药补肾虚》。

【组成】杜仲 50g，白酒（或黄酒）500mL。

【制作方法】

1. 将杜仲洗净，装入布袋，扎紧口后放入广口瓶中，倒入白酒，封盖，浸 10 日后可开封饮用。

2. 每日饮用 10 ～ 20mL，温热后饮用最佳。

【功效】补肾温阳，散寒止痛。

【适用人群】肾阳不足证。适用于肾阳不足所致肾虚冷痛者，有腰痛脊背痛、足膝无力、筋骨痿软疼痛等症状者。

【方解】杜仲具有补益肝肾、强筋壮骨、调理冲任、固经安胎之效，借助酒力，可以增强缓解肾虚腰痛、腿脚乏力的功效。

【使用注意】最宜秋冬寒冷季节饮用，暑热季节不宜。体内有实热、阴虚内热者及热病发作、外感未愈、酒精过敏者不宜。

四、注意事项

目前由于空调的使用、冷饮的过度食用，造成了大量的阳虚质人群，对健康的危害也很大，除运用药膳调理外还需要注意良好的生活习惯。应注意保暖避寒，尤其是冬季。夏季切莫贪凉，宜少吹或不吹空调。女子在行经期尤其应注意保暖避寒，加强腰腹部和下肢的保暖。

第四节　阴虚质

阴虚质总体特征：阴液亏少，以口燥咽干、手足心热等虚热表现为主要特征。

一、阴虚质的特征

1. 舌的表现　舌红或红绛，少苔而干，或有裂纹。

2. 形体特征　体形瘦长。

3. 常见表现　平时易口干咽燥，口渴喜喝冷饮，鼻微干，面色潮红，有烘热感，眼睛干涩，严重者视物不清，唇红微干，皮肤偏干，易生皱纹，头晕耳鸣，睡眠差，手足心热，小便短少而黄，大便干结，脉细数。女子月经色鲜红，量少，月经先期。

4. 心理特征　性情急躁，外向，好动，活泼。

5. 发病倾向　平时易患阴亏燥热的病变，如便秘、咳嗽、消渴、虚劳、失精、不寐等。感邪易从热化，生病后易表现为阴亏症状，容易出现退行性病变。容易见于发热性疾病后期、代谢亢进的疾病。

6. 对外界环境的适应能力　平时较难耐受高温和干燥的气候，耐冬不耐夏，不耐受暑、热、燥邪。

二、饮食宜忌

阴虚质由于体内津液精血等阴液亏少，以阴虚内热为主要体质状态，因此宜多食用些滋阴潜阳的食物。酸甘可化阴，甘寒可清热，这些适宜阴虚体质调护偏颇食用，而温燥、辛辣、香浓的食物易伤阴，故应少吃，甚至不吃。一方面寒凉之品多口尝味苦，另一方面过用寒凉则会伤正，故而食养原则是平补之中，酌加寒凉，以达滋阴潜阳之功。药膳组成即在平性食物中，加入少量寒凉的药物。宜多吃大白菜、黑木耳、银耳、豆腐、甘蔗、李子、桃子、梨、荸荠、西瓜、黄瓜、哈密瓜、甜瓜、百合、山药、鲍鱼、甲鱼、乌龟、海参、海蛎、蛤蜊、海蜇、燕窝、牛奶、水鸭、猪皮等。宜饮绿茶或乌龙茶。不宜吃羊肉、狗肉、鹿肉、公鸡肉、鸽肉、韭菜、肉桂等温热之品。不宜吃火锅、烧烤、方便面、葵花籽、姜汤、酸辣汤等辛辣刺激、温热香燥类食物。不宜或尽量少饮酒。龙眼、荔枝、榴莲、芒果、橘子等性燥热的水果不宜食用，以免耗伤阴液，加重阴虚症状。

三、食养药膳

（一）莲子银耳炖雪梨

【出处】《一天一碗汤彻底改变你》。

【组成】雪梨 1 个（约 150g），红枣 5 颗（约 50g），银耳、莲子、枸杞子适量，冰糖适量。

【制作方法】

1. 银耳用凉水泡开，清洗干净。雪梨削皮、去核、切块。红枣、枸杞子泡水。

2. 炖锅加水，入莲子烧开，然后放入雪梨、红枣、银耳、枸杞子，转小火慢熬约 1 小时。

3. 倒入冰糖和枸杞子再煮 1 ～ 2 分钟即可。

【功效】滋阴润燥。

【适用人群】阴虚证。适用于阴虚所致皮肤干燥、口鼻干痒、咳嗽不止者；心烦失眠、多梦；宜在夏末秋初季节变换之时服用；另外，经期及产后妇女也可常饮。

【方解】雪梨味甘、性寒，具有生津润燥、清热化痰之效。银耳性平，味甘、淡，具有补脾益气和胃、养阴润燥之功。冰糖味甘、性平，入肺、脾经；有养阴生津，润肺止咳，益气和胃，解暑除烦之效。莲子味甘涩、性温，入心、脾、肾经，功可清心醒脾，补中养神，健脾开胃，止泻固精，益肾止带。枸杞子益精明目，滋补肝肾。共同熬制的汤，味道甘润可口，性味温和平缓，滋润而不腻滞，共达滋阴润燥，清心安神，润肺化痰，滋补肝肾之功。

【使用注意】此方较甜，糖尿病患者冰糖减量或不加糖。

（二）胡桃阿胶膏

【出处】《一味药增颜值》。

【组成】去核大枣500g，阿胶250g，龙眼肉150g，炒核桃仁200g，炒芝麻200g，冰糖250g，黄酒500mL。

【制作方法】

1. 大枣、核桃仁、芝麻、龙眼肉研成细末。阿胶敲成碎块，用黄酒浸泡10天，使阿胶软化。

2. 加入冰糖，用砂锅或者隔水炖锅加热（即“烊化”），注意搅拌，避免糊锅，使阿胶、冰糖完全融化成胶质状（俗称“挂旗”）。

3. 加入大枣、核桃仁、芝麻、龙眼肉细末，关火后，迅速搅拌均匀，置于方形容器中，盛出晾凉，待完全凝固后，切成片状即成。

【功效】滋阴补血，固元养颜。

【适用人群】阴虚血少证。适用于阴虚血少所致贫血、脱发、白发、皮肤干燥、面色无华、女性月经量少、月经后期的人群。

【方解】此方出于《清宫叙闻》，据说是西太后的美容秘方，常食可养血润燥，令人皮肤光滑细腻，头发乌黑亮丽，永葆青春容颜。阿胶味甘性平，具有补血止血、滋阴润肺之效，乃补血之要药，善治血虚诸症。龙眼肉甘润味厚，大枣味甘性温，均能补益心脾，宁心安神；核桃仁、芝麻具有补益肝肾，填精生髓，润肠通便；加入活血化瘀、舒筋活络之黄酒，使得全方补而不燥，滋而不腻，补血养阴，善补精血以治阴虚血少诸症。且本品味道甘甜可口，食用方便，可作为年老体弱、血虚萎黄、形体消瘦、贫血患者的常用食养方。

【使用注意】根据切片大小，每日食用3～4g阿胶为宜。若是阴虚内热，五心烦热，口舌生疮，则不可多吃。

（三）沙参银耳粥

【出处】《基于中医体质学探索适宜江西时令的药膳》。

【组成】沙参50g，银耳50g，粟米50g，冰糖10g。

【制作方法】

1. 将沙参洗净，放入陶器罐内，放入清水，煮30～40分钟。

2. 去沙参，放入提前泡发的银耳、粟米，煮1小时左右；

3. 放入冰糖，熬10～15分钟，即可。

【功效】益气养阴，润肺止咳。

【适用人群】气阴不足证。适用于气阴不足所致口咽干燥，皮肤干燥，阴虚咳嗽等，尤适用于夏末秋初季节变换时食用。

【方解】沙参具有滋阴生津、清热凉血之功，主治阴虚发热，肺燥干咳，肺痿痨嗽，痰中带血，喉痹咽痛，津伤口渴。银耳酸性多糖，能扶正固本，提高人体的免疫力，配以补中益气、健脾和胃、除烦的粟米，共煮成粥可补中益气、健脾肾、美容、延年益寿，还有一定抗肿瘤作用。

【使用注意】风寒咳嗽者忌用，湿热质、痰湿质人群不宜。

四、注意事项

佐料是调味品，是我们日常烹调中不可或缺的重要组成部分，然而佐料的性味却往往被我们所忽略。生姜、胡椒、花椒、辣椒、三奈、八角、茴香、黄酒等，味辛性温，阴虚质人群烹调药膳过程中，使用时用量宜少。

第五节　痰湿质

痰湿质总体特征：痰湿凝聚，以形体肥胖、腹部肥满、口黏苔腻等痰湿表现为主要特征。

一、痰湿质的特征

1. 舌的表现　舌苔白厚腻，或有舌体胖大。

2. 形体特征　体形肥胖，腹部肥满松软。

3. 常见表现　面色淡黄而暗，眼胞微浮，面部皮肤、头发油腻，皮肤有透明胶冻感，容易疲倦犯困，口内黏腻或有甜味，自觉身体困重不适，平素喜食肥甘厚味之品，大便正常或黏腻不畅，小便不多或微混浊，汗多而黏，胸闷，痰多，脉滑或细濡缓。

4. 心理特征　性格偏温和、稳重、恭谦、豁达，多善于忍耐。

5. 发病倾向　易患“三高”、消化系统疾病、代谢性疾病，如消渴、中风、胸痹等。

6. 对外界环境适应能力　对梅雨时节及湿重环境适应能力差，易生湿疹等。

二、饮食宜忌

痰湿质是由于水液内停而痰湿聚集，以黏滞重浊为主要特征的体质状态。辛温可化湿利水，宣肺通利三焦，可用于痰湿久郁生热状态的改善，故痰湿质食养原则是辛温化痰祛湿为主。同时，痰湿郁久易生内热，辅以凉性之品，再酌情使用补气药食，取“气化则痰自利”之义。药膳组成性以温凉平为主，味以甘辛为主。宜以素食为主，如白萝卜、芋头、魔芋、芥菜、青菜、油菜、包菜、茄子、紫菜、海带、海蜇、紫菜、洋葱、葫芦、冬瓜、白果、蚕豆、枇杷、薏苡仁、山楂果。宜用辛香的九层塔、胡椒、姜、八角茴香、金橘、韭菜、葱、蒜。宜多饮普洱茶。不宜食用或少食肥腻的食物，如油脂类点心、煎炸馅饼、油炸食品、猪油、奶酪、黄油、肥肉、腊肠、腊肉、动物内脏。

三、食养药膳

（一）萝卜丝鲫鱼汤

【出处】《至味家宴》。

【组成】白萝卜 300g，鲫鱼 900g，鲜猪肉 100g，大葱 8g，姜 3g，植物油 15g，味精 2g，盐 5g，料酒 10g。

【制作方法】

1. 先将鲫鱼宰杀洗净，在鱼身两面各划 5 刀。
2. 白萝卜去皮洗净，切细丝；香葱洗净切段；生姜洗净切片。
3. 锅内倒油，烧热，把鲫鱼煎至两面略呈黄褐色，倒入适量水、鲜肉丝、香葱段、生姜片、白萝卜丝及料酒，用小火煮至水开后再煮 10 分钟，放入精盐、味精，取出葱段即可。

【功效】健脾除湿，化痰止咳。

【适用人群】脾虚痰湿内盛证。适用于脾虚痰湿内盛所致肥胖、水肿、皮肤油腻、脱发，舌苔厚腻、口中甜腻、食欲减退，大便溏泄，咳嗽痰多等。

【方解】萝卜丝鲫鱼汤是一道色香味俱全的湘菜系名菜，也是一道减脂瘦身汤，适合秋冬季节饮用，有化痰止咳，开胃消食，消脂瘦身，提高人体免疫力和预防感冒的功效。脾为生痰之源，痰湿质者多因脾虚运化功能失调所致，鲫鱼功可益气健脾、消润胃阴、利尿消肿，可谓治病求本，标本同治。

【使用注意】袁枚曾曰："鲫鱼为汤，先要善买。"选用鲜活的鲫鱼，"扁身而带白色者"是做好萝卜丝鲫鱼汤的关键。

（二）薏米冬瓜红豆汤

【出处】《顺应二十四节气饮食健康 100 分》。

【组成】薏米仁 30g，赤小豆 30g，冬瓜 150g。

【制作方法】

1. 将薏米仁与红豆洗净提前泡发，约 12 个小时。冬瓜洗净、切块备用。
2. 将泡好的薏米和赤小豆放入锅中，大火煮开后转中小火慢炖，至红豆微开花熟软。
3. 加入冬瓜，等冬瓜块煮熟后，即可食用。

【功效】祛湿健脾，利水消肿。

【适用人群】脾虚湿滞证。适用于脾虚湿滞所致水肿胀满，脚气浮肿，黄疸尿赤；咳嗽痰多，高脂血症，消渴，尤适于夏季湿热之时。

【方解】薏米仁性味、甘淡微寒，有利水消肿、健脾祛湿、舒筋除痹、清热排脓之功效。赤小豆味甘、酸，性平，具有利水消肿，清热退黄，解毒排脓，行血补血等功效。冬瓜性凉、微寒，味甘、淡，具有清热解毒、利大小便、消肿定喘、止渴等功效。三者共煮成汤，味道甘淡，共奏清热利湿，消肿排脓之功，并且本方还兼具美容和减肥功效。

【使用注意】阴虚津伤者慎服。尿量较多者不宜食。

（三）麦芽山楂茶

【出处】《调出一杯健康茶》。

【组成】炒麦芽 10g，炒山楂片 5g，红糖适量。

【制作方法】将所有材料置于杯中，加开水约 250mL，加盖 20 分钟后代茶温饮。

【功效】消食化滞。

【适用人群】食滞中焦证。适用于食滞中焦所致伤食呕吐，脘腹胀满，吐出不化宿食，其味酸臭，舌苔白腻，脉滑；断奶妇女，退乳消胀等。

【方解】炒麦芽可以促进淀粉的消化，焦山楂擅消肉食，二者合同，解腻消食，行气化滞，健脾开胃。本方兼能疏肝解郁，用于肝气郁滞或肝胃不和之胁痛、脘腹痛等。

【使用注意】哺乳期妇女忌用。

四、注意事项

痰湿体质的形成与饮食习惯休戚相关，除药膳调养外，当调整饮食结构，慎食肥甘油腻、厚味滋补之品，忌食乌梅、石榴等酸收之品。

第六节　湿热质

湿热质总体特征：湿热内蕴，以面垢油光、口苦、苔黄腻等湿热表现为主要特征。

一、湿热质的特征

1. 舌的表现　舌质偏红，苔黄腻。

2. 形体特征　形体中等或偏瘦。

3. 常见表现　平时面部、头发垢腻油光，易长痤疮、疔疖、酒糟鼻等，容易口苦口干，身体沉重困倦。心烦，倦怠，眼睛发红，大便黏滞不畅或燥结，小便短少而黄，男子易见阴囊潮湿而黏滞，女子易见带下色黄、量多、质稠黏滞、臭味大，脉滑数。

4. 心理特征　容易心烦气躁。

5. 发病倾向　易患各种皮肤病、糖尿病、消化系统疾病、代谢性疾病，中老年人容易出现血脂和胆固醇高和肿瘤等，如疮疖、黄疸、热淋等。

6. 对外界环境的适应能力 对潮湿闷热的环境或气候较难适应，尤其是夏末秋初时的湿热交蒸气候。

二、饮食宜忌

湿热质是以湿热内蕴为主要特征状态。饮食调护原则是清热利湿，药膳组成物以凉平甘淡为主，甘寒清热为辅。忌辛辣燥热、大热大补，少吃肥甘厚腻的食物，最忌讳食用经过油炸、烧烤类食物。饮食以清淡为主，宜谷类、薏苡仁、赤小豆、绿豆、白萝卜、苦笋、芹菜、空心菜、豆芽、金线莲、苦瓜、冬瓜、葫芦、丝瓜、黄瓜、藕、火龙果、杨桃、蛤蜊、海蜇、海带。宜饮绿茶、乌龙茶。忌油腻、辛热和煎炸的食物，如肥肉、腊肉、腊肠、黄油、狗肉、羊肉、公鸡肉、虾、桂圆、荔枝、榴莲、蜂蜜、红枣、辣椒、韭菜、桂皮。不宜饮酒。

三、食养药膳

（一）冬瓜羹

【出处】《医学汇函》。

【组成】冬瓜半个（约 500g），瘦肉 300g，豆豉 20g，生姜 3 片，小葱 15g，生粉、胡椒粉、糖、生抽、盐适量。

【制作方法】

1. 冬瓜洗净、切块；生姜、小葱切粒；瘦肉切丝，用糖、生粉、生抽腌制备用；
2. 锅里放水，烧开后入冬瓜煮，将熟时加瘦肉、豆豉；
3. 煮熟后加胡椒粉、盐。用生粉调芡汁倒入使之浓稠，撒入姜、葱。

【功效】清热利湿。

【适用人群】湿热阻滞证。适用于湿热阻滞所致消渴烦热，躁闷不安、口舌生疮、小便色黄灼热、失眠多梦等。

【方解】冬瓜功可清热利湿、润肺生津、化痰止渴、减肥降脂、美容养颜；淡豆豉清热除烦宣郁，共煮成羹，使湿去热清。且此羹色泽清雅，爽口清淡，利于食用。

【使用注意】此羹有利尿作用，不宜夜间食用。

（二）蒲公英绿豆薏米汤

【出处】《家常美食一本就够了》。

【组成】蒲公英 10g，绿豆 30g，薏米仁 20g，糯米 50g，葱花 7g，白糖适量。

【制作方法】

1. 先将薏米仁、绿豆隔夜泡好；蒲公英洗净、煎煮取汁。

2. 将糯米、薏米仁、绿豆同煮，大火烧开后转小火熬至米粒开花。

3. 粥将成时入蒲公英汁稍煮，撒上葱花，加白糖拌匀即可。

【功效】清热解暑，化湿去浊。

【适用人群】暑湿证，湿热阻滞证。适用于夏季感受暑湿，以及湿热阻滞所致头痛而胀，胸脘痞闷，纳差呕恶等。

【方解】蒲公英清热解毒，利尿除烦；薏米仁有利水消肿、健脾祛湿、清热排脓；绿豆味甘性凉，清热去火，三者成汤，清热利湿，解暑除烦。加入和中护胃之糯米，使得清热不致损伤脾胃。

【使用注意】本方性寒凉，且绿豆为耗气之品，故不可多服、久服。

（三）茵陈粥

【出处】《粥谱》。

【组成】茵陈 60g，粳米 100g，白糖适量。

【制作方法】先将绵茵陈洗净，煎汁去滓，入粳米后加水适量煮粥，煮熟时，加入白糖，稍煮 1 ～ 2 沸，即可。

【功效】清热化湿，利胆退黄。

【适用人群】湿热郁蒸证。适用于湿热郁蒸所致之黄疸，身热烦渴，胁肋胀痛，腹胀厌食，小便热痛赤涩，甚至躁扰不宁，舌苔黄腻，脉洪滑有力。多与急性黄疸性肝炎有关，尤其适用于慢性肝炎恢复期，对疾病的彻底除根大有裨益。

【方解】茵陈粥来源于《药粥疗法》。清热利湿之茵陈，与健脾养胃的粳米同煮成粥，合奏健脾益胃、清热利湿、利胆退黄之功效。

【使用注意】粥宜稀薄，不宜稠厚；只用粳米，不用糯米。

四、注意事项

随着现代人生活节奏加快，许多人由于工作“应酬”之需，过度饮酒，多食辛辣肥甘，少食蔬菜、五谷，平素又疲于运动，致使人体气机运行失常，痞塞经络，内生痰湿，郁而化热，久而久之，不得矫正，则形成湿热体质。这类患者，除膳食调养外，对饮食结构的改变也是必须的。

第七节　血瘀质

血瘀质总体特征：血行不畅，以肤色晦暗、舌质紫暗等血瘀表现为主要特征。

一、血瘀质的特征

1. 舌的表现　舌质暗，有点、片状瘀斑，舌下络脉紫暗或增粗。

2. 形体特征　胖瘦均见。

3. 常见表现　平时面色晦暗，皮肤晦暗或色素沉着，容易出现瘀斑，眼眶暗黑，鼻部暗滞，发易脱落，肌肤干燥，有出血倾向，易患疼痛，口唇暗淡或紫，女性多见痛经、闭经、崩漏，或经色紫黑，或经血中多凝血块，舌质紫，有瘀斑，或舌下络脉瘀，或舌头尖偏，脉细涩或结代。

4. 心理特征　易心烦、急躁，控制欲较强，易纠结，易健忘。

5. 发病倾向　容易出现血脂和胆固醇高，易患皮下出血、各种慢性出血（特征为少量血色暗红的出血）、心脑血管疾病（中风、胸痹等）、肿瘤（包括囊肿、息肉、增生、结节、良性肿瘤和恶性肿瘤等）、各种痛症（风湿）等病症。

6. 对外界环境的适应能力　不耐受寒邪。

二、饮食宜忌

血瘀质具有血行不畅、瘀血内阻的体质状态，饮食调护以活血化瘀，行气通络为原则。药膳组成性以温凉平、味甘辛为主。宜多吃黑木耳、香菇、茄子、芋头、黑豆、黄豆、海带、紫菜、白萝卜、胡萝卜、桃子、山楂果、醋，可适量饮酒，尤其是葡萄酒，宜饮茶。不宜食用寒凉、收涩、冰冻之物，少食油腻不易消化的食物，如肥肉、腊肉、黄油等。

三、食养药膳

（一）海带紫菜汤

【出处】《中华食疗》。

【组成】海带（干）50g，海藻 20g，紫菜（干）20g，香油、盐适量。

【制作方法】

1. 将海带发好，洗净，切丝；
2. 将砂锅里加适量清水，放入海带丝煮 5 分钟左右；
3. 再加入海藻和紫菜，继续煮半小时，放入香油、盐调味即可。

【功效】软坚散结。

【适用人群】痰瘀互结证。适用于痰瘀互结所致子宫肌瘤、甲状腺肿、淋巴结肿等；也适用于肥胖者、高脂血症患者食用。

【方解】海带、紫菜、海藻皆性寒味咸，有软坚散结、消肿利水、润下消痰之功，常用于甲状腺肿、颈淋巴结肿、支气管炎、肺结核、肿瘤等。本汤可软坚散结，化痰利水、减肥降脂。

【使用注意】不可与甘草同食。

（二）四物炖排骨汤

【出处】《格尔木日报》。

【组成】猪小排400g，当归3g，川芎5g，熟地黄5g，白芍10g，米酒50mL，葱、姜、盐适量。

【制作方法】

1. 先将当归、川芎、熟地黄、白芍洗净，沥干备用，将排骨斩成块，加入适量姜葱进行焯水处理，沥干水分待用。

2. 把洗好的当归、川芎、熟地黄、白芍、处理好的排骨放进隔水炖锅中，锅中加入适量清水，大火熬开后转小火煲煮2小时左右，加入适量食盐调味即可出锅。

【功效】补血调经，活血化瘀。

【适用人群】营血虚滞证。适用于营血虚滞所致心悸失眠，头晕目眩，面色无华，妇人月经不调，经量少或闭经，表现为舌淡，脉细弦或细涩。

【方解】本药膳来源于中医养血活血经典方剂——四物汤，四物汤首见于晚唐蔺道人著的《仙授理伤续断秘方》，被用于外伤瘀血作痛；后来被载于中国第一部国家药典——宋代《太平惠民和剂局方》，被用于妇产科疾病，被后世医家称为“妇科第一方”“血证立法”“调理一切血证是其所长”及“妇女之圣药”等。本药膳温而不燥，滋而不腻，动静相伍，补调结合，补血配以活血，补血而不滞血，行血而不伤血，非常适合血瘀质人群长期服用调养。孕妇慎用，阴虚血热之月经过多、胎动漏红者也不适宜服用。

【使用注意】孕妇慎用。阴虚血热之月经过多、胎动漏红则非本方所宜。

（三）丹参红花陈皮饮

【出处】《老年人养生药膳速查全书》。

【组成】丹参10g，红花、陈皮各5g。

【制作方法】

1. 将丹参润透，切成薄片；红花去杂质，洗净；陈皮洗净备用。

2. 先将丹参片、陈皮放炖锅中，加水适量，大火烧开后转小火，熬5分钟后关火。

3. 放入红花，加盖焖5分钟即可。

【功效】活血化瘀，疏肝解郁。

【适用人群】肝郁血瘀证。适用于肝郁血瘀所致胸痹心痛，脘腹胁痛，癥瘕积聚，心悸失眠，月经不调，痛经经闭，疮疡肿痛等，尤其适用月经血块多，面色暗，色斑多的女性。

【方解】丹参，《本草纲目》云："活血，通心包络，治疝痛。"具有强大的活血祛瘀，通经止痛，清心除烦，凉血消痈之功效，历代医家誉之"一味丹参，功同四物"。《本草纲目》谓红花："活血润燥，止痛散肿，通经。"二者同用，用于瘀血阻滞引起的经闭痛经、恶露不行、癥瘕痞块等妇科疾病疗效显著。气为血之帅，加入理气健脾，燥湿化痰的陈皮，旨在使气帅而血行，药半而功倍。

【使用注意】丹参与醋作用相反，故不可同食，否则会降低药效。

四、注意事项

血得温则行、得寒则凝，寒凉生冷的食物会加重瘀血，使瘀血不易消散，慎食雪糕、冰淇淋、冰冻饮料等寒凉之品；与此同时辛温燥热的食物虽助血行，但不宜过食，避免血热妄行，发生出血倾向，故不宜辛辣刺激性食物和饮料、咖啡、浓茶。此外冬季当注意保暖避寒，女子在行经期尤其应注意保暖避寒。

肥甘厚味易生痰助湿，痰瘀相合则会变生各种难治性疾患，故不适宜食用高脂肪、高胆固醇的食物，如蛋黄、虾子、动物内脏、奶酪等。

凡具有涩血作用的食物也应忌食，如乌梅、苦瓜、柿子、李子、石榴等，花生红衣也具有收敛止血之效，故食吃花生之时当注意剥除红衣。

第八节　气郁质

气郁质总体特征：气机郁滞，以神情抑郁、忧虑脆弱等气郁表现为主要特征。

一、气郁质的特征

1. 舌的表现　舌淡红，苔薄白，少数可见肝郁线。

2. 形态特征　形体瘦者为多。

3. 常见表现　胸胁胀满，或走窜疼痛，喜叹气，或嗳气呃逆，或喉间有异物感，或乳房胀痛，睡眠较差，食欲减退，易心悸惊恐，健忘，痰多，大便多干结，小便正常，脉弦细。

4. 心理特征　性格内向，情绪不稳定，忧郁，心理脆弱，敏感多疑，平时忧郁面貌，神情多烦闷不乐。

5. 发病倾向　易患忧郁症、焦虑症、神经官能症、神经质症、神经性皮炎、月经失调、乳腺月经前胀痛、内分泌失调、失眠、脏躁、梅核气、百合病及郁证。

6. 对外界环境的适应能力　对精神刺激适应能力较差，不喜欢阴雨天气，惧怕寂寞、孤独。

二、饮食宜忌

气郁质具有气机郁滞不畅的机体状态，饮食调护以疏肝健脾，行气解郁为原则。气郁质饮食调护不可过热或过寒，以免加重气机郁滞的状态，宜选用辛温以发散、调畅气机，用甘平以补而不至于因发散而导致虚损，也不会补益过度而加重郁滞，故而药膳组成性以性温平、味甘辛为主。宜多吃黄花菜、芹菜、茼蒿、九层塔、西红柿、葱、蒜、荞头、刀豆、豌豆、甘蓝、海带、紫菜、白萝卜、柚子、橙子、金橘、山楂果等。早晨可饮茶、咖啡以提神，午后避免饮茶、咖啡以免影响睡眠。可适量饮酒。少吃收敛酸涩的食物，亦不可多食冰冷食物。

三、食养药膳

（一）薄荷茶

【出处】《民间药茶药酒对症疗方》。

【组成】绿茶 3g，干薄荷叶 6g（鲜薄荷叶加倍），蜂蜜适量。

【制作方法】将茶材用开水漫泡 5 分钟左右。根据个人口味调入适量蜂蜜即可。

【功效】疏肝解郁。

【适用人群】肝气郁结证。适用于肝气郁结所致心烦失眠，胁肋胀痛，月经不调，面部色斑等。

【方解】薄荷性凉、味辛，长于疏肝理气，除烦解郁。并且薄荷具有消除疲劳的作用，其特殊气味可提神醒脑、振奋精神，作茶饮用能让人平心静气、集中精力，更好地投入到工作当中。

【使用注意】薄荷有抗早孕和抗受精卵着床的作用，因此，备孕妇女或妊娠期妇女忌用。

（二）陈皮红豆粥

【出处】《别不信！内调外养，就这样活出女人味》。

【组成】陈皮 10g（鲜橘皮加倍），红豆 150g，大米 100g，冰糖少许。

【制作方法】

1. 提前把红豆浸泡一晚。将陈皮择净，切丝，水煎取汁。

2. 将红豆、陈皮、大米同煮，大火烧开后转小火熬 1 小时，加入冰糖，拌匀使之溶化后即可。

3. 或将陈皮研末，每次取 3 ～ 5g，调入已沸的稀粥中，同煮为粥服食。

【功效】理气和胃，消食化痰。

【适用人群】脾胃气滞证。适用于脾胃气滞所致脘腹胀满或疼痛，消化不良之呃逆、呕吐、泄泻；湿浊阻中之胸闷腹胀、纳呆便溏；痰湿壅肺之咳嗽气喘等。

【方解】陈皮，《名医别录》云："下气，止呕。"其既能健脾，又能理气，还能和中，治胃失和降、恶心呕吐，屡获良效。脾胃属土，喜燥而恶湿，喜香而恶秽，喜利而恶滞，健脾理气之陈皮、利水化湿之红豆与顾护脾胃之大米，共熬成粥，使得理气和胃之效更佳。

【使用注意】本方燥湿助热，故舌赤少津，内有实热者慎用。

（三）玫瑰花粥

【出处】《巧手家常汤粥面》。

【组成】鲜玫瑰花 5 朵，粳米 100g，冰糖少许。

【制作方法】

1. 将玫瑰花脱瓣，洗净。粳米淘净。
2. 取锅放入粳米、清水，煮至粥成，加入玫瑰花瓣、冰糖，候 2 ～ 3 沸即可。

【功效】疏肝理气，养颜祛斑。

【适用人群】肝郁气滞证。适用于肝郁气滞所致胁肋胀痛，眠差，善太息，月经不调，经前期乳房胀痛，黄褐斑等。

【方解】玫瑰花味辛、甘，性微温，具有理气解郁，化湿和中，活血散瘀之效，《本草纲目拾遗》谓其"和血，行血，理气"。粳米性平、味甘，归脾、胃经，具有补中益气，平和五脏，止烦渴，止泄，壮筋骨，通血脉等功效。二者同煮成粥，味道芳香，功可疏肝解郁，养血活血，尤其适用于黄褐斑肝气郁结型，症见面色无华，斑疹黄褐，胸胁胀闷，月经不调，舌淡红，脉弦等。

【使用注意】唐·孟诜云："粳米不可同马肉食，发瘤疾。不可和苍耳食，令人卒心痛。"

四、注意事项

气郁质的形成与情志关系尤为密切，除药膳养护外，更要注重情志的纾解，多结交朋友，多参加集体活动，多与人交流，避免自我封闭状态，如有不良情绪，应及时排解，可向亲人、朋友或同学倾诉，以寻求心理上的支持与慰藉，必要时可求助于心理咨询师或心理医生。

第九节　特禀质

特禀质总体特征：先天失常，以生理缺陷、过敏反应等为主要特征。

一、特禀质的特征

1. 舌的表现 舌淡红或红，苔薄白。

2. 形态特征 过敏体质者一般无特殊；先天禀赋异常者或有畸形，或有生理缺陷。

3. 常见表现 过敏体质者常见哮喘、风团、咽痒、鼻塞、喷嚏等；患遗传性疾病者有垂直遗传、先天性、家族性特征；患胎传性疾病者具有母体影响胎儿个体生长发育及相关疾病特征。

4. 心理特征 性情随禀质不同情况各异。

5. 发病倾向 过敏体质者易患哮喘、荨麻疹、花粉症及药物过敏等；遗传性疾病如血友病、先天愚型等；胎传性疾病如五迟（立迟、行迟、发迟、齿迟和语迟）、五软（头软、项软、手足软、肌肉软、口软）、解颅、胎惊、胎痫等。

6. 对外界环境的适应能力 适应能力差，如过敏体质者对易致敏季节适应能力差，易引发宿疾。

二、饮食宜忌

中医学认为过敏多责之卫外不固，遗传疾病多与先天肾精不足有关，故而饮食养护以益气固表，培补脾肾为原则。药膳组成性以温平、味甘辛为主，勿大辛大燥，若过敏反应急性期可酌加凉药，勿过用寒凉。多食黄芪、当归、防风、荆芥、党参、小麦、人参、枸杞子、益智仁、灵芝、山药、茯苓、肉桂等。应避免食用荞麦（含致敏物质荞麦荧光素），蚕豆，富含异种蛋白食物，如蛋、乳制品、菌类、海产品等；辣椒、牛肉、鹅肉、茄子、浓茶等辛辣之品；避免肥甘油腻之品。避免接触如尘螨、花粉、油漆等各种致敏物质，以减少发作机会。

三、食养药膳

（一）蓝莓山药泥

【出处】《〈黄帝内经〉四季养生全书》。

【组成】山药 2 根（约 400g），蓝莓酱、草莓酱适量。

【制作方法】

1. 山药洗净，切段，上锅蒸熟。
2. 蒸熟后的山药去皮，放入保鲜袋中用擀面杖压泥。
3. 再放入蓝莓酱用擀面杖擀匀。
4. 保鲜袋剪一小口，挤出蓝莓山药泥在盘中。
5. 上面用草莓酱点缀。

【功效】健脾补肺。

【适用人群】肺脾气虚证。适用于肺脾气虚所致倦怠无力、食欲不振、久泻久痢、痰喘咳嗽、肾气亏耗、腰膝酸软、下肢痿弱、消渴尿频、遗精早泄、带下白浊、皮肤赤肿、肥胖等。

【方解】山药性平、味甘，归肺、脾、肾经；不燥不腻具有健脾补肺、益胃补肾、固肾益精、聪耳明目、助五脏、强筋骨、长志安神、延年益寿等功效。蓝莓富含花青素，可改善皮肤弹性、减少皱纹，具有美容养颜之效。本方味道甘甜可口，是食养佳品。

【使用注意】本方含糖量较高，糖尿病及肥胖症患者不宜多食。

（二）参芪白术粥

【出处】《一味药养脾胃》。

【组成】黄芪 30g，白术 15g，人参片 5g（或用党参 10g），粳米 100g，白砂糖少许。

【制作方法】

1. 黄芪、白术煎汤取汁。提前把红豆浸泡一晚。将陈皮择净，切丝，水煎取汁。
2. 粳米淘净后，放入砂锅中，加足量清水煮沸。
3. 撇去浮沫，加入人参片、倒进药汁，小火熬至粥成，加入白砂糖，拌匀使之溶化后即可。

【功效】健脾益胃，益气固表。

【适用人群】脾胃不足证。适用于脾胃不足所致的食少腹胀，体虚乏力，自汗盗汗，心悸气短，老年体虚，久病羸弱，内脏下垂等。

【方解】卫气是人体阳气的一部分，司保卫肌表、抗御外邪之功，故称卫气。过敏多责之卫外不固，而卫气生于水谷，源于脾胃，出于上焦，行于脉外。脾胃乃后天之本，只有中焦强健，气血生化源源不断，才能卫外有力。人参、黄芪、白术是健脾益气的基础用药，三者同用，既升补脾气，又益肺固表，内外互联，对于特禀质的调养具有独特优势。

【使用注意】避免食用破气、耗气类食物和药物。

（三）参芪鹌鹑汤

【出处】《一味药养脾胃》。

【组成】鹌鹑 1 只（约 150g），党参、黄芪各 15g，高汤、盐、胡椒粉适量。

【制作方法】

1. 鹌鹑洗净、切块，焯水后捞起。
2. 将鹌鹑、黄芪、党参一起放入蒸碗之中，加足量高汤、适量盐和胡椒粉。
3. 蒸锅上火烧上汽，放入蒸碗，蒸 2 小时左右。

【功效】益气固表，补益中焦。

【适用人群】脾胃虚弱证。适用于脾胃虚弱所致食少纳呆，体型消瘦，贫血，平素易患感冒，或年老体弱，或久病体虚，或小儿疳积等。

【方解】鹌鹑药用价值很高，被誉为“动物人参”，具有消肿利水、补中益气的功效。党参、黄芪功可益气健脾，益气固表，补气生血；与鹌鹑配伍能够迅速补充人体气血，并能促进食欲，补中益气，固本培元。

【使用注意】崔禹锡《食经》记载：“（鹌鹑肉）合菌子食，令人发痔。”故而，本方与蘑菇、香蕈等菌类不可同食，以免面生黑斑。

四、注意事项

每个人的过敏原可能有所不同，最好能追根溯源，查清楚究竟对什么过敏，如此方可有效避免接触或食用，或者进行长期脱敏治疗。对于特禀质小儿，与先天禀赋有关，家长尤当注意喂养防护。香蕉、酪梨、奇异果、栗子、木瓜、凤梨、桃子、无花果、马铃薯、樱桃、葡萄、芹菜、番茄、红萝卜、小麦、榛豆、苹果、水梨都存有过敏的情况。

【练习题】

一、单选题

1. 当归生姜羊肉汤不适宜下列哪种体质人群食用？（　）

A. 气虚质　　B. 阳虚质　　C. 阴虚质　　D. 血虚质

2. 小王每逢六七月份，持续天阴有雨，便觉身体困重、嗜睡、疲乏，食物减退，大便不爽等，甚至手足、皮肤长湿疹。请据此判断，他是何体质？（　）

A. 气虚质　　B. 阳虚质　　C. 阴虚质　　D. 痰湿质

3. 下列哪种体质的形成与先天禀赋关系最为密切？（　）

C. 气虚质　　B. 阳虚质　　C. 瘀血质　　D. 特禀质

4. 下列哪项属于血瘀质舌的表现？（　）

A. 舌淡红苔薄白　　B. 舌胖大苔白腻

C. 舌红少津　　D. 舌质暗有瘀斑瘀点

二、多选题

阳虚质容易感受何种邪气？（　）

A. 风邪　　B. 寒邪　　C. 湿邪　　D. 燥邪

三、简答题

1. 简述气虚质与阳虚质的异同。

2. 试述血瘀质的食养原则及注意事项。

第九章
常见亚健康状态食养

【学习目标】

1. 掌握　常见亚健康状态的常用药膳及功效。
2. 熟悉　药膳的制作方法及适用人群。
3. 了解　药膳的使用注意事项。

随着社会的发展和科学技术的提高，人们生活水平也得到了很大程度的提高，人们完全突破了原来的思维模式。医学模式也发生了转变，从原来的“纯生物模式”转变为“社会心理—生物医学模式”，使得西医学从传统的“治疗型模式”转变为“预防、保健、群体和主动参与模式”；另外，世界卫生组织对健康提出了全面而明确的定义：“健康不仅是没有疾病和虚弱，而且是身体上、心理上和社会适应能力上三方面的完美状态。”从而使对健康的评价不仅基于医学和生物学的范畴，而且扩大到心理和社会学的领域。由此可见，一个人只有在身体和心理上保持健康的状态，并具有良好的社会适应能力，才算得上是真正的健康。随着人们观念进一步更新，“亚健康”这个名词已经越来越流行，你有时感觉心慌、气短、浑身乏力，但心电图却显示正常；不时头痛、头晕，可血压和脑电图没有什么问题，这时你很可能已经处于“亚健康”状态。对于常见的亚健康状态，可以采用饮食调治，进而达到缓解的效果。

第一节　视疲劳

案例导入

张某，35岁，女，因工作劳累过度后出现眼部酸胀疲劳，双目干涩，需闭眼方可缓解，自觉情绪容易激动，余未见其他异常症状。患者想自己制作一道药膳调理。

请问：1. 可以建议患者制作什么类型的药膳？

2. 请提供药膳的具体制作方法及功效。

视疲劳是眼病常见症状，可由多种眼病引起眼部亚健康状态。症状表现为视近、视久则眼部酸胀疲劳，甚至干涩泪出，眨眼或闭眼则缓解。多由视力障碍或变形，视野受损，黑影遮盖，或眼痛眼干，屈光不正、屈光参差所致；或眼无疾病，由于用眼过度，身体虚弱等亚健康状态也可出现视疲劳，严重者可影响学习、工作与生活。选用药膳进行调养，大有裨益。

饮食调摄应均衡饮食，多吃各种水果、蔬菜（如菠菜、油菜、莴笋叶、韭菜）及动物的肝脏、鱼、乳关、鸡蛋。多喝水对减轻眼睛干涩有益，尤其是用眼较多，如长时间看电脑屏幕者。忌辛燥之品。可选用些食疗验方。

1. 芝麻羊肝

【出处】《中医药膳学》。

【组成】生芝麻50g，鲜羊肝250g，鸡蛋50g，面粉10g，绍酒5g，精盐3g，味精3g，白胡椒粉2g。

【制作方法】生芝麻择去杂质，整理干净。鸡蛋打入碗中，搅匀。羊肝洗净，切成2分厚的大片，放入盘内，加绍酒、精盐、胡椒面、味精，腌渍片刻。再取一干净平盘，盘内撒一层面粉，然后将肝片裹上蛋液，放在芝麻上，逐片两面粘上芝麻，码于面粉盘内。炒锅置火上，内放油1500g，耗油75g，烧至五六成熟时，把芝麻肝片放入油中，略炸后再裹蛋液粘芝麻，待芝麻全部粘完，将肝片重入油锅炸熟，捞出装盘即成。

【功效】养血明目，滋补肝肾。

【适用人群】适用于因肝肾不足，肝血亏虚，不能上荣于目而致的目暗昏花、夜盲、青盲、翳障等疾及肝肾精血不足所致的眩晕、须发早白、腰膝酸软、步履艰难、肠燥便秘等症，是营养性弱视、老年性白内障、青光眼、夜盲症等病症的患者也可经常服用的良膳。

【方解】本膳主料为芝麻、羊肝。芝麻甘平，入肝、肾、脾、肺诸经，多脂而色黑，长于滋养肝肾，乌须黑发。《神农本草经》谓其："主伤中虚羸，补五内，益气力，长肌肉，填髓脑。"《随息居饮食谱》谓其尚能："充胃津，明目，息风。"羊肝苦寒，能养肝肾而明目。《随息居饮食谱》谓其："补肝明目……诸般目疾，并宜食之。"芝麻长于滋肾，羊肝长于养肝，两相配合，能滋肝肾，填精血。精血得补，上可荣润两目而愈目疾，增视力，防衰老；精盛髓充，可止眩晕，乌须发；肾精足则筋骨健强，下可治腰酸膝软，上可主关节痹痛，故全膳配伍为肝肾不足者之良方。

【使用注意】适应于肝肾亏虚偏于阴血不足者，若证见阳虚偏重，如有畏寒肢冷，小便清长等寒象时，本膳力乏温阳，故不宜食用。

2. 枸杞子菊花茶

【出处】《亚健康临床指南》。

【组成】枸杞子 15g，菊花 10g。

【制作方法】将枸杞子、菊花用开水冲泡，代茶饮用。

【功效】养阴生津，补益肝肾。

【适用人群】适宜于肝肾阴亏，眼睛失养者。

【方解】枸杞子味甘、性平，归肝、肾经，能够补益肝肾，益精明目，菊花甘、苦、微寒，归肝、肺经，能够平抑肝阳，清肝明目同枸杞子相配可作为肝肾亏虚，双目干涩者常用的食养方。

【使用注意】饮中用白菊花的清肝明目效果更佳。

3. 归圆杞菊酒

【出处】《中医药膳学》。

【组成】当归身（酒洗）30g，龙眼肉 50g，枸杞子 50g，甘菊花（去蒂）30g，白酒 1000mL.

【制作方法】方中诸药共装入一纱袋，扎紧袋口，扎袋之绳线头留尺许，药包放入坛中，以所留线悬包于坛内。再倒入白酒，封坛月余，即可开坛饮用。不拘时饮，量据酒量大小，但不宜醉饮过量，以一日不超过 100mL 为宜。

【功效】益精补血，养肝明目，养心安神，为补养药酒。

【适用人群】可用于治疗因精血不足而致的目暗不明，头昏头痛，面色萎黄，心悸失眠，腰膝酸软等症。

【方解】本药酒中当归甘辛温，入肝、心、脾经，能补血和血，养肝调经，润肠。《本草经百种录》称“当归为血家必用之圣药”“当归辛香而润，香则入脾，润则补血，故能透入中焦营气之分，而为补营之圣药”，故古今皆谓当归为补肝血之要药。龙眼肉甘温，入心、脾经，能养血益脾，大补气血，适用于体虚老弱，气血不足者，与当归相配，以加强补血养肝的作用。枸杞子甘平，入肝、肾经，能滋补肝肾，益精明目，多用于肝肾不足的头晕目疾。甘菊花甘、苦、微寒，善疏风除热，养肝明目，与枸杞子相配伍，以滋补肝肾而益肝血之体，此以疏风散热，而散肝经之邪，两相配合，补肝明目之力益强。白酒则以其活血行气，推导药力。故全方以补养肝肾为主，佐以疏风散邪，能治疗血虚肝失所养而致的目暗不明等症。

【使用注意】本酒益肝肾补精血，用于精亏血虚之证，若为阳气不足所致的上述各症，或患湿热、痰饮等疾病，则不宜服用。

第二节　耳鸣

案例导入

王某，男，20岁，近期因天气炎热，自觉体倦乏力，少气懒言，不欲饮食，偶有耳内鸣响，患者欲自服药膳调理。

请问：1. 可以建议患者制作什么类型的药膳？

2. 请提供药膳的具体制作方法及功效。

耳鸣是指无外界声源刺激，耳内或头部主观上有声音感觉，是一种症状而不是一种独立的疾病，也非相关疾病（如耳蜗微循环病变、听神经损害、脑动脉硬化、糖尿病等）引起的耳鸣。本症多见于中老年人，年轻人发病则多见于女性。耳鸣常常是早期听力损伤的暗示或先兆，可能发展成为耳聋，耳鸣的中医病机主要为肾虚髓海不足。

饮食调摄应营养均衡，多食含维生素及铁、锌等微量元素多的蔬菜、食物，如黑芝麻、植物油、紫菜、海带、黑木耳、韭菜、黑糯米、牡蛎、动物肝脏、粗粮、干豆类、坚果类、蛋、肉、鱼等。此外，还可选用一些食疗验方。

1. 黑木耳瘦肉汤

【出处】《亚健康临床指南》。

【组成】黑木耳30g，瘦猪肉100g，生姜适量。

【制作方法】瘦猪肉切丁，黑木耳洗净，加生姜3片，水适量，文火炖煮30分钟，加盐服食。

【功效】补肾纳气，活血润燥。

【适用人群】对耳鸣耳聋伴高脂血症者更为适用。

【方解】黑木耳性味甘平，具有清肺润肠、滋阴补血、活血化瘀、明目养胃等功效，是世界上公认的保健食品，同瘦肉炖煮可作为耳鸣耳聋伴高脂血症者的常用药膳食谱。本品也可作为棉纺工人和从事开矿、粉尘、护路等工作人员的首选保健食品，同时黑木耳中的磷脂是人脑细胞和神经细胞的营养剂，是青少年和脑力劳动者实用而又廉价的脑补品。

【使用注意】无特殊使用注意。

2. 莲肉红枣扁豆粥

【出处】《亚健康临床指南》。

【组成】莲肉10g，红枣10枚，白扁豆15g，粳米100g。

【制作方法】莲肉、红枣、白扁豆、粳米加水常法煮粥。每日早、晚温热服食。

【功效】益精气，健脾胃，强智力，聪耳目。

【适用人群】适宜于脾胃不足，少气懒言，体倦无力，听力下降，耳内虚鸣者。

【方解】莲肉甘、涩、平，归脾、肾、心经，可以补脾止泻，益肾涩精，养心安神；红枣甘、温，归脾、胃、心经，具有补中益气，养血安神的作用；白扁豆能够健脾化湿，三味同用煮粥，增强益气健脾的作用。

【使用注意】方中莲肉中满痞胀及大便燥结者，忌服。

3. 首乌鸡块

【出处】《中医药膳学》。

【组成】首乌 20g，带骨鸡肉 500g，枸杞子 100g，葱 10g，生姜 5g，酱油 10g，花椒水 20g，绍酒 25g，白糖 5g，味精 3g，精盐 5g，香油 5g。

【制作方法】先把首乌洗净，放于碗内，加入绍酒 15g 及白糖，上屉蒸 1 小时，取出备用。鸡肉剁块，放入沸水锅中烫透，捞出沥去水。烫肉的原汤撇去浮沫，用器皿盛装待用。葱、姜洗净，切成段块。洁净炒锅置火上，加入 25g，猪油烧热，放入葱、姜、鸡块，翻炒几次后加入酱油、绍酒、花椒水上色，再把原鸡汤倒入，将何首乌、枸杞子放入，旺火烧开后，转入慢火，将鸡块炖熟烂，拣去何首乌、姜、葱，加入味精，移在旺火上收汁，用淀粉勾芡，淋入香油出锅即成。

【功效】滋补肝肾，养阴填精。

【适用人群】适用于肝肾阴亏所致的耳鸣耳聋、须发早白、腰膝酸软、遗精、崩漏带下及血虚阴亏所引起的心悸失眠、视物不清、头晕眼花、肢体麻木等病症的调养，是年老体衰，体质虚弱等患者调养的良好膳食，对血管硬化、高血压、冠心病等亦有一定的调养和预防作用。

【方解】本膳为补益之剂。首乌甘涩微温，入肝、肾经，能补肝肾，益精血，用于阴虚血枯所致疾病。《本草纲目》谓其：“能养血益肝，固精益肾，健筋骨，乌须发，为滋补良药。不寒不燥，功在地黄、天门冬诸药之上。”耳鸣耳聋，听力衰退，多为肝肾不足，精血亏损，不能上荣以滋养于耳所致。今以首乌为主，滋肝肾之精血，故具有聪耳助听，增强听力的作用。枸杞子甘平而入肝肾，亦具有滋补肝肾，治虚劳精亏的作用，与首乌合用，能增强益智聪耳的作用。鸡肉甘温而入脾、胃经，营养丰富，富含蛋白质、脂肪、多种维生素及微量元素，能益肾填精，滋补气血，是虚劳羸瘦，年老体弱，久病体虚者的良好补益食物。与首乌、枸杞子相配伍，荤素相合，能直补肝肾精血，故对于肝肾精血不足者，本品是良好的滋补膳。

【使用注意】本膳补肝肾，长于补阴补血，凡阳虚证较明显，或有大便溏泄、湿痰较重的患者宜慎用。

第三节　头晕

案例导入

李某，男，57岁，自2年前开始头晕，如坐舟车，感觉周身环境转动，眩晕动则加剧，劳累即发，呕吐，面色㿠白，神疲乏力，倦怠懒言，唇甲不华，舌淡苔薄白，脉细弱。诊断系由气血亏虚所致，给予归脾汤加减，嘱患者家属可配合适当饮食调理。

请问：1. 可以建议患者家属制作什么类型的药膳？

2. 请提供药膳的具体制作方法及功效。

头晕是一种对空间移动或空间迷失的感觉，这种感觉可能是头部的感觉，也可能是身体的感觉，或两者皆有，多数描述为“整天昏昏沉沉，脑子不清，注意力不集中”，可伴有头痛、失眠、健忘、低热、肌肉关节疼痛和多种神经精神症状，其基本特征为休息后不能缓解，理化检查没有器质性病变，给头晕者的生活工作造成了一定的影响。头晕的中医病机主要是气血亏虚、肝阳上亢等。

饮食调摄应营养均衡。多食豆芽、瓜类、黑木耳、芹菜、荸荠、豆、奶、鱼、虾等，常服炖猪蹄汤，还可选用一些食疗验方。

1. 菊花饮

【出处】《家庭常用药膳制作》。

【组成】杭菊花15～30g，白糖50g。

【制作方法】将菊花放茶壶内，用开水浸泡片刻，加白糖搅匀即可。代茶饮用。

【功效】疏散风热，清肝明目。

【适用人群】适用于外感头痛、头晕者。

【方解】方中菊花甘、苦、微寒，归肝、肺经，能够疏散风热，平抑肝阳，清肝明目，可以治疗肝阳眩晕，肝风实证，对于肝阳上亢之头晕者有较好的作用。

【使用注意】本品无特殊使用注意。

2. 归芪蒸鸡

【出处】《民间食疗方》。

【组成】炙黄芪100g，当归20g，嫩母鸡1只（约1500g），绍酒30g，味精3g，胡椒粉3g，精盐3g，葱、姜各适量。

【制作方法】将嫩鸡宰杀后去净毛，剖腹去内脏洗净，剁去爪不用，用开水焯去血水，再于清水中冲洗干净，沥干水待用。当归洗净，块大者顺切几刀；葱洗净剖开，切成寸许长段；姜洗净去皮，切成大片。把当归、黄芪装于鸡腹内，将鸡置炖盅内，腹部朝上，闭合剖口；姜、葱布于鸡腹上，注入适量清水，加入食盐、绍酒、胡椒粉，用湿绵纸将炖盅口封严；上笼，置沸水旺火上蒸约 2 小时后，取出去封口纸，去姜、葱，加适量味精调味，装盘即成。

【功效】益气补血。

【适用人群】对气血两虚的患者，症见面色萎黄、神疲乏力、消瘦倦怠、心悸头晕、脉象虚大无力等，服用皆有良效。妇人产后，大失血、崩漏、月经过多者尤宜。

【方解】本膳中之药物黄芪与当归相配，为《内外伤辨惑论》中之当归补血汤。方中补气之品黄芪为补血之药当归的 5 倍，补气比例大，而称之为补血汤者，是认识到人体气为血帅、气旺则能生血的原理。通过补气为重的途径，使气能旺于内，则脏腑气机活动亦强，化生血液即速，故少用当归，以其为导源，而达气旺血生的目的。膳方中再加以滋养补虚，益精补血作用较强的母鸡肉，更增强全方补血益气的双补作用。本方既有补养作用，又具有治疗功效，故对于急性失血时或失血期间的调理有效。

【使用注意】本膳适于气血两虚，血虚为主，或气虚为主者均可适用。但若见阴虚、阳虚较甚者，则本方力稍不足。外感湿热期间，或急性病期间则不宜服用本膳。

3. 芹菜肉丝

【出处】《中医药膳学》

【组成】芹菜 500g，猪瘦肉 100g，精盐 5g，味精 5g，芝麻油 30g，葱丝 5g，姜丝 3g。

【制作方法】将芹菜剔去叶，削去老根，洗净，切成寸许长的段，放沸水中略焯，捞出用凉水过凉，沥干备用。瘦肉切为细丝。炒锅置旺火上，注入芝麻油，烧热后放入葱丝、姜丝、肉丝煸炒。待肉丝炒熟，加入精盐、味精、芹菜，翻炒均匀，出锅即成。作佐餐，亦可常食。

【功效】平肝息风，利湿降火。

【适用人群】对于肝阴不足、肝阳上亢、肝火上炎所致的疾病有较好作用。凡见有头晕目眩，耳鸣口苦，头痛目赤，肢体麻木，痉挛抽搐，小便不利等症状，便是本膳的适应证。故高血压、动脉粥样硬化病等患者常食本膳，具有良好的调节作用。

【方解】本膳主料中芹菜，甘凉，入肝、胃经，具有降压利尿，镇静止痉作用，常用于高血压性头痛、头胀等症。本膳因其甘凉养阴，入肝息风而用为主料，配猪瘦肉益精养血以润肝，故配伍后，二者功用相辅，可以益阴平肝，养血息风，多用于高血压、心血管病患者的调养。

【使用注意】本膳方降血压作用平稳可靠，服食安全，是高血压患者较理想的膳食。

但芹菜性凉，体质偏寒者少食为宜。

第四节 头痛

案例导入

张某，男，36岁，患头痛数月，时轻时重，久治未愈。发作重时全头内皆痛，症见头胀痛而眩，两侧为重，心烦易怒，夜寐不宁，口苦面红，或兼胁痛，舌红信脉弦数，于中医科诊断为肝阳头痛，给予天麻钩藤饮加减，嘱平日可配合适当的膳食辅助治疗。

请问：1. 可以建议患者制作什么类型的药膳？

2. 请提供药膳的具体制作方法及功效。

头痛是指头部出现一种以疼痛为主要表现，产生令人不快的感觉，如头部疼痛、沉重、受压或闷胀感、空虚感等，可伴有恶心、呕吐 、目胀及头晕、心烦、忧郁、焦虑、乏力、记忆力下降、睡眠障碍等其他精神和躯体症状。常因劳累、焦虑、用脑过度、月经前期或经期发作，有反复发作、病程迁延不愈等特点。亚健康状态出现本症，应排除可导致头痛的各种疾病，如颅内肿瘤、高血压、各种脑炎、颅内高压综合征、脑血管病、鼻窦炎、颈椎骨质增生等。头痛的中医病机主要是痰瘀阻络、气滞血瘀等。

饮食调摄应均衡膳食，还可选用一些食疗验方。

1. 宁心酒

【出处】《家庭常用药膳制作》。

【组成】桂圆250g，桂花60g，白酒2500mL，白糖120g。

【制法】以上前2味置容器中，加入白糖和白酒，密封，浸泡30天即成。日服2次，每次服20mL。

【功效】安神定志，宁心悦颜。

【适用人群】适用于神经衰弱、心悸头痛等。

【方解】桂圆性温味甘，益心脾，补气血，具有良好有滋养补益作用，可用于心脾虚损、气血不足所致的失眠、健忘、惊悸、眩晕等症状；桂花性温味辛，具有健胃、化痰、生津、散痰、平肝的作用，同白酒饮用，可开胃安神，可用于神经衰弱、心悸头痛者。

【使用注意】糖尿病患者忌服。

2. 决明子粥

【出处】《亚健康临床指南》。

【组成】炒决明子 10 ～ 15g，粳米 100g，白菊花 10g，冰糖少许。

【制作方法】先将决明子入锅内炒至微有香气，取出待冷后，与白菊花同煎取汁去渣，然后与粳米煮粥，粥将熟时，加入冰糖，稍煮即可食用。

【功效】平肝潜阳。

【适用人群】适宜于肝阳上亢头痛者。

【方解】炒决明子味苦、甘而性凉，具有清肝火、祛风湿、益肾明目等功能，白菊花甘、苦、微寒，归肝、肺经，能够平抑肝阳，清肝明目，两味配合煮粥食用，共同达到平抑肝阳的作用。

【使用注意】决明子、菊花性微寒，容易腹泻、胃痛的人不宜使用。

3. 天麻鱼头

【出处】《中国药膳学》。

【组成】天麻 25g，川芎 10g，茯苓 10g，鲜鲤鱼 2 条（每条 600g 以上），酱油 25g，绍酒 45g，食盐 15g，白糖 5g，味精 1g，胡椒粉 3g，麻油 25g，葱 10g，生姜 15g，湿淀粉 50g。

【制作方法】将鲜鲤鱼去鳞，剖开腹，挖去内脏，洗净。再从鱼背部剖开两半，每半剁为 3 ～ 4 节，每节剞 3 ～ 5 刀（不要剞透），共分为 8 份，用 8 个蒸碗分盛。把川芎、茯苓切成大片，放入水，再加入天麻同泡，共浸泡 4 ～ 6 小时，捞出天麻置米饭上蒸软蒸透，趁热切成薄片待用。把天麻薄片分为 8 等份，每份约 3g，分别夹入各份鱼块中。然后放入绍酒、姜、葱，注入适量的清汤，上笼蒸约 30 分钟。鱼蒸好后，去葱、姜块，把鱼与天麻扣碗中，原汤倒入火勺内，调入白糖、食盐、味精、胡椒粉、麻油、湿淀粉、清汤，煮沸，去浮沫，浇在各份鱼的面上即成。

【功效】平肝息风，活血止痛，滋阴安神。

【适用人群】适用于肝阳肝风引起的眩晕头痛，肢体麻木，手足震颤等症。同时，对神经性偏正头痛，神经衰弱性头昏头痛，亦有很好的疗效。

【方解】本膳主料中天麻为平肝息风要药，故重用为君药。川芎辛温，入肝行血，为血中之气药，长于活血定痛，具辛散之力能条达肝气，平抑肝阳。茯苓健脾利湿，具下行之性，有入心安神，止眩定痉之功。二药活血定痛、安神止痉，辅佐天麻，使平肝息风之力更强。鲤鱼味美可口，营养价值高，极易消化，且具有利尿降压的作用，故与中药相配后，既能滋精血、益肝肾，使真阴得补，又能利小便、平肝阳。全膳配伍，对于肝肾阴虚，阳亢风动者卓有成效。

【使用注意】本膳具有平肝息风，补虚行血的作用，故凡高血压、神经性头痛、头昏均宜，无特别禁忌。

第五节 便稀

案例导入

张某，男，33岁，患者4个多月前，因大渴食柿3个，并饮茶过骤，致患者泄泻，每日4～5次，时有腹痛、腹胀，经服西药，便数虽减，但停药即复发，缠绵数月不愈。每晨4～5时，即腹鸣腹泻，纳食减少，心慌，身倦，小便稍少但不黄，腹部喜热熨。面色欠泽，言语清晰，语言尚不低微。腹部按之不痛，未见异常。舌苔微白湿润，脉象左手沉滑，右手沉细，两尺无力，右尺较甚。诊断：泄泻。辨证：脾胃虚弱，肾阳虚衰。治法：健脾化湿，补肾助阳，予参苓白术散合四神丸加减，嘱平日可配合适当的膳食辅助治疗。

请问：1. 可以建议患者制作什么类型的药膳？

2. 请提供药膳的具体制作方法及功效。

便稀是指经常出现大便稀溏、大便不成形，甚则为水样、黏液样大便，无脓血，或便次增多、便稀便秘交替，可伴有腹痛、食欲不振、燥热多汗、头痛头晕等，不包括相关疾病（如食物过敏或反复发作的病毒性肠炎、消化道溃疡、糜烂、肿瘤、痢疾、血吸虫病和肝、胰等疾患）所引起的便稀。便稀的主要中医病机是中气不足，脾虚湿盛。

针对不同人群采用不同饮食调摄方法。对长期营养不良、身体虚弱者，少量规则进食，低脂低纤维素饮食，循序渐进增加饮食量。尝试停用牛奶，或改用豆浆。不进食生冷、含纤维多的食物，当补充肠道酶类，调节肠道微生态环境和促进代谢的物质，如维生素B族、乳酶生、胃蛋白酶合剂等。此外，可选择一些食疗验方。

1. 四神补阳粥

【出处】《亚健康临床指南》。

【组成】补骨脂10g，五味子6g，肉豆蔻2枚，干姜10g，粳米100g，大枣6枚。

【制作方法】取补骨脂、五味子、肉豆蔻（用面麸盖煨去油入药）、干姜，加水适量煎汤取清汁，加粳米、大枣共煮粥，粥熟食之。

【功效】温补脾肾。

【适用人群】适宜于脾肾亏虚之便稀者。

【方解】本方于为中医四神丸的加减法，方中补骨脂补命火，散寒邪，为君药；肉豆蔻温暖脾胃，涩肠止泻，为臣药；五味子收敛固涩，是为佐药；干姜暖胃散寒，大枣补益脾胃，同为使药。共成温肾暖脾，涩肠止泻之功。

【使用注意】湿热泄泻者忌用。

2. 山药苡仁粥

【出处】《亚健康临床指南》。

【组成】糯米 30g，山药 30g，薏苡仁 15g，红糖少许。

【制作方法】取糯米、山药、薏苡仁共煮粥，粥将熟时加砂糖少许，稍煮即可服用。

【功效】健脾利湿。

【适用人群】适宜于脾虚湿盛之便稀者。

【方解】方中山药甘、平，归脾、肺、肾经，具有补脾养胃，生津益肺，补肾涩精的功效，可用于脾虚食少，久泻不止等证，薏苡仁能够利尿消肿，渗湿，健脾止泻，两者配合共奏健脾利湿止泻之效。

【方解】薏苡仁性质滑利，孕妇慎用。

3. 砂仁焖猪肚

【出处】《中医食疗学》。

【组成】猪肚 500g，春砂仁 10g，花椒、胡椒末、葱花、生姜各少许。

【制作方法】将猪肚用盐、清水反复漂洗干净，并放入开水中泡去膻味，刮除白膜，备用；春砂仁洗净、打碎，生姜切片。把砂仁放入猪肚内，起油锅，用姜燥香猪肚，然后加水、调味，文火焖熟，最后下花椒、胡椒粉、葱花，略焖，去砂仁，猪肚切条即可。随量食用。

【功效】温化寒湿。

【适用人群】适用于外感寒邪，泻下清稀如水样者，或兼有恶寒发热、鼻塞头痛者。

【方解】猪肚具有治疗虚劳羸弱，泄泻，下痢，消渴，小便频数，小儿疳积的功效；砂仁味辛性温，归脾、胃、肾经，可化湿开胃，温脾止泻，理气安胎等，两味合用以达到温化寒湿的功效。

【使用注意】本品中砂仁阴虚有热者忌服，此外《药品化义》记载：“肺有伏火忌之。”《得配本草》记载：“气虚肺满禁用。”

第六节 便秘

案例导入

杜某，女，45岁，平素气血亏虚，大便干结，面色无华，心悸、气短，头晕眼花，无力排便，粪便干结如羊屎状，肢倦懒言，舌淡苔少，脉细。患者想自己制作一道药膳调理。

请问：1. 可以建议患者制作什么类型的药膳？

2. 请提供药膳的具体制作方法及功效。

便秘，是指排便周期延长，每 2 ～ 3 天或更长时间排便 1 次，无规律，或大便干燥，常伴有排便困难感，或排便不尽感；但不包括各种疾病（如肠道炎症、肠道息肉、吻合口狭窄、肠道肿瘤等）导致大肠功能紊乱所引起的便秘。在亚健康状态，便秘并不是疾病而是一种症状，通过适当的预防和护理是可以避免的。

饮食调摄在防治便秘中具有重要作用。多吃水果，尤其是含膳食纤维较多的水果在改善便秘上效果好，比如猕猴桃、西瓜、香蕉、柚子、橙子、大枣、桑椹等。苹果含有丰富的膳食纤维——果胶，因此苹果在通便问题上能起到“双向调节”的作用，尤其适宜于老人和婴幼儿。但并非所有水果都能起到治疗便秘的作用，如山楂、乌梅等水果含有较多的鞣酸，具有收敛作用，反而会加重便秘的症状。可多食膳食纤维含量高的食物，如粗制的五谷杂粮、蔬菜，如山芋、萝卜、洋葱、蒜苗等，这类食物同时富含 B 族维生素，可预防便秘。另外，红薯、玉米、燕麦、荞麦等粗粮含有丰富的膳食纤维，也有防治便秘的功效。中国居民膳食纤维的推荐摄入量为每天 24.13 ～ 34.59g，即必须吃 10 种以上的此类食物才能保证纤维素的获取量；老年人每天必须提供至少 30g 的膳食纤维，这类食物同时也有防治便秘的功效，以预防老年性便秘。易有便秘症状的人还可补充油脂类食物，炒菜时可多放点植物油，如花生、芝麻、菜籽油等，植物油的分解产物脂肪酸有刺激肠蠕动的作用。经常饮用酸奶可以有效缓解便秘，因为其中所含的乳酸杆菌能改善肠道的生态平衡，如易便秘者，可将早餐的牛奶改成酸奶。若在酸奶中加入香蕉、草莓、猕猴桃、芦荟等果粒，效果会更好。适当选用些中药代茶饮，如平常体重偏重，且所喝的饮料是茶或咖啡等者，若伴有便秘，可交替选用杜仲、决明子等当作饮料喝。杜仲茶是便秘者和肥胖者的理想饮品，有解除便秘、降血脂、稳定血压之效。决明子有明目、降脂、促进肠蠕动的功效，此外，可选用些食疗验方。

1. 芝麻猪大肠

【出处】《中医药膳学》。

【组成】芝麻 50g，淀粉 50g，熟大肠 200g，绍酒 2g，精盐 2g，味精 3g，白胡椒 2g。

【制作方法】将猪大肠洗净蒸熟，取 200g 一段，顺肠切开一半，在大肠内放入盐、味精、绍酒、胡椒粉等，腌煨片刻。把芝麻放入大肠内，用手压实，再把大肠卷回原样斜切成 3 分宽的片，用淀粉糊上浆。炒锅内放油 50g，烧八成熟时，下大肠片炸熟，见大肠外皮酥脆时捞出，装盘即成。

【功效】润肠通便，补肺养阴。

【适用人群】适用于年老津枯，病后肠津未复而见有大便干燥难解，数日一行，努挣乏力；或伴见口干口臭等症，或妇人乳闭，或病后津亏等类患者，本膳食具有较好的调理效果。

【方解】本膳主料中芝麻又叫胡麻、脂麻，含脂肪油，甘平，入肺、脾、肝、肾经。能滋养肝肾，乌须黑发，为滋补强壮之品；润燥滑肠，能治肠燥津枯，大便秘涩，有润肠通便之效。猪大肠甘寒，入肺、脾经，补下焦，滋润大肠，主肠风脏毒，故可用于肠道功能不足，增强大肠蠕动，润肠通便。二者合用，既有油脂类滑肠润燥之功，又有补肠润肠之效，故对于体虚津亏、血燥便秘、血虚肠燥等均有调治功效。

【使用注意】芝麻富含油脂，功能润燥滑肠，故大便本有溏泄者用之不相宜。

2. 肉苁蓉狗肉粥

【出处】《亚健康临床指南》。

【组成】肉苁蓉 10g，狗肉 100g，大米 60g，葱、姜、盐各适量。

【制作方法】先将肉苁蓉、狗肉洗净，切细，再取肉苁蓉水煎取汁，加入大米、狗肉煮为稀粥，待沸后调入姜末、葱花、食盐等，煮熟后即可服食。

【功效】补虚壮阳。

【适用人群】适宜于老年人阳虚便秘等。

【方解】方中肉苁蓉性温，味甘、咸，归肾、大肠经，能够补肾助阳，润肠通便，补益精血；狗肉可以补中益气，温肾助阳，可作为老年人常用的保健食材，同肉苁蓉煮粥，可增强补肾壮阳的作用。

【使用注意】上方中狗肉热病后忌服，且不可与大蒜、鲤鱼、茶一起食用；肉苁蓉可助阳、滑肠，故阴虚火旺及大便泄泻不服，肠胃实热、大便秘结者不宜服。

3. 桑椹芝麻糕

【出处】《中医食疗学》。

【组成】桑椹 30g，黑芝麻 60g，麻仁 10g，糯米粉 700g，白糖 30g，粳米粉 300g。

【制作方法】将黑芝麻放入锅内，用文火炒香。桑椹、麻仁洗净后，放入锅内，加清水适量，用武火烧沸后，转用文火煮 20 分钟，去渣留汁。糯米粉、粳米粉、白糖放入盆内，加药汁、清水适量，揉成面团，做成糕，在每块糕上撒上黑芝麻，上笼蒸 15 ～ 20 分钟即成。每日 1 次，作早餐食用。

【功效】补气养血，润肠通便。

【适用人群】适用于久病、产后，元气未复及年老体弱，气血亏虚，津液受损所致便秘者。

【方解】桑椹具有补血滋阴，生津止渴，润肠燥等功效，主治阴血不足而致的头晕目眩，耳鸣心悸，烦躁失眠，腰膝酸软，须发早白，消渴口干，大便干结等症；黑芝麻味甘，性平，有滋补肝肾，益血润肠，通便之效；麻仁味甘，性平，具有润肠通便的作用；

糯米为温补强壮食品，具有补中益气，健脾养胃，止虚汗之功效，和粳米同上几味制作成糕点食用，可补益气血，润肠通便。

【使用注意】大便溏泻者慎用。

第七节　自汗、盗汗

案例导入

叶某，女，17岁，学生，自幼即患盗汗，平时汗出恶风，稍劳汗出尤甚，平素易于感冒。现体倦乏力，周身酸楚，面色㿠白少华，苔薄白，脉细弱。诊断肺卫不固证，给予玉屏风散加减。嘱日常可给予膳食辅助调养。

请问：1. 可以建议患者家属制作什么类型的药膳？

2. 请提供药膳的具体制作方法及功效。

自汗是指不因劳累、炎热、衣着过暖、服用发汗药等因素而时时汗出，动则益甚的汗出异常症状，又称自汗出。盗汗是指睡时出汗，醒后汗止的汗出异常表现。亚健康状态之盗汗，不包括各种疾病（如痨病、佝偻病和温热性外感病等）所致之盗汗。

饮食调摄应多食补益气血的食物，盗汗者可多食育阴清热的新鲜蔬菜等。宜吃鸡、鸭、鱼、蛋、山药、红枣、扁豆、羊肉、桂圆、狗肉、豆制品等。不宜吃生冷的瓜菜，少吃凉拌的菜肴。以下几款食疗，应温热时喝，切记冷饮伤及脾胃。

1. 党芪五味炖猪心

【出处】《亚健康临床指南》。

【组成】党参12g，黄芪12g，五味子9g，猪心1个。

【制作方法】将党参、黄芪，五味子、猪心放入锅中，水适量隔水炖1小时，吃肉饮汤，每1～2天食1次。

【功效】补气益血，固表止汗。

【适用人群】适宜于思虑过度之自汗者。

【方解】方中党参性味甘平，归脾、肺经，能够补脾肺之气，补血生津；黄芪能够补气健脾，升阳举陷，益卫固表，养血生津；五味子性味酸、甘、温，归肺、心、肾经，具有收敛固涩，益气生津，补肾宁心的作用，配合黄芪收敛止汗作用更强，同时三味皆可补气血生津；自古即有“以脏补脏”“以心补心”的说法，猪心能补心，补虚，安神定惊，养心补血，与上三味配合食用适宜于思虑过度之自汗者。

【使用注意】本品中表邪未解，内有实热，咳嗽初起，麻疹初期，不宜使用；据《药典》记载，党参不宜同藜芦同用。

2. 花旗参绿豆煲水鸭

【出处】《亚健康临床指南》。

【组成】花旗参 20g，绿豆 30g，百合 25g，水鸭 1 只。

【制作方法】加水适量煲汤，武火煎开后文火再煲 1 小时左右，调味食用。

【功效】益气养阴。

【适用人群】适宜于气虚、乏力的盗汗者。

【方解】西洋参性味甘、微苦、凉，归肺、心、肾经，具有补气养阴，清热生津之效；百合甘、寒，归心、肺经，具有养阴润肺，清心安神的作用；绿豆味甘，性凉，归心、胃经，具有清热解毒、解暑除烦、利水消肿之效，水鸭可益气补虚、滋阴，得上三味同用，可作为气虚、乏力的盗汗者可选的药膳食谱。

【使用注意】据《药典》记载，西洋参不宜同藜芦同用；水鸭对于胃部冷痛、腹泻清稀、腰痛及寒性痛经以及肥胖、动脉硬化、慢性肠炎者应少食；感冒患者不宜食用。

3. 百合红枣莲子银耳羹

【出处】《生活中医跟我学——养生药膳》。

【组成】百合 30g，红枣 10 枚，莲子 50g，银耳 15g，冰糖适量。

【制作方法】银耳泡发，同用水泡后剥皮的莲子，洗净的百合与红枣同放入锅内，加水适量，小火炖 40 分钟，加冰糖调味后食用。

【功效】益气养阴，宁心安神。

【适用人群】适宜于心悸、头晕之盗汗者。

【方解】百合甘、寒，归心、肺经，可养阴润肺，清心安神；红枣补中益气，养血安神，莲子味甘、涩，性平，归脾、肾、心经，具有补脾止泻，止带，益肾涩精，养心安神之效，三味配合银耳应用者心神可安，气阴得补。

【使用注意】本品无特殊使用宜忌。

第八节　经前乳胀

案例导入

许某，女，20 岁，每次临月经前一周即发生乳房胀痛不适，直至月经来时才消失，已有半年，自觉胸胁胀闷，常叹息，平素易发怒。医生认为患者是由于肝郁气滞所致，家属咨询医院营养科，想给患者做些疏肝解郁的药膳。

请问：1. 可以建议患者家属制作什么类型的药膳？

2. 请提供药膳的具体制作方法。

经前乳胀，即在临月经前3～7天发生乳房胀痛不适，或在经后半个月左右即发生乳胀，至月经来1～2天才消失，甚至直到月经干净后开始消失，于下次月经前又重复发作。本症以青春期或育龄期妇女多见，其发生率不断上升，应早期干预，以防其转变成乳腺炎、乳腺小叶增生等乳房疾病。

饮食调摄应饮食有规律，定时定量，营养全面均衡。可选用疏肝解郁一类的食疗验方。

1. 陈皮茯苓糕

【出处】《亚健康临床指南》。

【组成】陈皮10g，茯苓粉20g，糯米粉300g，白糖100g，红糖100g。

【制作方法】将洗净的陈皮切碎后，与茯苓粉、糯米粉、红糖、白糖同放入盆中，加清水适量，充分搅拌均匀，倒入浅方盘中，用大火隔水蒸熟，取下冷却后切成小块即可食用。

【功效】疏肝解郁，理气止痛。

【适用人群】适宜于经前期乳房胀痛，胸胁胀闷，常叹息，易发怒者。

【方解】陈皮味苦、辛，性温，归肺、脾经，具有理气健脾，燥湿化痰之效，为理气化滞最常用的中药；茯苓利水渗湿，健脾宁心，糯米具有补中益气，健脾养胃，止虚汗之效，配合陈皮、茯苓共同达到疏肝解郁，理气止痛的功效。

【使用注意】本品中含有糯米，老人、儿童、患者等胃肠消化功能障碍者不宜食用，糖尿病、肥胖、高血脂、肾脏病患者尽量少吃或不吃。

2. 玫瑰蚕豆花茶

【出处】《亚健康临床指南》。

【组成】玫瑰花6g，蚕豆花10g。

【制作方法】先将玫瑰花、蚕豆花分别洗净沥干，一同放入茶杯中，加开水泡冲，盖上茶杯盖，焖10分钟，代茶饮。

【功效】理气活血，疏肝止痛。

【适用人群】适宜于经前期乳房胀痛，或乳头胀痛，心情不悦，胁肋闷胀者。

【方解】玫瑰花味甘，微苦，性温，归肝，脾经，能疏肝解郁，和血止痛，可用于月经不调，经前乳房胀痛；蚕豆花味甘，性平，具有凉血、止血的作用，两味合用达到理气活血，疏肝止痛之效。

【使用注意】本品无特殊宜忌。

3. 鲜橘皮肉汤

【出处】《中医药膳学》。

【组成】鲜橘皮15g，猪瘦肉500g，绍酒10g，大料3g，桂皮3g，香醋50g，白糖100g，精盐5g，酱油5g，葱白5g，姜块3g，香油5g，味精3g。

【制作方法】橘皮、桂皮、大料用纱布袋装好，扎紧袋口备用。猪肉切成约3cm长、2.5cm厚、2cm宽的块状，放入小盆内，加酱油腌渍片刻。大勺放火上，加750g油，烧至八九成热时，把渍好的肉块下油中炸成枣红色，捞出沥干油。另取干净大勺置火上，勺内加汤2碗，放入葱段、姜块、绍酒、香醋、白糖、精盐和药袋。煮开后，再把冲炸好的肉块放入，开锅后移用文火熬熟。然后拣出药袋、葱、姜，加入味精，转用武火收汁，淋入香油即成。

【功效】行气健脾，止痛和胃，亦可化痰。

【适用人群】适应于胸闷不畅，乳房胀痛，痰湿阻滞，咳嗽痰多等病症，也可用于因脾胃气滞而致的饮食不化，腹胀满痛，食欲不振，恶心欲呕等症。

【方解】本膳主药为鲜橘皮，味甘苦而性温，入脾、肺经，能理气健脾，燥湿化痰，为理气化滞最常用的中药。《医学启源》载其"去胸中寒邪，破滞气，益脾胃"。故本膳用鲜橘皮顺气健胃，止咳化痰为主。大料辛平，主治心腹冷气，调中止痛，止呕吐。桂皮辛片热，有温中散寒、行气止痛、健胃、活血等功用，常用于胃脘冷痛，呕吐腹胀，消化不良。脾胃之气得温则升降有序，受寒则凝滞而气行不畅。故本膳方以大料、桂皮温运脾胃之气，以辅佐橘皮理气行气。而瘦猪肉入脾胃经，补肝益气，滋阴润燥，为滋养精血的佳品，与前三料配伍，其意在补养气血，使正气旺盛，再理气行气，则滞易通，痛易止，胀易除，亦为配伍得当的佳膳。又因橘皮能燥湿化痰，大料、桂皮能化痰湿，故又适用于痰湿阻滞而致的喘嗽。

【宜忌】本膳药偏温热，于气滞有寒或热象不甚者有良效。若实热津亏或阴虚内热者慎勿服食，恐温热更伤津液，转增他病。

第九节　月经失调

案例导入

张某，女，28岁，月经延期、量少已有2年。月经量少已有两年，且每次经期延迟10～15天。患者2年前因经期受凉，即觉月经逐渐减少，经行1～2天即净，经色呈暗黑色，偶有血块，且伴有经前少腹刺痛，畏寒肢冷，舌质紫暗，结婚年余未孕。中医诊断：迟经。西医诊断：月经延期。辨证分析：瘀血阻络。治以活血化瘀，温经散寒。患者咨询医院营养科，想做些活血的药膳。

请问：1. 可以建议患者制作什么类型的药膳？

2. 请提供药膳的具体制作方法。

月经失调是指月经失去正常规律性，泛指由各种生物、社会、行为、情绪等因素引起的月经改变，包括初潮年龄的提前、延后和月经周期、经期与经量的变化。本症是女性最常见的亚健康症状之一，常见于青年女性及夫妻长期分居女性。

针对月经失调的不同表现，应该注意不同的饮食。月经先期者，应少吃辛香料和肉、葱、洋葱、青椒，多吃青菜。月经后期者，少吃冷食，多食温热食品及肉类。经期第 1、2 天最好吃姜炒鸡肝或猪肝，多服用补血的食品。月经前烦躁不安、便秘、腰痛者，宜大量摄食促进肠蠕动及代谢之物，如生青菜、豆腐等，以调节身体之不适状态。月经后容易眩晕、贫血者，在经前可摄取姜、葱、辛香料等；在经后宜多吃小鱼以及多筋的肉类、猪牛肚等，以增强食欲，恢复体力。

针对月经周期的不同阶段，给予合适的饮食，有利于月经的正常。月经来潮的前 1 周的饮食宜清淡，易消化，富营养。可以多吃豆类、鱼类等高蛋白食物，并增加绿叶蔬菜、水果，也要多饮水，以保持大便通畅，减少骨盆充血。月经来潮初期时，女性常会感到腰痛，不思饮食，这时不妨多吃一些开胃、易消化的食物，如枣、面条、薏米粥等。月经期要吃营养丰富、容易消化的食物，以利于营养物质的补充，多饮水，多吃蔬菜，可以保持大便通畅，这样也可以减少盆腔充血。月经期会损失部分血液。因此，月经后期需要多补充含蛋白及铁、钾、钠、钙、镁的食物，如肉、动物肝、蛋、奶等。此外，可以选择适当的食疗验方。

1. 鲜地藕节饮

【出处】《中医药膳学》。

【组成】鲜生地黄 50g，鲜藕节 100g，红糖 20g。

【制作方法】将生地黄、藕节加水 3 碗煎至 1 碗，放入红糖后，即可去渣饮用。

【功效】清热凉血止血。

【适用人群】月经提前，量多质稠，经色深红或紫红者

【方解】鲜地黄甘、苦，寒，归心、肝、肾经，清热生津，凉血，止血；鲜藕能清热凉血，止血散瘀，两味配合应用共奏清热凉血止血之效。

【使用注意】脾胃有湿邪及阳虚者忌服生地。

2. 山楂红花酒

【出处】《亚健康临床指南》。

【组成】山楂 30g，红花 15g，白酒 250g。

【制作方法】将上药入酒中浸泡 1 周。每次 15 ～ 30g，每日 2 次，视酒量大小，不醉为度。

【功效】活血化瘀。

【适用人群】适宜于经来量少，紫黑有块，腹痛，血块排出后痛减者。

【方解】山楂味酸、甘，性微温，具有消食健胃，行气散瘀，化浊降脂之效，可用于血瘀经闭等症；红花味辛性温，归心、肝经，可活血通经，祛瘀止痛，与山楂相配可增强活血化瘀之效，对于瘀血阻滞之月经不调具有较好作用。

【使用注意】本品中红花孕妇慎用，有出血倾向者不宜多用。日常应注意忌食生冷，勿受寒凉。

3. 芹菜益母汤

【出处】《家庭常用药膳制作》。

【组成】芹菜 250g，益母草 50g，鸡蛋 2 个，油、盐各适量。

【制作方法】将上 3 味加水适量同煮汤，加油、盐调味。每日分 2 次食，食蛋，饮汤。

【功效】补血调经。

【适用人群】适用于月经不调者。

【方解】益母草味苦、辛，性微寒，归肝、心包、膀胱经，能活血调经，利尿消肿，清热解毒，主要用于治疗月经不调，痛经经闭等症。

【使用注意】孕妇慎用。

第十节　皮肤瘙痒

案例导入

王某，78 岁，男，患者诉每入冬即感全身皮肤瘙痒，难以忍受。查周身皮肤未见皮疹，黄染，斑丘疹以及鳞屑，背部及上肢有少许抓痕。患者偶有气短乏力。家属咨询医院营养科，想给患者做些药膳。

请问：1. 可以建议患者家属制作什么类型的药膳？

2. 请提供药膳的具体制作方法。

皮肤瘙痒，是指无原发皮损出现，以瘙痒为特征性表现的皮肤感觉异常症状。根据皮肤瘙痒症的范围，可分为全身性和局限性瘙痒两种。全身性瘙痒症的瘙痒可开始即为全身，或最初限于一处，继而扩散至全身，或痒无定处，常为阵发性且夜间加重。局限性瘙痒症表现为局部阵发性剧痒，好发于外阴、阴囊、肛周、小腿和头皮部位。发作人群以老年人为主，男性多于女性，北方多于南方，且多见于冬、夏两季。

饮食调摄应合理饮食，多食豆类、蔬菜、水果、海藻类碱性食物，保证营养。忌食鱼腥、蟹、海味、辛辣、葱、蒜、韭菜、酒等。针对不同的原因，可以选择不同的药膳进行综合调理。

1. 泥鳅煲红枣

【出处】《亚健康临床指南》。

【组成】泥鳅 30 ～ 50g，红枣 20g，食盐少许。

【制作方法】置武火上烧沸，再用文火煮 25 分钟，加入盐、味精即成。服用宜每天 1 剂，连服 10 剂。

【功效】补中益气，强精补血润燥。

【适用人群】适宜于老年皮肤瘙痒症者。

【方解】方中泥鳅性味甘、平，归脾、肝、肾经，能够补益脾肾，利水，解毒；红枣补中益气，养血安神，上两位配合煲汤，可达到补中益气，强精补血润燥的作用。

【使用注意】泥鳅不宜与狗肉同食，狗肉与泥鳅相克；阴虚火盛者忌食；不宜同螃蟹同食。

2. 清水菠菜汤

【出处】《家庭常用药膳制作》。

【组成】菠菜 100g。

【制作方法】将水煮沸，放入洗净切段的菠菜，煎煮 20 分钟即可饮用，日 2 次。

【功效】凉血清热，利尿消炎。

【适用人群】适用于皮肤红肿、瘙痒、化脓，反复不愈者。

【方解】菠菜有“营养模范生”之称，可养血，止血，敛阴，润燥，可用于皮肤粗糙、过敏、瘙痒、松弛者，此外，痔疮、便血、习惯性便秘、坏血病、高血压病、贫血、糖尿病、夜盲症患者也适宜食用。

【使用注意】《医林纂要》载：“多食发疮。”

3. 莲子黑米粥

【出处】《亚健康临床指南》。

【组成】莲子、冰糖各 30g，红枣 8 颗，黑米 100g，百合 20g。

【制作方法】莲子洗净，去心，红枣洗净，去核，百合、黑米淘洗干净，冰糖打碎成末，黑米、红枣、莲子、百合同放锅内，加清水适量煮粥，加入冰糖即成。

【功效】祛风热，止瘙痒。

【适用人群】适宜于风热型皮肤瘙痒症者。

【方解】莲子味甘、涩，性平，归脾、肾、心经，具有补脾止泻，止带，益肾涩精，养心安神之效；红枣补中益气，养血安神；百合甘、寒，归心、肺经，可养阴润肺，清心安神；黑米具有滋阴补肾，健脾暖肝、补益脾胃，益气活血，养肝明目等疗效。

【使用注意】本品无特殊宜忌。

第十一节 失眠

案例导入

姚某，女，48岁，长期脑力劳动，经常不得安眠，每服安定2～3片，已成习惯。心烦急躁，潮热，盗汗，月事提前，患者想自己制作一道药膳配合调理。

请问：1. 可以建议患者制作什么类型的药膳？

2. 请提供药膳的具体制作方法及功效。

失眠（或睡眠减少），是指经常（持续2周以上）不能获得正常睡眠，如入睡、续睡困难、多梦、易惊醒或睡眠不实、早醒等，晨起后有明显不适感或不解乏，并排除各种疾病（如抑郁症、精神分裂症、心功能不全等）导致的睡眠减少。

饮食调摄应饮食定时定量，全面营养均衡，也可选用宁心安神一类的食疗验方。

1. 龙眼纸包鸡

【出处】《中医药膳学》。

【组成】龙眼肉20g，胡桃肉100g，嫩鸡肉400g，鸡蛋2个，香菜10g，火腿20g，精盐6g，白砂糖6g，味精2g，淀粉25g，芝麻油5g，花生油1500g（实耗100g），生姜5g，葱20g，胡椒粉3g，玻璃纸数张。

【制作方法】胡桃仁用沸水泡后去皮，再下油锅炸熟，切成细粒。龙眼肉用温水洗净，切成粒状。鸡肉洗净去皮，切为约1mm厚的片，再用精盐、砂糖、味精、胡椒粉拌和均匀，腌渍待用。淀粉加清水调湿，再与鸡蛋清相合调成糊状。姜、葱洗净后切成米粒状。火腿切成小片待用。取玻璃纸平铺于案板上，将腌渍后的鸡肉片在蛋糊内上浆，摆放于玻璃纸上，加少许香菜、姜、葱、一片火腿，每张纸上放胡桃肉10g、龙眼肉2g，然后折成长方形的纸包。炒锅置中火上，倒入花生油，烧至六成热时，把包好的鸡肉下锅炸熟，捞出装盘即成。

【功效】补血养心，滋肾填精，聪明神智。

【适用人群】可用于心血不足，心神失养所致的心悸、失眠、健忘、年老体弱、脑力衰退等症，病后体虚而见食少、面色无华、倦怠乏力、眩晕等症，均有很强的调养作用。

【方解】本膳方用龙眼肉甘温，入心、脾经，能益心脾，补气血。常用于心悸怔忡、健忘失眠、贫血、体虚乏力。现代研究证实该药对神经性心悸有一定疗效，故本膳用以养心安神益智。胡桃肉甘温，入肾、肺、肝经，能补肾养血，润肺纳气，多用于肾虚喘嗽、腰痛脚弱、阳痿遗精等，本膳用其滋养肾精，益髓养神。鸡肉补养精血，益五脏。鸡蛋、火腿，均能益精补血。以龙眼肉入心而养心补血，心神可安；胡桃仁补肾益精，有润心充脑作用，心肾两调；以血肉有情之物益精补血，血盛心得养而神安，精盛髓得补则脑充，不独体虚可复，神智、智力亦有望促进。故本膳是养心肾、益智力的良方。

【使用注意】本膳养心神、补精血，可作为营养不良、神经衰弱、智力发育障碍者的膳食，宜常服。无病多食，具有健身益寿的作用。但因心火上炎、实热所致的心神不安证者不宜食用。

2. 桂圆酒

【出处】《家庭常用药膳制作》。

【组成】桂圆肉 250g，白酒 1500mL。

【制法】将桂圆肉置容器中，加入白酒，密封，每日振摇数下，浸泡 30 天即成。日服 2 次，每次服 25mL。

【功效】益心脾，补气血，安心神。

【适用人群】适用于食欲不振、虚劳羸弱、惊悸失眠、怔忡健忘、脾胃虚弱等。

【方解】桂圆性温味甘，益心脾，补气血，具有良好有滋养补益作用，可用于心脾虚损、气血不足所致的失眠、健忘、惊悸、眩晕等症状。

【使用注意】本品无特殊使用宜忌。

3. 甘麦大枣汤

【出处】《亚健康临床指南》。

【组成】浮小麦 30g，大枣 10g，炙甘草 5g。

【制作方法】将以上 3 味药同入锅中，加水适量，煮成稠汤，早、晚分服。

【功效】和中缓急，养心安神。

【适用人群】适宜于失眠兼有更年期综合征者。

【方解】本汤取自《金匮要略》甘麦大枣汤，方中小麦为君药，养心阴，益心气，安心神，除烦热；甘草补益心气，和中缓急，为臣药；大枣甘平质润，益气和中，润燥缓急，为佐使药。

【使用注意】痰火内盛之癫狂证不宜使用。

第十二节 嗜睡

案例导入

赵某，女，16岁，高中学生，近2个月来持续上课疲乏无力，昏昏欲睡。入院查未见明显异常。家属咨询医院营养科，欲制作一道药膳调理。

请问：1. 可以建议患者家属制作什么类型的药膳？

2. 请提供药膳的具体制作方法及功效。

嗜睡（睡眠过多）是指无任何器质性病变，发生与夜同睡眠无关的白天睡眠过多的现象，反复发作3个月或持续发作超过1个月。本症好发于春、夏季节，多见于老年人和肥胖者，也见于部分孕妇、经行期女性及青少年学生等。

饮食调摄方面需要增加蛋白质的摄入，如适当增加鱼类、鸡蛋、牛奶、豆制品、猪肝、鸡肉、花生等富含蛋白质的食物。多食新鲜的水果蔬菜，“当春之时，食味宜减酸益甘，以养脾气”，春天宜多食新鲜蔬菜和水果适当补充维生素和锌，中和体内酸性产物，消除疲劳。不可多食寒凉、油腻、黏滞的食品，不宜过量饮酒。适当补充维生素和锌，海产品诸如紫菜、海带中，蕴含有丰富的锌，每周适当注意补充。

1. 补脑提神羹

【出处】《亚健康临床指南》。

【组成】银耳6g，猪脑2副，黑木耳、香菇各6g，鹌鹑蛋5个。

【制作方法】将银耳、黑木耳水浸拣净，香菇切丝，猪脑去筋，蒸熟切粒，放开水锅内煮熟，再放入煮熟去壳的鹌鹑蛋、调味品，加入稀淀粉成羹，每日服食2次。

【功效】提神解乏。

【适用人群】适宜于各种嗜睡症。

【方解】银耳是一种极其名贵的营养滋补佳品，能够扶正固本；猪脑归心、肝、肾经，能够补益脑髓，疏风，润泽生肌，以治疗头痛，眩晕，失眠；黑木耳性味甘平，具有清肺润肠、滋阴补血、活血化瘀、明目养胃等功效，是世界上公认的保健食品；香菇、鹌鹑蛋也是较好的保健食材，上几味配合应用达到提神解乏的作用。

【使用注意】无特殊宜忌。

2. 黄芪黄鳝汤

【出处】《亚健康临床指南》。

【组成】黄芪100g，黄鳝500g。

【制作方法】将黄鳝洗净，切段，加黄芪调料烧汤，服食。

【功效】补中益血。

【适用人群】适宜于气血不足之嗜睡症者。

【方解】方中黄芪甘、微温，归脾、肺经，具有补气健脾，升阳举陷，益气固表，养血生津的作用，黄鳝肉性味甘、温，有补中益血，治虚损之功，两味配合适用，适宜于气血不足之嗜睡症者。

【使用注意】本品无特殊宜忌。

3. 富甲一方

【出处】《药都药膳》。

【组成】党参10g，甲鱼1只（约700g），豆腐300g，火腿、香菇、鸡蛋清、淀粉、姜、葱、料酒、食盐、味精、胡椒粉、鲜汤、色拉油各适量。

【制作方法】把豆腐调好味，香菇泡发后切成丝、火腿切末做成金钱形，上笼蒸熟后摆于盘四周。党参与甲鱼烧好后盛于盘中央，再点缀即成。

【功效】补中益气，滋阴补血。

【适用人群】适用于脾胃气虚引起的食欲不振、体倦乏力、久痢不解以及潮热、腰痛、贫血、白细胞减少等症。

【方解】甲鱼有清热养阴，平肝息风，软坚散结的作用；党参有补中益气、止渴、健脾益肺，养血生津，用于脾肺气虚，食少倦怠，咳嗽虚喘，气血不足，面色萎黄，心悸气短，津伤口渴，内热消渴，两者配合食用，对于气血亏虚，体倦乏力，精神不振者有较好的补益作用。

【使用注意】本膳中甲鱼肝病患者忌食；患有肠胃炎、胃溃疡、胆囊炎等消化系统疾病者不宜食用；失眠、孕妇及产后腹泻者不宜食用。

第十三节 畏寒

案例导入

王某，58岁，男，入秋后时感手脚冰凉，畏寒怕冷，添衣难以缓解，偶有腰膝酸软，腰痛等症，家属咨询医院营养科给予日常饮食调理。

请问：1. 可以建议患者家属制作什么类型的药膳？

2. 请提供药膳的具体制作方法及功效。

畏寒是指人体不因外在因素、病毒性感染等情况下，比正常人更为畏惧寒冷，或手足发凉，但多加衣被或近火取暖能缓解，或伴口唇色紫，呼吸减慢，血压偏低，并应排除各种疾病（如贫血、低血压病、甲状腺功能减退、内分泌失调等）所导致的畏寒。

饮食调摄：对畏寒有极大的帮助作用，可选用一些食疗验方。

1. 虾仁羊肉汤

【出处】《药都药膳》。

【组成】羊肉 250g，虾仁 20g，大蒜 30g，葱、姜、料酒、麻油、食盐、味精各适量。

【制作方法】羊肉洗净切片，姜拍块，葱打结，大蒜仔切粒。砂锅注入适量的清水上火，先入蒜仔、姜块、葱结炖开，再入虾仁，炖 10 分钟后，弃去姜块、葱结，调好味（入盐、味精）即将羊肉片投入，炖片刻（羊肉断生）淋入麻油即成。

【功效】温肾祛寒，益精补阳。对肾阳虚引起的阳痿、腰痛、畏寒、尿频等症有助疗作用。

【适用人群】适宜于畏寒怕冷、手足发凉等亚健康状态者，对肾阳虚引起的阳痿、腰痛、畏寒、尿频等症有助疗作用。

【方解】羊肉甘、温、无毒，入脾、肾经，可以补体虚，祛寒冷，温补气血；益肾气，补形衰，开胃健力；补益产妇，通乳治带，助元阳，益精血，是阳虚畏冷、腰膝酸软、耳鸣耳聋的老年人较好的保健食材。虾仁也是一种良好的保健食材。生姜辛、温，可解表散寒，温中止呕，温肺止咳；葱白辛、温，可发汗解表，温阳散寒，以上诸味同用以达到温肾祛寒，益精补阳的作用。

【使用注意】羊肉暑热天或发热患者慎食之；水肿、骨蒸、疟疾、外感、牙痛及一切热性病症者禁食。红酒和羊肉是禁忌，一起食用后会产生化学反应。羊肉与西瓜也不能混合食用，食用后会发生腹泻等反应。

2. 赤豆花生红枣汤

【出处】《亚健康临床指南》。

【组成】赤豆 50g，花生 50g，红枣 50g。

【制作方法】共煮汤，服食。

【功效】温阳补脾，生热补血。

【适用人群】适宜于脾阳虚衰之体。

【方解】方中赤豆有行血补血、健脾祛湿、利水消肿之效，花生具有滋补气血，养血止血的作用，红枣甘、温，具有补中益气，养血安神的作用，三味煮汤共奏温阳补脾，生热补血的作用。

【使用注意】本品无特殊宜忌。

3. 刺五加醪

【出处】《亚健康临床指南》。

【组成】刺五加 60g，糯米 500g，酒曲适量。

【制作方法】先将刺五加拣去杂质，洗净，晾干后切成片，放入砂锅，加水浸泡片刻，煎煮 2 次，每次 40 分钟，合并 2 次滤汁；再将滤汁与淘净的糯米同放入锅中，按常法煮成干饭。待其冷却后，放入瓷罐中，加酒曲，充分拌和均匀，加盖，至发酵成酒醪。早、晚各 30mL（2 小盅）。

【功效】温补脾肾，强壮筋骨，益气散寒。

【适用人群】适宜于畏寒怕冷、手足发凉等亚健康状态者，对兼有气短乏力、筋骨拘挛者尤为适宜。

【方解】刺五加味甘、味苦，性温，归脾、肺、肾、心经，具有益气健脾，补肾安神之效，可温肾助阳，用于肾阳不足，机体失于温养等症。酒醪是中老年人、孕产妇和身体虚弱者补气养血之佳品，具有促进食欲、帮助消化、温寒补虚、提神解乏、解渴消暑、促进血液循环、润肤等功效。

【使用注意】醪糟禁忌是不能与味精搭配，食用容易中毒；糖尿病患者和肝功能不佳人群禁食。

【练习题】

一、单选题

1. 因肝肾不足，肝血亏虚所致的目暗昏花者日常可用药膳食疗方（　）调理。
   A. 芝麻羊肝　B. 枸杞子菊花茶　C. 决明子粥
   D. 归圆杞菊酒　E. 首乌鸡块
2. 肝阳上亢、肝火上炎型头晕者宜食用（　）。
   A. 归芪蒸鸡　B. 菊花茶　C. 芹菜肉丝
   D. 首乌鸡块　E. 天麻鱼头
3. 老年阳虚便秘者患者日常可用药膳食疗方（　）调理。
   A. 桑椹芝麻糕　B. 肉苁蓉狗肉粥　C. 芝麻猪大肠
   D. 山药薏苡粥　E. 四神补阳粥
4. 皮肤红肿、瘙痒、化脓，反复不愈者可配合药膳食疗方（　）调理。
   A. 泥鳅煲红枣　B. 莲子黑米粥　C. 芹菜肉丝
   D. 清水菠菜　E. 黄芪黄鳝

二、多选题

鲜橘皮肉汤适用于哪一类人群服用？（ ）

A. 胸闷不畅者　　B. 痰湿阻滞者　　C. 咳嗽痰多者

D. 经前乳胀者　　E 脾胃气滞者

三、简答题

1. 请简述刺五加醪的功效及制作方法。
2. 请简述本章中畏寒的常用药膳种类、功效及其适用人群。
3. 请简述陈皮茯苓糕的功效、适用人群及使用注意。

第十章
常见病症食养

【学习目标】

1. 掌握　常见病症的常用药膳及功效。
2. 熟悉　药膳的制作方法及适用人群。
3. 了解　药膳的使用注意。

随着生活水平的不断提高和居民健康需求的不断提升，大家对餐桌问题给予了前所未有的关注，中医食疗药膳发源于我国传统饮食和中医食疗文化，备受百姓关注，而如何通过家庭餐桌食谱调养常见病症成为百姓关心的问题。

第一节　高血压病

案例导入

曹某，男，42岁。2007年6月16日初诊。头晕头胀，后枕项痛，寐艰短，腰酸，多有唇燥，高血压家族史，平素血压130～150/90～100mmHg已10年。诊察：舌质红，舌苔薄，脉象小。中医诊断：眩晕。西医诊断：高血压病。辨证：肝肾不足，气滞痰浊血瘀内阻。补益肝肾，息风通络。家属咨询医院营养科，想给患者做些药膳。

请问：1. 可以建议患者家属制作什么类型的药膳？
2. 请提供药膳的具体制作方法。

本病以动脉血压升高或波动不稳为特征，出现头痛头胀、耳鸣、面红耳赤、心烦易怒、汗出疲乏、睡眠欠佳等症状，是中老年人常见多发病，多因情志所伤、饮食失节、内伤虚损所致。在有效的治疗基础上，调整膳食、养成良好的生活习惯，配合适宜的药膳调养大有益处。推荐以下药膳。

1. 芹菜拌豆腐

【出处】《中医食疗学》。

【组成】鲜芹菜 250g，豆腐 250g，香油、食盐适量。

【制作方法】将芹菜洗净，放入沸水锅中微煮，凉后切节，加入香油、食盐与豆腐拌好即成。本品可供佐餐，宜常食。

【功效】平肝降压。

【适用人群】适用于高血压伴有腰痛，耳鸣，遗精，头胀痛，易怒，失眠多梦，目赤，口苦者。

【方解】芹菜具有平肝清热、祛风利湿、除烦消肿、凉血止血、解毒宣肺、健胃利血、清肠利便、润肺止咳、降低血压、健脑镇静的功效，豆腐宽中益气，调和脾胃，消除胀满，通大肠浊气，清热散血，两者都是较好的保健食材，两者配合食用可以平肝阳，滋阴清热，降血压。

【使用注意】因豆腐中含嘌呤较多，对嘌呤代谢失常的痛风患者和血尿酸浓度增高的患者，忌食豆腐；脾胃虚寒，经常腹泻便溏者忌食。

2. 降压饮

【出处】《生活中医跟我学——养生药膳》。

【组成】白菊花 15g，荷叶 10g，生山楂 30g，枸杞子 30g，芹菜根 50g，乌龙茶 15g。

【制作方法】加水煎煮，代茶饮用。

【功效】清利头目，降压降脂。

【适用人群】适宜于高血压伴有头痛、头昏、两目胀痛、口干、腰酸、面红、目赤、便秘、尿黄等症，尤适宜高血压伴有高脂血症者佐餐。

【方解】白菊花性味辛、甘、苦，微寒，入肺、肝经，具有疏散风热，平肝明目，清热解毒的功效；荷叶味苦辛微涩、性寒凉，伤脾胃，归心、肝、脾经，其清香升散，具有消暑利湿，健脾升阳，散瘀止血的功效；生山楂味酸、甘，性微温，归脾、胃、肝经，主要有消食健胃，行气散瘀，化浊降脂的功效；枸杞子味甘、平，入肝、肾经，具有养肝，滋肾，润肺的功效；芹菜根对老年人的高血压、血管硬化、神经衰弱等有帮助治疗的作用；配合乌龙茶共奏清利头目，降脂和降压的作用。

【使用注意】胃、十二指肠溃病，胃酸过多，体弱气虚者忌食。

3. 杜仲核桃煲兔肉

【出处】《常见病药膳》。

【组成】炒杜仲10g，核桃仁30g，兔肉200g，西芹20g，姜、葱、盐、鸡汤各适量。

【方法】把杜仲烘干，打成细粉；核桃去壳留仁；兔肉洗净，切小块；西芹切段；姜切片，葱切段。把炒锅置武火上烧热，放入素油，烧六成热时，下入姜、葱炒香，放入兔肉、核桃仁、杜仲粉、西芹、盐炒匀，加入鸡汤，用武火烧沸，再文火煲1小时即成。每日1次，佐餐食用。

【功效】补肝肾，益气血，降血压。

【适用人群】适用于高血压病久病肾虚的患者食用。

【方解】杜仲性味甘、微辛，温，入肝、肾经，能补肝肾，强筋骨，安胎。俗话说："腰杆痛，吃杜仲。"可见杜仲有益人体腰肾健康。核桃仁能补肾固精，温肺定喘，润肠补脑。以上二药配伍，意在增强此方补肝肾之功效。再与补中益气、凉血解毒之兔肉，平肝清热、祛风利湿之西芹同烹后，适用于肝肾亏虚，腰痛脚弱，阳痿尿频的高血压患者。

【使用注意】阴虚有火者不宜多食。

第二节　高脂血症

案例导入

沈某，男，51岁。患者形伟体丰，体重逾90kg体检时发现血脂极高，服西药降脂治疗效果欠佳。观其面油光发亮，舌红苔垢厚，脉象弦滑且数，按之有力。血生化检验：三酰甘油18.8mmol/L。辨为痰湿瘀阻，久之恐有中风之虞。治宜涤痰活血化瘀之法，以三子养亲汤加味。家属咨询医院营养科，想给患者做些活血化瘀的药膳。

请问：1. 可以建议患者家属制作什么类型的药膳？

2. 请提供药膳的具体制作方法。

本病由于血流中脂质成分如胆固醇或甘油三酯异常增高所致，是引发心脑血管疾病的罪魁祸首，也是中老年人常见多发病。其病因多为饮食失节，情感刺激、思虑伤脾、遗传因素等。对于血脂偏高但未出现并发症者，在药物治疗基础上，调整饮食结构，宜清淡低脂食物，戒烟慎酒、增加运动；适当选用药膳，大有益处。推荐以下药膳。

1. 降脂饮

【出处】《中老年常见病食谱》。

【组成】鲜山楂30g，生槐米5g，嫩荷叶15g，草决明10g，白糖适量。

【制作方法】将鲜山楂、生槐米、嫩荷叶、草决明放入砂锅内，加水煎煮，至山楂酥烂时，用汤勺把山楂捣碎再煮 10 分钟，滤取煎液，加入白糖即成，饮服。

【功效】行瘀化滞。

【适用人群】高血脂人群。

【方解】饮中鲜山楂味酸、甘，性微温，归脾、胃、肝经，主要有消食健胃，行气散瘀，化浊降脂的功效；槐米味苦、性微寒，归肝、大肠经，入血敛降，体轻微散，具有凉血止血，清肝泻火的功效，配合山楂达到凉血活血止血的功效；"荷叶减肥，令人瘦劣"，具有清心火、平肝火、泻脾火、降肺火以及清热养神、降压利尿、敛液止汗、止血固精等功效，草决明性味甘、苦，性寒，微咸，归肝、大肠经，具有清肝明目，润肠通便的功效，以上诸味合用共奏化瘀行滞的功效。

【使用注意】槐米、决明子性微寒，荷叶易促进肠蠕动，排水利尿，故容易拉肚子、腹泻、胃痛的人，不宜饮用此茶。

2. 柏子仁芡实粥

【出处】《生活中医跟我学——养生药膳》.

【组成】芡实 25g，柏子仁 15g，糯米 50g，白糖适量。

【制作方法】煮粥。

【功效】补脾益肾。

【适用人群】适用于血脂偏高伴有神疲乏力、形寒肢冷、腰背酸痛或体态肥胖，性功能衰退者佐餐。

【方解】柏子仁甘，性平，归心、肾、大肠经，具有养心安神，润肠通便，止汗的功效，芡实味甘、涩，性平，归脾、肾经，能益肾固精，补脾止泻，除湿止带，再与善养心血的柏子仁结合，其补脾益肾、养心安神功效会更好。

【使用注意】柏子仁有润肠通便的作用，对于大便溏薄者忌食；柏子仁对于痰多的人群忌用，以免导致痰多症状加重；便溏、多痰者忌食。

3. 猪肉炒山楂

【来源】《中老年常见病食谱》。

【原料】猪肉（去皮）750g，山楂 250g，植物油、酱油、料酒、白糖、葱、姜、花椒各适量。

【制作方法】将山楂洗净，放入锅内，加水 2kg 煎煮。另将猪肉煮至七成熟，捞出晾凉后切成 3.3cm 长的条块。再将酱油、料酒、葱、姜、花椒混合成汁，把长条肉块放入汁中浸渍，1 小时后捞出沥干。在炒锅内放入适量植物油，用文火烧热，下入肉条炸至肉色微黄时，捞出沥油。最后将煮锅内的山楂放入油锅内略翻炒，再将肉条放入同炒，加入白糖，用文火收干汤汁即起锅装盘。佐餐食用。

【功效】益气，活血化瘀。

【适用人群】可用于调治阴虚阳亢，血脂、高血压偏高的冠心病患者。

【方解】山楂味酸、甘，性微温，归脾、胃、肝经，主要有消食健胃，行气散瘀，化浊降脂的功效，故可作为血脂偏高者的常见食养用料。

【使用注意】胃酸过多、消化性溃疡和龋齿者，及服用滋补药品期间忌服用。

第三节 糖尿病

案例导入

沈某，女，54岁，2001年10月16日初诊。今年6月因出现饥饿感、小便有沫，去某医院检查发现血糖增高，诊为糖尿病，先后用过美吡哒等西药，血糖未完全控制。目前查餐后2小时血糖9.1mmol/L，体重逐渐下降，视力下降，头晕头痛，口苦口干，寐差，乏力，多饮善饥，肩臂腿膝酸痛，尿浑，大便干，阴下瘙痒，性情急躁，声音嘶哑1月余，苔黄腻，脉细滑。证属气阴两虚，燥热、湿热与瘀热互结，但络热血瘀为甚。家属咨询医院营养科，想给患者做些药膳。

请问：1. 可以建议患者家属制作什么类型的药膳？

2. 请提供药膳的具体制作方法。

糖尿病的临床表现是“三多一少”，即吃的多、喝的多、排尿多（糖从尿中大量排出）、体重减少，是由遗传（阴虚体质），饮食失节（过食肥甘、醇酒厚味、辛辣、香燥食品而损伤脾胃），情感失调、劳欲过度等原因发为本病，是一种常见慢性代谢失调疾病，体内胰岛素缺乏，导致多饮、多尿、多食、消瘦、头晕、乏力等症状。在药物治疗同时，严格控制饮食，必须长期坚持，在日常生活中可配合药膳进行调养。推荐以下药膳。

1. 沙参玉竹老鸭煲

【出处】《生活中医跟我学——养生药膳》。

【组成】北沙参30g，玉竹30g，老雄鸭1只（约600g），绍酒、姜、葱、盐、味精适量。

【制作方法】首先将北沙参、玉竹洗净，装入纱布袋；老鸭剔除内脏洗净。然后将药袋置入腹内，鸭、葱、姜、料酒同入炖锅，加清水1200mL，置于武火烧沸，改用文火炖2小时，调入味精、胡椒粉即成。

【功效】养阴生津。

【适用人群】适宜于中老年糖尿病患者，症见口渴口干、多饮、尿黄、大便干结、舌红少苔者，作为佐餐服用。

【方解】沙参味甘、微苦，性微寒，归肺、胃经，具有养阴清热，润肺化痰，益胃生津的功效；玉竹能养阴润燥，生津止渴；老鸭可以滋阴养胃，利水消肿，与上两味同用，是糖尿病患者常用的食养方。

【使用注意】对于素体虚寒，受凉引起的不思饮食，胃部冷痛，腹泻清稀者不可以食用。选用老鸭时，以鸭喉（气管）硬者为佳。野鸭又名水鸭，除有滋阴清补作用外，尚能平胃消食、散水气、解热毒、疗风疾。

2. 玉米须煎

【出处】《中老年常见病食谱》。

【组成】玉米须 30g。

【制作方法】将玉米须放入砂锅内，加水煎成 1 碗水即可。分两次一日服完，连服 10 日。

【功效】消渴。

【适用人群】适于糖尿病患者食用。

【方解】玉米须味甘、淡，性平，归膀胱、肝、胆经，有利尿消肿，清肝利胆的功效，是糖尿病者较好的食疗方。本品对于水肿，小便淋沥，黄疸，胆囊炎，胆结石，高血压，乳汁不通者也可使用。

【使用注意】本品具有较好的降糖作用，故低血糖者禁用。

3. 清蒸枸杞子鸽

【出处】《中老年常见病食谱》。

【组成】枸杞子 30g，鸽子 1 只（约 200g），黄酒 1 匙。

【制作方法】将枸杞子用冷水洗净，晾干。鸽子活杀，去毛、内脏，洗净。把枸杞子放入鸽腹内，淋上黄酒，冷水 2 匙，用白线将鸽身扎牢。将鸽放在瓷盆内（鸽背朝下，鸽肚向上），不加盖让水蒸气进入，用旺火隔水蒸 2 小时即成。喝汤吃肉，分 2 次吃完。枸杞子也可食，或细嚼后弃渣。鸽肉可用适量酱油蘸食。

【功效】补肾益精，养肝润肺，补血明目。

【适用人群】对上、中、下消之糖尿病均有疗效。患者病愈后，也可用此方调养身体。

【方解】方中枸杞子味甘，平，入肝、肾经，具有养肝，滋肾，润肺的功效，鸽子具有一定的保健功效，能活血化瘀、壮体补肾、健脑补神、提高记忆力，得枸杞子相配共奏补肾益精，养肝润肺，补血明目的功效。

【使用注意】鸽子一般不能同猪肉、海带、香菇一起服用，高血压，痔疮者慎用。

第四节　脑卒中

案例导入

叔子静，素无疾。一日，余集来友小酌，叔亦在座。吃饭至第二碗仅半，头忽垂，箸亦落。同座问曰：醉也？不应。又问：骨鲠耶？亦不应。细视之，目闭而口流涎，群起扶之别座，则颈已歪，脉已绝，痰声起，不知人矣。取至宝丹灌之，始不受，再灌而咽下。少顷，开目，问扶者曰：此何地也？因告之故。曰：我欲归。扶之坐舆内以归。处以祛风、消痰、安神之品。明日已能起，惟软弱无力耳，以后亦不复发。此总名猝中，亦有食厥，亦有痰厥，亦有气厥，病因不同，如药不预备，则一时闭塞，周时而死，如更以参、附等药助火助痰，则无一生者。及其死也，则以为病本不治，非温补之误，举世皆然也。

请问：1. 可以建议以上患者制作什么类型的药膳？

2. 请提供药膳的具体制作方法及功效。

脑卒中是脑内出血，属于中医的中风范畴，最常见和最主要原因是高血压动脉硬化，本病多发生在清醒活动时，常因情绪异常激动、大喜、大悲、大怒或使劲用力导致血压急剧升高而诱发。本病有起病急骤，症见迅猛，肢体瘫痪、口角㖞斜等主要表现。对于本病处于恢复期和后遗症期，运用辨证施膳是辅助治疗的大好时机，可加速肢体活动障碍的恢复和语言不利的改善，减少复发，提高疗效。推荐药膳：

1. 天麻鱼头

【出处】《中医食疗学》。

【组成】天麻50g，川芎20g，茯苓10g，鲜鳙鱼（胖头鱼）1尾（约500g）。

【制作方法】首先将鳙鱼去鳃鳞、肠杂、洗净，川芎、茯苓切片，用第二次洗米泔水浸泡。然后将天麻放入泡过川芎、茯苓泔水中浸泡4～6小时，捞出切片，放入鱼头、鱼腹中，置于盆中，放入葱、姜、绍酒、清水适量、上屉蒸30分钟，拣去葱、姜。最后锅内放香油烧开，放入清汤、白糖、食盐，水淀粉勾芡，再加味精，胡椒粉调味，浇在鱼头鱼腹上即成。

【功效】平肝息风，定惊止痛，行气活血，健脾和胃。

【适用人群】适宜于作为半身不遂、口舌㖞斜、言语不清、偏身麻木、头痛、面红目赤、口苦咽干、心烦易怒，尿赤便干者佐餐。

【方解】天麻性味甘，平，具有平肝息风，止痉的功效，川芎祛风止痛，活血行气，佐助天麻息风止痉之效，茯苓利水渗湿，健脾宁心，配合鲜鳙鱼以健脾养胃，以上诸味合用，共奏平肝息风，定惊止痛，行气活血，健脾和胃的功效，可作为脑卒中者恢复期和后遗症期的常用药膳食谱。

【使用注意】方中天麻不宜久蒸。

2. 兔肉紫菜豆腐汤

【出处】《生活中医跟我学——养生药膳》。

【组成】紫菜 30g，兔肉 60g，豆腐 50g。

【制作方法】紫菜撕成小片，洗净备用。兔肉洗净，切成薄片；豆腐切块，锅中加清水适量，放入豆腐、盐、中火烧开，投入兔肉，煮 15 分钟，放入葱花、鸡精，放入紫菜搅匀即成，立即出锅。

【功效】清热利水，化痰生津，消食和胃。

【适用人群】适宜于作为半身不遂、口舌㖞斜、言语不清或不语、半身麻木、头晕目眩者佐餐。

【方解】方中紫菜具有利尿、造血补血等作用，兔肉性平味酸冷，入肝、大肠经，补中益气、清热解毒，豆腐味甘、咸、性寒，可宽中益气，生津止渴，调和脾胃，消除胀满，通大肠浊气，清热散血，以上三味同用增强清热解毒的功效，共奏清热利水，化痰生津，消食和胃的功效。

【使用注意】兔肉、豆腐性偏寒凉，凡脾胃虚寒所致的呕吐、泄泻、便溏者忌用；因豆腐中含嘌呤较多，对嘌呤代谢失常的痛风患者和血尿酸浓度增高的患者，忌食豆腐。此外兔肉不能与鸡心、鸡肝、獭肉、桔、芥、鳖肉同食。

3. 人参薤白粥

【出处】《中医药膳学》。

【组成】人参 10g，薤白 12g，鸡蛋（去黄）1 枚，小米 50g。

【制作方法】先将人参打碎，加水用文火煎汤，然后入小米煮粥，将熟，下鸡蛋清及薤白，煮熟。早晚分两次服。

【功效】益气活血。

【适用人群】适用于中风后气血亏虚，偏枯不用，肢体痿软无力。

【方解】人参味甘、微苦，性温、平，归脾、肺、心经，补气，固脱，生津，安神，益智。薤白性味辛苦，具理气、宽胸、通阳、散结的功效，可治胸痹心痛。两者同鸡蛋食用以达到益气活血的作用。

【使用注意】据《药典》记载，人参不宜同藜芦同用。

第五节　冠心病

案例导入

高某，男，59岁，患者自秋开始出现胸痛，突然发作，疼痛难忍，转瞬即过，多在饱餐之后、激动之时、劳累之中或突遇惊恐情况下发作。胸痛发作时，舌下含服硝酸甘油片可使疼痛终止。近来发作频繁，且胸痹持续时间长，心前区有压榨感，痛引左肩，重时延至颈背，伴有冷汗出，心悸气短，夜寐不宁。舌质紫黯，脉沉涩而短。心电图提示；ST段下移，T波倒置，完全性右束支传导阻滞。证属胸阳不振，气滞血瘀，心肌失养治拟宽胸通阳，行气化瘀。家属咨询医院营养科，想给患者做一些药膳。

请问：1. 可以建议患者家属制作什么类型的药膳？

2. 请提供药膳的具体制作方法。

冠状动脉粥样硬化性心脏病，简称冠心病，是我国中老年人群中常见多发病。本病主要表现为心绞痛、心律失常和心肌梗死。心绞痛是因冠状动脉硬化缩窄或痉挛，导致心肌暂时缺血缺氧造成心肌损害，患者突然感到胸部闷胀、压迫感、窒息感、刺痛，几分钟就过去了。但病程长达数年或数十年，平素可能患有高脂血症、高血压病、糖尿病。患者的膳食，应保持“三低（低盐、低糖、低脂肪）、三高（高维生素、高蛋白、高钙）”的原则。应用药膳对原发病辅助治疗有一定优势，所以药膳倍受人们的青睐，推荐以下药膳。

1. 辣子鸡丁

【出处】《中医药膳学》。

【组成】鸡胸脯肉150g，冬笋50g，泡辣椒30g，清油250g，调料适量。

【制作方法】鸡肉切丁，用盐适量，并上好粉浆，冬笋切成小段、锅内入清油烧至七成熟后入鸡丁，炒成八成熟后起锅滗去油。再煎油至七成热加调料及泡辣椒丝、冬笋段，翻炒入鸡丁，再稍加清汤少许，勾芡收汁即成。酌量食用，连服7～10天。

【功效】祛寒宣痹，行气止痛。

【适用人群】适用于常因天气猝然寒冷而发病、心痛如绞、彻背走肩、胸闷憋气、气短、手足不温者。

【方解】鸡脯肉性平、温，味甘，入脾、胃经，食用鸡脯肉可以温中益气、补虚填精、健脾胃、活血脉、强筋骨、添精髓；对营养不良、畏寒怕冷、头晕心悸、乏力疲劳、月经不调等虚弱等有很好的食疗作用，辣椒能温胃驱寒，对于消化不良也有很好的治疗效果，有研究表明辣椒素可以抗炎抗氧化，可以帮助降低心脏疾病出现的风险，常食辣椒可促进血液循环，改善心脏功能，降低血脂，减少血栓形成，故本膳可作为天冷发病的冠心病者的常用食养药膳。

【使用注意】对于感冒发热、内火偏旺、痰湿偏重之人、患有热毒疖肿之人忌食。辣椒凡阴虚火旺、咳嗽、咯血、吐血、便血、目疾、疮疖和消化道溃疡的患者不宜服用。

2. 瓜蒌薤白酒

【出处】《生活中医跟我学——养生药膳》。

【组成】瓜蒌 30g，薤白 20g，糯米酒 150g。

【制作方法】将瓜蒌捣碎与薤白同入砂锅，加入糯米酒和适量清水，煎煮 150mL 药液、去渣。

【功效】化痰涤浊，开痹通脉。

【适用人群】适宜于胸闷痛、胀满、口黏乏味、食少胀满、恶心呕吐、痰多且稠、头重身困之冠心病者佐饮，每日一剂，分三次，饭前服用。

【方解】本品取自《金匮要略》中瓜蒌薤白白酒汤，为治疗胸痹的名方。方中瓜蒌实为君，理气宽胸、涤痰散结，它擅长利气散结以宽胸，并可稀释软化稠痰以通胸膈痹塞。薤白为臣，通阳散结，行气止痛，因本品辛散苦降，温通滑利，善散阴寒之凝滞，行胸阳之壅结，故为治胸痹之要药。瓜蒌实配伍薤白，既祛痰结，又通阳气，相辅相成，为治疗胸痹的常用对药。佐以白酒，辛散温通，行气活血，既轻扬上行而助药势，又可加强薤白行气通阳之力。

【使用注意】脾虚便溏、寒湿痰证忌用。

3. 紫皮蛋

【出处】《中医药膳学》。

【组成】丹参 15g，红花 15g，桃仁 10g，鸡蛋 4 个。

【制作方法】先将诸药熬 30 分钟，离火冷却后再上火，入鸡蛋同煮，蛋熟后打破蛋皮，文火煮至蛋清变成紫红色即可取出，去黄食蛋白，每日 2 ～ 4 枚。

【功效】活血化瘀，祛痰养心。

【适用人群】适用于胸闷窒痛，或轻或重，如刺如绞，痛有定处，遇阴天或暴怒而易发，日久不愈，或体胖气粗，心烦易怒，或咳唾痰涎。

【方解】方中丹参味苦，性微寒，归心、肝经，可活血化瘀，痛经止痛，清心除烦，凉血消痈。其入心肝血分，性善痛行，为治疗血瘀证的要药，善治血瘀胸痹心痛等症。桃仁苦、甘，性平，归心、肝、大肠经，具有活血祛瘀，润肠通便，止咳平喘的作用，红花辛、温，入心、肝经，能活血通经，去瘀止痛，两者常作为活血化瘀的对药。三味配合共奏活血化瘀，祛痰养心的功效。

【使用注意】本品可活血化瘀，故孕妇慎用本膳。

第六节　胃痛

案例导入

患者周某，59岁，女，胃脘隐痛，绵绵不休，空腹痛甚，得食则缓，喜温喜按，每当劳累后加重，平素食少纳差，大便溏薄，神疲倦怠，四肢不温，舌质淡，苔白，脉虚缓无力。诊断胃痛，脾胃虚寒证，给予黄芪建中汤加减。家属咨询医院营养科，想给患者做一些药膳。

请问：1. 可以建议患者家属制作什么类型的药膳？

2. 请提供药膳的具体制作方法。

胃痛是以胃脘部邻近心窝处发生以疼痛为主症的疾患，常伴有呕吐、泛酸、嗳气等症状，包括西医学中的急、慢性胃炎和胃十二指肠溃疡病以及胃神经官能症等病。上腹疼痛，严重时可有黑便与呕血。一般经药物治疗后，症状缓解或消失。胃痛的常见病因有两类：一是由于忧思恼怒，肝气失调，横逆犯胃所引起；二是由于脾胃虚寒，胃失和降所致。故临床可分肝气犯胃、脾胃虚寒两种主要证候类型，以“通则不痛”“荣则不痛”为正治之法，亦常从证因不同而变通治法。

在中医中辨为脾胃寒热不调、虚实错杂的病因，亦有部分饮食过酸、过辣等刺激性食物及生冷不易消化的食物引起，饮食时要细嚼慢咽，使食物充分与唾液混合，有利于消化和减少胃部的刺激。饮食宜按时定量、营养丰富，多吃含维生素A、B、C多的食物。忌服浓茶、浓咖啡等有刺激性的饮料，推荐以下药膳。

1. 桂花莲子羹

【出处】《中医药膳学》。

【组成】桂花（糖腌）3g，莲子50g，红糖1匙。

【制作方法】莲子用开水泡胀，剥皮去心。加水适量以小火慢炖约2小时，至莲子酥烂，汤糊成羹，再加入桂花、红糖煮约5分钟。可做早点或点心吃。

【功效】温脾健胃。

【适用人群】适用于胃痛隐隐，泛吐清水，胃脘部喜暖喜按，可伴见神疲乏力，四肢不温等症。

【方解】莲子味甘、涩，性平，归脾、肾、心经，可补脾止泻，止带，益肾涩精，养心安神。桂花性温味辛，具有健胃、化痰、生津、散痰、平肝的作用，能治痰多咳嗽、肠风血痢、牙痛口臭、食欲不振、经闭腹痛等症，配合莲子共同达到温脾健胃的作用。

【使用注意】本品无特殊禁忌。

2. 黄芪薏米粥

【出处】《常见病药膳》。

【组成】黄芪 30g，薏苡仁 30g，大米 100g。

【制作方法】将黄芪洗净切片；大米、薏苡仁淘洗干净。将大米、黄芪、薏苡仁放入锅内，加水适量，置武火上烧沸，再用文火煮 40 分钟即成。每日 1 次，每次吃粥适量。正餐食用。

【功效】益气健脾和胃。

【适用人群】适用于脾胃虚弱的慢性胃炎、胃溃疡、十二指肠溃疡、肠炎的患者。

【方解】黄芪味甘，性微温，具有较强的补中益气升阳，固表止汗，养血和血的功效，薏苡仁健脾利水、利湿除痹、清热排脓，两味同用以达到益气健脾和胃的功效。

【使用注意】本品无特殊禁忌。

3. 白及粥

【出处】《中老年常见病食谱》。

【组成】白及粉 15g，糯米 100g，大枣 5 个，蜂蜜 25g。

【制作方法】将糯米、大枣洗净，同放锅内，加入蜂蜜及适量水煮粥至将熟时，把白及粉放入粥中，转文火稍煮片刻，待粥汤稠黏时即成。每日 2 次，温热食，10 天为 1 个疗程。

【功效】补肺止血，养胃生肌。

【适用人群】适用于肺胃出血病的患者，包括肺结核、支气管扩张、胃及十二指肠溃疡出血者等。

【方解】白及性味苦、甘、涩，微寒，归肺、肝、胃经，能收敛止血，消肿生肌，有利于溃疡的愈合，大枣能补中益气，养血安神，配合白及标本兼治，一补一敛，蜂蜜可清热、补中、润燥、止痛，三味入大米煮粥共奏补肺止血，养胃生肌的功效。

【使用注意】方中白及不宜与川乌、制川乌、草乌、制草乌、附子同用。

第七节　支气管哮喘

案例导入

曹某，女，32 岁，工人。初诊日期 1988 年 9 月 17 日。素有过敏性鼻炎病史，年前剖宫产后发生哮喘，迁延经年不愈，近来每日夜晚均发作，发时胸闷气塞，气逆作喘，喉中哮鸣，不得安枕，吸气尤难，伴有烦热多汗，口干，痰稠色黄味咸，脉来沉细滑数，苔淡黄腻中灰，舌质暗红。证属肾元下虚，痰热蕴肺，肺气上逆，升降失司。治宜补肾纳气，清肺化痰。家属咨询医院营养科，想给患者一做些的药膳。

请问：1. 可以建议患者家属制作什么类型的药膳？

2. 请提供药膳的具体制作方法。

支气管哮喘是由多种细胞（如嗜酸性粒细胞、肥大细胞、T 淋巴细胞、中性粒细胞、气道上皮细胞等）和细胞组分参与的气道慢性炎症为特征的异质性疾病，这种慢性炎症与气道高反应性相关，通常出现广泛而多变的可逆性呼气气流受限，导致反复发作的喘息、气促、胸闷和（或）咳嗽等症状，强度随时间变化。多在夜间和（或）清晨发作、加剧，多数患者可自行缓解或经治疗缓解，推荐以下药膳。

1. 芝麻杏仁糊

【出处】《中老年常见病食谱》。

【组成】黑芝麻 1000g，甜杏仁 200g，白糖 250g，蜂蜜 250g。

【制作方法】将芝麻倒入竹箩内，用凉水淘洗，滤去泥沙，洗净。芝麻滤干后，倒入铁锅内，用旺火不停翻炒，炒至水汽蒸发完后，离火，冷却后研碎。杏仁洗净，捣碎成泥。把熟芝麻末、杏仁泥倒入大瓷盆内，加入白糖、蜂蜜拌匀。瓷盆不盖盖儿，隔水用旺火蒸 3 小时，离火、冷却。瓷盆加盖保存。天热每隔两天，天冷每隔 5 天蒸热 1 次，以防变质。每日 2 次，每次 2 ～ 4 匙，温开水服用，如当早点，可与牛奶配服。

【功效】平补肺肾，益脑顺气，柔肝利肠，止咳定喘。

【适用人群】适宜于哮喘患者的辅助食疗方。

【方解】黑芝麻味甘，性平，有滋补肝肾，益血润肠，通便，通乳的功能；甜杏仁味甘、性平，能润肺平喘，治虚劳咳喘，肠燥便秘；蜂蜜佐助黑芝麻补肾之效，配合甜杏仁，滋润肺燥，三味皆可润肠通便。

【使用注意】大便燥结者尤宜，腹泻便溏者不宜。

2. 海蛤杏仁平喘鸭

【出处】《中老年常见病食谱》。

【组成】老母鸭 1 只（约 1500g），海蛤粉 100g，甜杏仁 30g，苏子 15g，炙麻黄 15g，黄酒、精盐各适量。

【制作方法】将鸭子活杀，去毛，剖腹去内脏。甜杏仁、苏子快速洗净，与海蛤粉、炙麻黄一起放入清洁的纱布袋内，用白线将布袋口缝牢。药袋在凉水中浸泡 2 分钟后，随即取出，再放入鸭肚内，淋上黄酒 1 匙，用粗白线或纱布条，将鸭肚扎紧。把全鸭放入大瓷盆中，鸭背向下，鸭腹朝上，盆中加冷水半小碗，匀撒精盐1匙，淋上黄酒2匙，隔水用旺火蒸3至4小时，离火。拆线，取弃药袋。每日2次，每次1大碗，饭前空腹食，先喝鸭汤，再吃鸭肉。食量小者吃1小碗。

【功效】养阴补虚，降气平喘，镇咳化痰，调血脉，消浮肿。

【适用人群】适用于年老哮喘多年，发生肺气肿，体表也见浮肿者，有较好疗效。

【方解】海蛤粉味咸，性寒，入心、肾经，具有清热化痰，利水，软坚润下的功效，可养阴补虚，主治热痰；甜杏仁味甘、性平，能润肺，平喘，治虚劳咳喘，肠燥便秘，苏子性味辛温，归在肺、大肠经，它的功效主要是降气消痰，止咳平喘，润肠通便；炙麻黄辛温升散，能够发汗解表，宣肺平喘，利水消肿，常与杏仁为对药以止咳平喘、化痰，同时海蛤粉可以养阴平喘，苏子降气平喘，四味合用，对于年老体虚哮喘者具有良好的作用。海蛤粉的利水作用与麻黄利水消肿作用相结合，对于浮肿具有较好的效果。海蛤粉滋阴软坚润下，苏子降气，化生有源，气机调畅，则血脉自调。以上五味合用与鸭共食可达到养阴补虚，降气平喘，镇咳平喘，调血脉，消浮肿的功效。

【使用注意】海蛤粉性寒滑，苏子、杏仁可润肠通便，脾虚泄泻、便溏者勿食。

3. 虫草全鸭

【出处】《药都药膳》。

【组成】冬虫草10g，老雄鸭1只（约2000g），黄酒15g，葱白1g，生姜5g，胡椒粉3g，精盐适量，味精适量。

【制作方法】将鸭去毛剁爪，剖腹去内脏，冲洗干净，置沸水中略焯片刻，取出。顺颈劈开鸭头，取8～10根冬虫草放入鸭头内，再用棉线缠紧，余下的虫草同葱、姜一起装入鸭腹内。把整鸭放入体中，注入清水，加入黄酒、精盐、胡椒粉调好味，加盖，上笼蒸约1.5小时，出笼加入味精即可食用，可作为佐餐食用。

【功效】平喘止咳。

【适用人群】适用于哮喘恢复期肺肾不足者。

【方解】冬虫夏草味甘性温，归于肺、肾经，能够补肾益肺、止血化痰、止咳平喘，又老鸭可以滋阴养胃，利水消肿，两者合用共同滋补肺肾。生姜味辛，性微温，归肺、脾、胃经，能够温中止呕，温肺止咳，可以辅助冬虫夏草止咳平喘的功效，上几味同用标本兼治，则咳喘可平。

【使用注意】本品中含有冬虫夏草，故风湿性关节炎患者应减量服用，儿童，孕妇及哺乳期妇女、感冒发烧、脑出血人群不宜吃，有实火或邪胜者不宜用。

第八节　痛经

案例导入

胡某，女，21岁，诉一年前因受凉后出现经前或月经刚来1天，少腹刺痛拒按，经量较少，色紫暗，偶夹有瘀块，得温稍缓，手脚冰凉。家属咨询医院营养科，想给患者做些温经散寒、活血化瘀的药膳。

请问：1. 可以建议患者家属制作什么类型的药膳？

2. 请提供药膳的具体制作方法。

痛经又称“经行腹痛”，是月经前后或行经时，以下腹及腰部疼痛为主的一种病症。导致本病的原因可有气滞、血瘀、寒凝、气虚等不同。经前下腹痛，痛连胁肋，或兼见乳胀者，多因气滞所致。经前或月经刚来时，少腹刺痛拒按，经色紫暗，或有瘀块者，多因血瘀所致。下腹冷痛或绞痛，热熨则痛减。经行不畅，色暗滞者，多因寒凝所致。行经过后腹部及腰部绵痛，喜按，月经量少，色淡而稀等，多因气虚所致。治疗原则以行气、活血、温经、益气为主，推荐以下药膳。

1. 红糖姜汤

【出处】《中医药膳学》。

【组成】红糖50g，生姜20g，大枣10枚。

【制作方法】将红糖、大枣煎沸20分钟后放入生姜，再煎5分钟即成。空腹服用，每日2次或代茶饮。

【功效】温经散寒活血。

【适用人群】适用于经前或经期小腹冷痛，喜暖，经量少，色暗有块，或经色如黑豆汁者。

【方解】红糖有促进血液循环，舒筋活血，健脾暖胃，化瘀生新的功效。生姜可以化痰止咳，散寒发热，止吐和胃。两者配合使用可以调理月经，治疗痛经，有补气养血，减肥的功效。

【使用注意】本品无特殊使用注意。

2. 姜艾薏苡仁粥

【出处】《家庭常用药膳制作》。

【组成】干姜、艾叶各10g，薏苡仁30g。

【制作方法】先将干姜、艾叶煎水取汁，然后加入洗净的薏苡仁煮粥。每日2次，温热食。

【功效】温经化瘀，散寒除湿。

【适用人群】适用于寒湿凝滞型痛经。

【方解】方中干姜性热，归脾、胃、肾、心、肺经，具有温中散寒，回阳通脉，温肺化饮的功效，它长于温中散寒而“治感寒腹痛”。艾叶味辛、苦，性温，归肝、脾、肾经，可温经止血，散寒止痛，调经，安胎，其专入三阴经而直走下焦，尤善调经，为治妇科下焦虚寒或寒客胞宫之要药，配伍干姜可增强温经散寒止痛之效。薏苡仁性凉，味甘、淡，归脾、胃、肺经，能够健脾利湿、除痹止泻、清热排脓，三位同用以温经散寒除湿止痛。

【使用注意】方中干姜辛热燥烈，阴虚内热，血热妄行者慎用。

3. 益母草茶

【出处】《家庭常用药膳制作》。

【组成】益母草（干品）15g，绿茶 1g。

【制作方法】将益母草、绿茶放入茶杯中，用沸水冲泡，加盖，5 分钟后可饮。痛经时代茶饮用。

【功效】活血调经，降压利水，兴奋神经。

【适用人群】适用于原发性痛经。

【方解】本品中益母草味苦、辛，性微寒，归肝、心包、膀胱经，具有活血调经，利尿消肿，清热解毒之效。本品入血分，功善活血调经，祛瘀调经，为妇科经产病的要药。绿茶可醒脑提神，利尿解乏，缓解疲乏，同益母草同用以到达活血调经，降压利水，兴奋神经的功效。

【使用注意】本品孕妇禁用。

第九节　颈椎病、腰椎病

案例导入

王某，女，66 岁。2009 年 5 月 13 日初诊。项背牵吊板滞疼痛已 1 年余，无明显上肢麻木。诊察：颈部有压痛，活动尚好，苔脉平平。中医诊断：项痛。西医诊断：颈椎病。辨证：年老筋骨渐弱，筋不任骨，气血不通，久则化瘀，阻滞经络。治法：补肾强筋，活血通络。家属咨询医院营养科，想给患者做一些的药膳。

请问：1. 可以建议患者家属制作什么类型的药膳？

2. 请提供药膳的具体制作方法。

颈腰椎功能减退多见于中老年人，是由于椎间盘退行性变化，出现头晕、视物不清、记忆力下降、颈腰疼痛等不适症状，但不包括其他疾病，如腰椎间盘突出症等。推荐药膳如下。

1. 强脊利骨汤

【出处】《亚健康临床指南》。

【组成】新鲜猪腰椎200g，干燥桑椹100g，黄芪45g，当归20g，葛根30g，杜仲50g，熟地黄30g，续断30g，生姜10g。

【制作方法】一起倒入砂锅，加水2000mL，用武火煮半个小时后，去泡沫，再用文火煮15分钟，加调料即可食用。

【功效】补益肝肾，舒经活络。

【适用人群】适宜于肝肾亏虚之颈腰椎功能减退者。

2. 鲜蛇肉汤

【出处】《中医食疗学》。

【组成】活乌梢蛇1条（1000g）。

【制作方法】将蛇宰杀，去头、尾、皮及内脏，洗净。放入砂锅中，加水适量，先武火烧沸，后文火炖至肉烂，加入少量葱、姜、料酒。喝汤吃肉，每周吃1～2条，吃4条为疗程。

【功效】祛风通络。

【适用人群】适用于颈椎病颈项酸痛，上肢麻木等症。

【方解】乌梢蛇味甘，性平，归肝经，具有祛风、通络、止痉的功效，常用于风湿痹症。

【使用注意】本品血虚生风者慎服。

3. 老桑枝煲鸡

【出处】《中医药膳学基础》。

【组成】老桑枝60g，母鸡1只（约500g），食盐少许。

【制作方法】将鸡去毛及内脏，切成小块，与老桑枝同放锅内，加适量水煲汤。食盐调味，饮汤食鸡肉。

【功效】通利关节。

【适用人群】适用于神经根型的颈椎病。症见双上肢麻木、痹痛等。

【方解】桑枝味微苦，性平，归肝经，具有祛风湿，利关节之效。由于本品性平，祛风湿而善达四肢经络，通利关节，痹症新久、寒热均可应用，尤适宜于风湿热痹，肩臂、关节酸痛麻木者。母鸡为雌，属阴，有益气养血、健脾补虚之用，与桑枝煲汤，可作为双上肢麻木，痹痛的颈椎病者常用药膳食谱。

【使用注意】本品无特殊使用注意。

第十节　肥胖症

案例导入

魏某，女，30岁，患者体态臃肿，体重75kg，面色红润，平素行动不便，动辄气喘吁吁，反应迟钝，舌质红，苔黄腻，脉数，按之有力。家属咨询医院营养科，想给患者做一些的药膳。

请问：1. 可以建议患者家属制作什么类型的药膳？

2. 请提供药膳的具体制作方法。

传统的中医养生保健有悠久的历史，在中医的医籍资料中，蕴藏着丰富多彩的养生理论知识和方法，让我们了解人类生命的发展规律和养生之道，掌握了更多的健身方法。通过调理饮食，运用养生保健药膳，从而做到无病早防、防患于未然，达到提高身心健康的目的。

减肥健美药膳，是具有减轻或消除肥胖，保持形体的保健食品。肥胖是健美的大敌，又是引发或加重多种疾病，尤其是高血压病、糖尿病、心脑血管等疾病危险因素，超重的肥胖也是疾病的表现。

肥胖与先天遗传、体质、饮食偏嗜、劳逸、情志、年龄等因素相关。中医认为多因脾肾阳虚，水湿内生、痰饮停聚所致。选用补气助阳、健脾消食、利水化痰药食调配的药膳为宜，如常用药食有薏苡仁、茯苓、泽泻、山楂、冬瓜、荷叶、萝卜、莴苣、海带等。此外，可采用食养方调理。推荐以下药膳。

1. 麻辣羊肉炒葱头

【出处】《中华临床药膳食疗学》。

【组成】瘦羊肉200g，葱头100g，姜10g，素油50g，川椒、辣椒各适量，精盐、味精、黄酒、醋各适量。

【制作方法】瘦羊肉洗净，切山药成肉丝。生姜洗净，刮去皮，切成姜丝。葱头洗净，切片。炒锅置火上，放入素油烧热，投入川椒、辣椒适量（因人而异），炸焦后捞出。再放入羊肉丝、姜丝、葱头煸炒，加入精盐、味精、黄酒、醋等调味，熟透后收汁，出锅即成。

【功效】温阳化湿，利水减肥。

【适用人群】可用于阳虚不温，水湿不化型肥胖患者有良效。适宜于临床见有畏寒肢冷，怠动嗜卧，尿清便溏的肥胖患者。

【方解】本膳中羊肉功能益气补虚、温中暖土，能治虚劳羸瘦，虚冷腹痛，中虚反胃。《随息居饮食谱》谓其“甘温，暖中补气，滋营，御风寒，生肌健力”“兼治虚冷劳伤、虚寒久疟”，故羊肉因有温阳气，补气血的作用，而用于温阳减肥之主料。葱具有利肺通阳，祛风达表的作用。生姜辛热，能温中，散风寒，能治疗阴冷诸疴及寒湿内蓄之证。而川椒辛热，辣椒辛热，与前二味共佐羊肉，能温阳散寒，除寒湿沉积，使阳气温壮，水湿化散于无形，且肺、脾、肾阳气俱能调摄，寒饮水湿因阳复而化，则肥胖自可渐减。唯水饮易成而难去，须持之稍久，缓以收功。

【使用注意】本膳具温阳利水以减肥的作用，故非阳虚者，或食欲旺者不宜。

2. 荷叶减肥茶

【出处】《中医药膳学》。

【组成】荷叶 60g，生山楂 10g，生薏苡仁 10g，橘皮 5g。

【制作方法】采鲜嫩荷叶洗净，晒干，研为细末。其余备药亦焙干研成细末，混合均匀。清晨，将混匀之药末放入开水瓶中，用沸水冲入，塞上瓶塞泡约 30 分钟后即可饮用。以此代茶，日用一剂，水饮完后可再加开水浸泡。连服 3 ～ 4 个月。

【功效】本方具有理气行水，降脂减肥的功效。

【适用人群】适用于单纯性肥胖、高脂血症的人群。也可作为糖尿病、脂肪肝、胆石症等病症的日常饮料。

【方解】本方中荷叶甘平，入肝、脾、胃经，具有利水湿，升清阳，清热解暑等作用。《本草纲目》谓其能“生化元气，裨助脾胃，涩精浊，散瘀血”，多用于治疗暑湿泻泄，暑热烦渴。因其具有利水湿，健脾胃之力，故用其为降脂减肥茶主药。茯苓、薏苡仁长于健脾利湿，为脾虚湿停者常用之药，可与荷叶合而共建健脾利湿以减肥之功。山楂酸甘而微温，入脾、胃之经，功能助脾胃，消食积，尤长于消肉食积滞。《本草纲目》称其能“化饮食，消肉积癥瘕，痰饮痞满”等，因其善消水湿痰饮，化肉食积滞，用以佐荷叶，能助其化湿降脂。橘皮理气，辛香温散而能复脾气，助运化。本方配伍以利湿见长，利湿则能健脾，脾气运则能输化水湿，且有善化肉食之品，故全方能达到湿去肥减之目的。

【使用注意】本方为利水湿、化痰饮之剂，也具有一定健脾的功用，用于水饮停留所致肥胖者。若肥胖患者见有阴虚征象者则不宜，恐利水更伤阴津；若阳虚证较重，则本方温阳乏力，亦不宜用。

3. 薏仁冬瓜汤

【出处】《生活中医跟我学——养生药膳》

【组成】薏苡仁 50g，冬瓜 250g，清鸡汤适量，老姜、葱、料酒、味精适量。

【制作方法】薏苡仁洗净，清水浸泡；冬瓜削去粗皮，洗净，切成 4×1 cm 条块。锅内清水烧开，放入薏苡仁、冬瓜、清鸡汤、葱、姜、料酒。冬瓜熟后，捞出葱、姜，投入盐、味精调味即成。

【功效】清热利水，健脾减肥。

【适用人群】适宜于作为脾虚湿停或痰湿壅盛所致的肥胖、浮肿、口干渴、小便不利者佐餐，每日一剂。

【方解】薏苡仁性凉，味甘、淡，归脾、胃、肺经，能够健脾利湿、除痹止泻、清热排脓，冬瓜能够降脂减肥，清热解暑，护肾利尿，两者同用煮汤，能够清热利水健脾，可以作为脾虚湿停或者痰湿壅盛所致肥胖者的常用食养食谱。

【使用注意】久病滑泄者忌食。

【练习题】

一、单选题

1. 高血压久病肾虚者日常可选用（　）药膳配合调理。

A. 芹菜拌豆腐　B. 降压饮　C. 清蒸枸杞子鸽

D. 杜仲核桃煲兔肉　E. 猪肉炒山楂

2. 某冠心病患者应受寒而猝然发作，胸痛彻背，手足不温，下列哪一个药膳食谱适合患者日常应用？（　）

A. 人参薤白粥　B. 辣子鸡丁　C. 瓜蒌薤白酒

D. 麻辣羊肉炒葱头　E. 紫皮蛋

3. 因寒湿凝滞所致的痛经者日常可选用下列（　）药膳配合调理。

A. 姜艾薏苡仁粥　B. 红糖姜茶　C. 益母草茶

D. 清蒸枸杞子鸽　E. 柏子芡实粥

4. 因阳虚不温，水湿不化所致的肥胖患者可选用下列哪一味食膳？（　）

A. 黄芪薏米粥　B. 麻辣羊肉炒葱头　C. 薏仁冬瓜汤

D. 柏子仁芡实粥　E. 荷叶减肥茶

二、多选题

降压饮的组成成分中不包括（　）。

A. 生山楂　B. 玉米须　C. 枸杞子

D. 荷叶　E. 西芹

三、简答题

1. 请简述天麻鱼头的功效及制作方法。
2. 请简述本章中胃痛的常用药膳种类、功效及其适用人群。
3. 请简述海蛤杏仁平喘鸭的功效、适用人群及使用注意。

参考答案

第一章　概述

一、单选题

1.A　2.A　3.A　4.B

二、多选题

ABC

三、简答题

1. 我国药膳食疗食养学科经历了蒙昧时期（远古时期）、萌芽时期（夏朝至春秋时期）、奠基时期（战国时期至汉代）、形成时期（晋至唐代）、全面发展时期（宋代至清代）、大健康多元发展阶段（近现代）等六个阶段。

2.《内经》指出食物有四性、五味。四性即寒、热、温、凉；五味是酸、苦、甘、辛、咸。根据不同性质的疾病，选用不同性质的食物，有针对性地进行调养治疗，原则是热者寒之、寒者热之。在五味中，“辛甘发散为阳，酸苦涌泄为阴，咸味涌泄为阴，淡味渗泄为阳”。在预防、治疗、康复疾病中，把食物作为药物对待，中药的性味理论对于食疗药膳有着重要的指导作用。

3. 结合自身所从事的药膳烹制、药膳食疗指导、中医临床诊病等实际情况，介绍药膳食疗的应用场景、发挥的作用、典型品种名称。

第二章　基本理论

一、单选题

1.A　2.A　3.C　4.B

二、多选题

AD

三、简答题

1. 中医食养、食疗与药膳的应用原则，主要有辨证施膳、三因制宜、以脏补脏、应用药食性能。

2. 根据疾病的性质施膳；根据病变的脏腑、部位施膳；根据正气损耗情况施膳；病后饮食调剂。

3. 因时施膳：长夏湿邪较盛，药膳宜用解暑祛湿药物；冬天气温较低，人们常有恶寒、肢体不温、脘腹冷痛，肢体屈伸不利等表现，药膳要以“寒则温之”的治则，可选食羊肉汤等。因地施膳：东南潮湿炎热，病多湿热，宜选清化之品；西北地高气寒，时多燥寒，宜用辛润之品。西北人皮肤腠理致密，东南皮肤人腠理疏松，因而同样采用温里回阳之品，在西北严寒地区，药量宜重，而在东南温热地带，其药量宜轻。因人施膳：胖人多痰湿，宜清淡化痰，忌肥甘滋腻；瘦人多阴亏津少，应滋阴生津，不宜辛温燥热；妇女在经期、妊娠、产后阴血亏虚，常用八珍汤、四物汤等；老年人气虚血衰，生理机能减退，多患虚证，宜平补，多用十全大补汤、复元汤等；小儿脏腑娇嫩，气血未充，脾常不足，但生机旺盛，应以调养后天为主，促进生长发育，常用八仙糕等。

第三章　制作方法

一、单选题

1.A　2.A　3.C　4.B

二、多选题

ABCD

三、简答题

1. 药膳炮制的目的：降低或消除药材毒副作用；除去杂质与异物，保证药膳食材纯净度；矫味矫臭，增加药膳食品的鲜度；分拣药材与食材的不同部位，分别发挥各自的作用；提高药材与食材的效用；转变药材与食材的性味，使之有选择地发挥作用；保证药膳食品的质量，利于工业化生产。

2. 醋炙法：将净选或切制后的药物，加入一定量的米醋拌炒的方法。醋炙法可矫臭矫味，降低某些药物毒性，引药入肝经，加强活血、理气、镇痛的作用，如醋炙甘遂、京大戟、芫花、商陆等可降低毒性，缓和药性；醋炙延胡索、三棱、莪术等引药入肝，增强活血止痛作用；醋炙乳香、没药、五灵脂等可矫臭矫味。

3. 陈某辨为气血亏虚证，治疗以益气养血，润肠通便为法，忌食辛燥伤阴、发物、寒性生冷食物。药膳可选用当归、山药、红枣、黑芝麻等多种补益气血食材制作药粥。

第四章　常用食材

一、单选题

1.B　2.C　3.A　4.A

二、多选题

BCE

三、简答题

1. 对虾味甘、咸，性温，具有补肾壮阳，滋阴息风的功效，应用于阳痿，乳疮，乳少，皮肤溃疡等。带鱼味甘，性平，具有补虚，解毒，止血的功效，应用于缺乳，呃逆，久病体虚，血虚头晕气短乏力，食少羸瘦，外伤出血等。

2. 蘑菇味甘，性平，具有健脾开胃，平肝提神的功效，应用于饮食不消，纳呆，乳汁不足，神倦欲眠；还可用于现代高血压病的膳食调理、辅助治疗。木耳味甘，性平，具有补气养血，润肺止咳，止血的功效，应用于气虚血亏，肺虚久咳，咳血，衄血，血痢，痔疮出血，妇女崩漏，高血压，眼底出血，子宫颈癌，阴道癌，跌打伤痛，高血压，肿瘤等。银耳味甘、淡，性平，具有滋补生津，润肺养胃的功效，应用于虚劳咳嗽，痰中带血，津少口渴，病后体虚，气短乏力等。

第五章　药食同源类原料

一、单选题

1.D　2.A　3.D　4.A

二、多选题

AD

三、简答题

1. 天麻味甘，性平，具有息风止痉，平肝潜阳，祛风通络的功效，应用于肝阳上亢所致之头痛眩晕、肢体麻木、小儿惊风、癫痫抽搐等。山茱萸味酸，性微温，具有补益肝肾，收敛固涩的功效，应用于肝肾亏损、冲任不固所致之遗精、滑精、遗尿、尿频、崩漏、体虚欲脱等。

2. 桔梗味苦、辛，性平，具有开宣肺气，祛痰利咽，排脓的功效，应用于痰浊壅肺所致之咳嗽痰多、咽喉肿痛、肺痈吐脓、小便癃闭等。胖大海味甘，性寒，具有清热润肺，利咽开音，润肠通便的功效，应用于肺燥津伤所致之干咳无痰、咽喉肿痛、音哑、热结便秘等。昆布味咸，性寒，具有消痰软坚，利水退肿的功效，应用于痰浊壅阻所致之咳嗽、瘰疬、瘿瘤、噎膈等。

第六章　五脏食养

一、单选题

1.A　2.D　3.D　4.C

二、多选题

ABCD

三、简答题

1. 在食养物质的选择上，应基于肝的生理功能，结合病理变化及现代药理研究成果，如肝气郁结者，可选取玫瑰花、香橼、佛手以疏肝解郁；肝火亢盛者，可选取芹菜、芦荟、菊花以清肝泄热；筋脉拘急者，可选取木瓜以柔肝舒筋；眼睛干涩者，可选取枸杞子养肝明目。现代药理研究表明，花生、玉米、燕麦含有丰富的不饱和脂肪酸、亚油酸、氨基酸，具有护肝降脂作用；樱桃、金橘富含维生素C、胡萝卜素，能够促进肝细胞修复；决明子、菊花、代代花、夏枯草等具有养肝护肝作用。肝病患者不宜过食辛味食养物质，辛属金，克肝木，如辣椒、胡椒、大蒜等；不宜过食用腌制、熏制类食物，如泡菜、酸菜、腊肉等，其富含的亚硝酸盐易损害肝脏，增加肝癌患病风险；不宜过食高糖高脂油炸食品，如奶油、巧克力、肥肉、油条等，易加重肝脏负担，罹患疾病。

2. 组成：薏苡仁30g，杏仁10g，冰糖少许。制作方法：①将薏苡仁提前用水浸泡1夜备用；②薏苡仁煮粥，待半熟时，加入杏仁，文火煮至熟，加冰糖少许即可。功效：健脾化湿，祛痰止咳。适用人群：痰湿蕴肺证。适用于痰湿蕴肺所致咳嗽痰多，肢体沉重等。方解：本方所治之证为痰湿蕴肺所致，治宜健脾化湿，祛痰止咳。方中薏苡仁味甘、淡，性凉，具有利水渗湿、健脾除痹、消肿排脓的作用；杏仁味苦，微温，具有止咳平喘、润肠通便的作用。两药配合，共奏健脾化湿，祛痰止咳之功。使用注意：薏苡仁性凉，虚寒精滑、津亏阴虚者忌服。杏仁有小毒，用量不宜过大，应反复多次沸水浸烫，去皮、尖部。婴幼儿慎用。

3. 组成：加工鹿尾200g，人参3g，清汤1000g，精盐3g，料酒5g，味精适量。制作方法：①将人参切极薄片，用白酒浸泡法提取人参酒液（人参片留用）；②鹿尾除骨，切成厚0.6cm的片；③锅内放清汤，加料酒、精盐，再放鹿尾片、人参酒液，待沸，撇去浮沫后倒入碗中，把人参片置于汤上，调入味精。功效：补肾壮阳。适用人群：肾阳亏虚证。适用于肾阳亏虚所致腰痛、阳痿、早泄、遗精、头晕目眩、倦怠乏力等。方解：本方所治之证为肾阳亏虚所致，治宜补肾壮阳。方中鹿尾味甘、咸，性温，具有补肾壮阳、填精益髓的作用；人参味甘、微苦，性微温，具有大补元气、复脉固脱、补益脾肺、生津养血、安神益智的作用。二者配合，共奏补肾壮阳之功。使用注意：阴虚阳亢、骨蒸潮热、咳嗽吐衄，肺有实热或痰气壅滞的咳嗽及湿盛腹胀，食滞腹满、肝阳上亢、目赤头晕及一切火郁内实之证均忌服。不宜与藜芦、五灵脂同用。孕妇、哺乳期妇女及14周岁以下儿童不宜食用。

第七章　四季食养

一、单选题

1.C　2.B　3.A　4.C

二、多选题

ABD

三、简答题

1. ①春季宜用食物有温热辛辣的食物如韭菜；酸味食物；甘味食物，如百合、玉竹、山药、莲子、大枣、枸杞子等；补肝食物，如猪肝和菠菜；时令蔬菜，如春笋、芹菜、小白菜、油菜等；花茶，如茉莉花茶、玉兰花茶、玫瑰花茶等；其他，如红辣椒、西红柿、红苹果等红色果蔬、海带、蜂蜜、橘子、枇杷、梨、核桃等。②春季忌用食物：饮食宜温热，忌生冷；不宜过食辛辣、大热、刺激性食物及烈性酒类；少吃高脂肪食物；不宜多吃酸味的食物；不宜吃过敏性水果，如芒果、菠萝等。③食养药膳：韭菜炒鲜虾仁、胡萝卜猪肝粥、菊花决明茶。

2. 百合粥适用人群：肺阴虚证患者，具体表现为肺阴虚所致口燥咽干、干咳少痰、劳嗽久咳、声音嘶哑、倦怠无力、舌红少苔等症状。不适宜人群：风寒咳嗽，中寒便溏者。

3. 苁蓉羊肉粥组成：肉苁蓉 10g，精羊肉、粳米各 100g，盐适量，葱茎 2 根，生姜 3 片。制作方法：①将肉苁蓉、羊肉分别洗净后，切细，备用。②将肉苁蓉放入锅中加适量水煎煮至沸，半小时后去渣，取汁。③将羊肉、粳米放入肉苁蓉煎煮的药汁中煎煮，大火煮沸，加入盐、生姜、葱，煮至稀粥即可食用。④以 7 天为 1 个疗程，以上用量为 2 天服用量。功效：补肾助阳，润肠通便。适用人群：肾阳虚衰证。适用于肾阳虚衰、精血不足所致阳痿、遗精、早泄、女子不孕、腰膝冷痛、小便频数、夜间多尿、遗尿以及老人阳虚便秘。方解：本方所治之证为肾阳虚衰、精血不足所致，治宜补肾助阳。肉苁蓉其味甘咸，性温，入肾、大肠经，有补肾助阳、温补下元的功效，主用于肾阳虚衰、精血不足之阳痿、遗精、早泄、小便频数等病症。肉苁蓉与羊肉、粳米、葱、将共煮粥，更能增强温补肾阳元气之力，另外还有润肠通便的作用，亦适用于慢性便秘的患者。注意事项：此药粥性温热，通常适合冬天食用，阴虚火旺及大便泄泻者不宜服用。

第八章　体质食养

一、单选题

1.C　2.D　3.D　4.D

二、多选题

ABC

三、简答题

1. 总体特征：气虚质为元气不足；阳虚质在元气不足的基础上兼有寒象。舌象：均可表现为舌淡胖嫩、舌边有齿痕；但气虚质苔薄少，阳虚质苔润。心理特征：性格多沉静、内向。

发病倾向：平时体质虚弱，容易感冒，容易出现退行性病变。但阳虚质发病多为寒证，或易从寒化。对外界环境适应能力：有畏寒、怕风，动则自汗的症状，但阳虚质在冬季易四肢冰凉，严重者频生冻疮。食养原则：气虚质为亦补亦调，补而不滞；阳虚质应温补脾肾，振奋阳气。药膳组成：气虚质为味平、甘、偏温，不宜多食生冷苦寒、辛辣燥热等偏颇较大的食物；阳虚质性以平、热、温为主，味以甘、辛为主，温补加平补，少食用生冷、苦寒、黏腻食物。注意事项：二者均不宜食味苦性寒凉食材，忌食具有破气耗气之力的食物。但气虚质不宜峻补、蛮补、呆补，药膳忌用过于黏腻、寒凉或难以消化之物；忌大辛大热的食物。阳虚质所用食物补益之力较强，且多为辛热之品。

2. 食养原则：血瘀质具有血行不畅、瘀血内阻的体质状态，饮食调护以活血化瘀，行气通络为原则。药膳组成性以温凉平、味甘辛为主。注意事项：血得温则行、得寒则凝，寒凉生冷的食物会加重瘀血，使瘀血不易消散，慎食雪糕、冰淇淋、冰冻饮料等寒凉之品；与此同时辛温燥热的食物虽助血行，但不宜过食，避免血热妄行，发生出血倾向，故不宜食用辛辣刺激性食物和饮料、咖啡、浓茶。此外冬季当注意保暖避寒，女子在行经期尤其应注意保暖避寒。肥甘厚味易生痰助湿，痰瘀相合则会变生各种难治性疾患，故不适宜食用高脂肪、高胆固醇的食物，凡具有涩血作用的食物也应忌食。

第九章　常见亚健康状态食养

一、单选题

1.A　2.C　3.B　4.D

二、多选题

ABCDE

三、简答题

1. 刺五加醪具有温补脾肾，强壮筋骨，益气散寒的功效，可用于治疗畏寒怕冷、手足发凉等亚健康状态者。制作本品时应先将刺五加拣去杂质，洗净，晾干后切成片，放入砂锅，加水浸泡片刻，煎煮 2 次，每次 40 分钟，合并 2 次滤汁；然后再将滤汁与淘净的糯米同放入锅中，按常法煮成干饭。最后待其冷却后放入瓷罐中，加酒曲，充分拌和均匀，加盖，至发酵成酒醪。

2. 畏寒常用到的药膳有虾仁羊肉汤、赤豆花生红枣汤以及刺五加醪三种。其中鲜虾羊肉汤具有温肾祛寒，益精补阳的功效。对肾阳虚引起的阳痿、腰痛、畏寒、尿频等症有助疗作用，适宜于畏寒怕冷、手足发凉等亚健康状态者，对肾阳虚引起的阳痿、腰痛、畏寒、尿频等症有助疗作用。赤豆花生红枣汤具有温阳补脾、生热补血的作用，适宜于脾阳虚衰之体。刺五加醪具有温补脾肾，强壮筋骨，益气散寒的功效，适宜于畏寒怕冷、手足发凉等亚健康状态者，对兼有气短乏力、筋骨拘挛者尤为适宜。

3. 陈皮茯苓糕具有疏肝解郁，理气止痛的功效；适宜于经前期乳房胀痛，胸胁胀闷，常叹息，易发怒者；本品中含有糯米，老人、儿童、患者等胃肠消化功能障碍者不宜食用，糖尿病、肥胖、高血脂、肾脏病患者尽量少吃或不吃。

第十章　常见病症食养

一、单选题

1.D　2.B　3.A　4.B

二、多选题

BE

三、简答题

1. 天麻鱼头具有平肝息风、定惊止痛、行气活血、健脾和胃的功效。制作时应先将鳙鱼去鳃鳞、肠杂、洗净，川芎、茯苓切片，用第二次洗米泔水浸泡。然后将天麻放入泡过川芎、茯苓泔水中浸泡 4 ～ 6 小时，捞出切片，放入鱼头、鱼腹中，置于盆中，放入葱、姜、绍酒、清水适量，上屉蒸 30 分钟，拣去葱、姜。最后锅内放香油烧开，放入清汤、白糖、食盐，水淀粉勾芡，再加味精，胡椒粉调味，浇在鱼头鱼腹上即成。

2. 胃痛常用药膳有桂花莲子羹、黄芪薏米粥 、白及粥三种。桂花莲子羹具有温脾健胃的功效，适用于胃痛隐隐，泛吐清水，胃脘部喜暖喜按，可伴见神疲乏力，四肢不温等症。黄芪薏米粥具有益气健脾和胃的功效，适用于脾胃虚弱的慢性胃炎、胃溃疡、十二指肠溃疡、肠炎的患者。白及粥具有补肺止血，养胃生肌的功效，适用于肺胃出血病的患者，包括肺结核、支气管扩张、胃及十二指肠溃疡出血者等。

3. 海蛤杏仁平喘鸭具有养阴补虚，降气平喘，镇咳化痰，调血脉，消浮肿的功效，适用于年老哮喘多年，发生肺气肿，体表也见浮肿者，本品中海蛤粉性寒滑，苏子、杏仁可润肠通便，故脾虚泄泻、便溏者勿食。

参考书目

1. 钱伯文 . 中国食疗学 . 上海：上海科学技术出版社，1987.

2. 刘继林 . 中医食疗学 . 济南：山东科学技术出版社，1988.

3. 翁维健 . 中医饮食营养学 . 上海：上海世纪出版股份有限公司，1992.

4. 王新华 . 中医历代医话精选 . 南京：江苏科学技术出版社，1998.

5. 冷方南 . 中华临床药膳食疗学 . 北京：人民卫生出版社，2000.

6. 叶连海，郝淑秀 . 中老年常见病食谱 . 北京：北京科学技术出版社，2004.

7. 彭铭泉 . 常见病药膳 . 北京：北京科学技术出版社，2004.

8. 何清湖 . 亚健康临床指南 . 北京：中国中医药出版社，2009.

9. 周俭 . 中医营养学 . 北京：中国中医药出版社，2012.

10. 钟赣生 . 中药学 . 第 3 版 . 北京：中国中医药出版社，2012.

11. 何清湖，潘远根 . 中医药膳学 . 第 2 版 . 北京：中国中医药出版社，2015.

12. 吴勉华，王新月 . 中医内科学 . 第 9 版 . 北京：中国中医药出版社，2016.

13. 杨永良，张正浩 . 中医食疗学 . 北京：中国中医药出版社，2016.

14. 谢梦洲，朱天民 . 中医药膳学 . 第 3 版 . 北京：中国中医药出版社，2016.

15. 范虹 . 家庭常用药膳制作 . 郑州：河南科学技术出版社，2017.

16. 罗增刚 . 中医食养保平安 . 北京：中国中医药出版社，2018.